가

ㅜ던 안내서

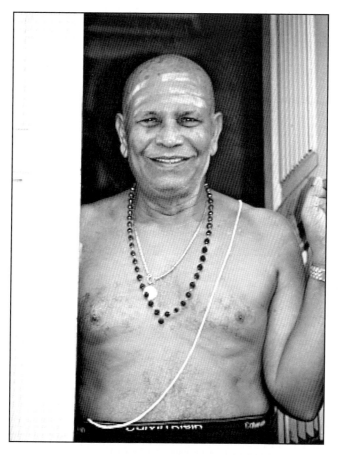

K. 파타비 조이스

아쉬탕가 요가 연구소 소장, 설립자
인도 마이소르

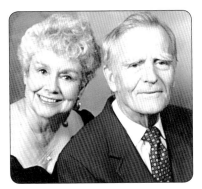

바이올렛과 스탠리 스웬슨
텍사스 주 휴스턴, 1993

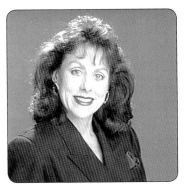

다이애나 스웬슨-할버디어
텍사스 주 휴스턴, 1997

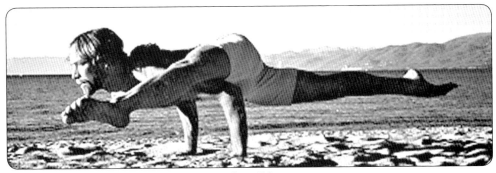

더그 스웬슨
캘리포니아 주 타호 호수, 1996

요가 수행자는 어떤 모습일까?

나의 가족은 내 삶에서 가장 크게 지원해 주고 본보기가 되어 준 원천 가운데 하나였다. 어릴 적 기억에 따르면, 부모님은 공감과 인내, 열린 마음이라는 자애로운 성품을 몸소 보여 주었고, 내가 다소 별나고 색다른 길을 선택할 때에도 조건 없는 사랑으로 온전히 받아들여 주었다. 형은 내가 열세 살 때 요가와 건강한 생활 방식을 소개해 주었다. 형이 준 선물은 지금껏 나에게 더없이 귀중한 삶의 도구가 되었고, 나는 날마다 그 선물을 소중히 여기며 살아가고 있다. 누이는 삶의 모든 면에서 타오르는 열정과 투지를 보여 주었으며, 그녀의 긍정적인 인생관은 내게도 영향을 미쳐 활기찬 삶을 살게 한다.

길고 헐거운 옷을 걸치고 동굴이나 신비로운 사원에 거주하며 심오한 진리를 알고 있는 현자는 사람들이 흔히 떠올리는 영성(靈性)의 모습이다. 그런 모습을 추구하는 서양의 수련생들도 있다. 물론 그런 곳에 거주하는 성자다운 분들도 있겠지만, 그들이 꼭 그런 장소에만 사는 것은 아니다. 진리를 알기 위해 탐구하는 동안, 나는 이미 바다 속에 있으면서도 바다를 찾으려 이리저리 헤엄쳐 다니는 물고기와 같다는 느낌을 받을 때가 있다. 만약 호흡 하나하나를 충분히 알아차릴 수만 있다면, 한 번의 호흡 안에서도 모든 것을 깨달을 수 있다. 매일의 삶과 서로의 관계를 통해 요가 수행자다운 모습을 보여 주는 나의 가족에게 감사드린다.

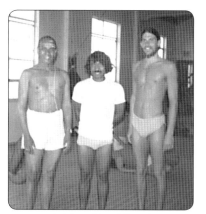

K. 파타비 조이스, 만주 조이스,
그리고 데이비드 윌리엄스
캘리포니아 주 앤시니타스, 1975

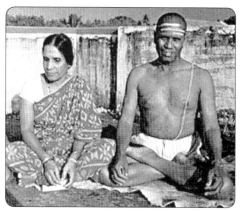

암마, K. 파타비 조이스
인도 마이소르, 1977

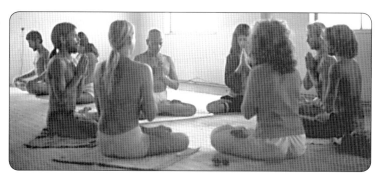

K. 파타비 조이스부터 시계방향으로
K. 파타비 조이스, 낸시 길고프, 브래드 램지, 폴 더너웨이,
샐리 워커, 데이비드 스웬슨, 데이비드 윌리엄스
캘리포니아 주 엔시니타스, 1975

살아 있는 전통

나에게는 생물학적 가족뿐 아니라 요가 가족도 있다. 1969년에 하타 요가를 소개해 준 형은 나의 첫 번째 스승이었다. 1973년에는 폴 더너웨이가 나를 아쉬탕가 요가 수업에 처음 데려가 주었고, 그곳에서 데이비드 윌리엄스와 낸시 길고프를 만났다. 1975년에 데이비드 윌리엄스는 파타비 조이스와 그분의 아들 만주 조이스를 미국으로 초청했고, 나는 그분들에게 요가를 배울 수 있었다.

요가는 이와 같은 방식으로 한 세대에서 다음 세대로 전해지면서 수천 년 동안 생명을 이어 왔다. 이 살아 있는 전통을 통해 우리는 먼 옛날부터 이어져 온 스승의 계보와 연결되며, 우리 모두는 이 전통의 일부를 이룬다. 과거와 현재, 미래의 모든 스승에게 존경의 마음을 담아 절을 올린다.

Ashtanga Yoga : The Practice Manual
by David Swenson

모든 사람에게 알맞은 운동은 없으며, 이 책에 소개된 아쉬탕가 요가나 다른 어떤 운동 프로그램에도 부상의 위험은 따른다. **부상의 위험을 줄이려면, 이 책의 수련 프로그램을 시작하기 전에 당신의 의사와 상의하기 바란다.** 이 책에 제시된 설명과 조언은 의학적 상담을 대신할 수 없다. 이 프로그램의 저자와 배포자는 여기에 제시된 수련 및 조언과 관련하여 어떤 법적 책임이나 손해배상 책임도 지지 않는다.

목차

아쉬탕가 요가

아쉬타 = 여덟   앙가 = 가지   요가 = 결합

'요가의 여덟 가지'

요가 수트라의 저자 파탄잘리는 요가의 여덟 가지 측면을 나무의 가지로 묘사했다. 파탄잘리의 비유는 완벽한 이미지를 보여 준다. 지혜와 영성은 나무가 자라듯이 펼쳐진다. 자연은 서서히 그리고 꾸준히 성장한다. 무수히 많은 방식과 접근법을 지닌 요가의 세계는 수없이 다양하고 다채로운 숲에 비유될 수 있다. 숲 속의 모든 나무는 '빛을 향해 뻗어 간다'는 동일한 목표를 공유한다. 이 목표를 위해 선택한 어느 나무의 방법이 다른 나무의 방법보다 나은 것은 아니다. 모든 종류의 나무는 자신이 지닌 잠재력의 끝까지 자랄 수 있는 개별적인 특성을 지니고 있기 때문이다. 다양한 요가 체계는 저마다 독특한 특징이 있지만, '깨달음을 향해 성장한다'는 동일한 목적을 가지고 있다.

이 책에서 설명하는 특정한 요가 체계는 파타비 조이스(K. Pattabhi Jois)의 가르침에서 유래한다. 그는 인도 마이소르에 있는 '아쉬탕가 요가 연구소'의 설립자이자 소장이다. 그는 스승인 크리슈나마차리야(Krishnamacharya)에게 이 역동적인 방식을 배웠고, 지금까지 전 세계 수천 명의 제자에게 전수했다. 이 방법은 특정한 순서로 배열된 자세들과 집중적인 호흡법에 바탕을 둔다.

요가의 여덟 가지

야마 – 도덕규범
니야마 – 스스로 준수할 규범
아사나 – 자세
프라나야마 – 호흡 조절
프라티야하라 – 감각 철수
다라나 – 집중
디야나 – 명상
사마디 – 기쁨과 평화의 상태

정해진 방법에 따라 잘 알아차리면서 수련을 할 때, 파탄잘리가 묘사한 나무가 자라기 시작한다. 그 나무에 영양분을 공급하는 유일한 수단은 수련이다. 파타비 조이스는 "요가는 99%의 수련, 1%의 이론"이라는 말을 즐겨 했다. 나는 이 단순한 말의 깊이를 점점 더 깨닫게 되었다. 우리는 오직 수련을 통해 요가라는 나무의 열매를 맛볼 수 있다. 수련을 하지 않으면 단지 그 맛을 추측하거나 공론을 일삼는 데 그치고 말 것이다. 어떤 사과의 맛을 알고 싶을 때, 사과의 그림을 그리거나 항아리 속의 사과를 바라보기만 해서는 아무 소용이 없을 것이다. 그 대신 사과를 직접 한입 베어 물면 그 진수를 곧바로 경험할 수 있을 것이다. 그리고 우리가 그 사과의 맛을 즐길 때, 그 영양분도 우리 몸에 쉽게 소화되고 흡수될 것이다. 마찬가지로, 아쉬탕가 요가(Ashtanga Yoga)를 알고 싶다면 반드시 수련을 통해 그 맛을 보아야 한다.

규정에 따라 수련을 할 때 여덟 개의 가지가 자란다. 자신의 통찰이 일어나기 시작한다. 우리가 자기의 몸속에 무엇을 집어넣고 있는지, 자신을 둘러싼 세상과 어떻게 상호작용하고 있는지를 알아차리게 된다. 이러한 형태의 자기 성찰로부터 **야마**와 **니야마**라는 자질이 발달하기 시작한다. **아사나**와 **프라나야마**는 각각의 자세를 수련하면서 호흡에 집중하며 알아차릴 때 성장한다. 우리가 마음을 호흡의 소리와 성질에 계속 고정시키면, 모든 감각이 내면을 향하게 되고 **프라티야하라**라는 요소가 드러난다. 그리고 수련을 하는 동안 이리저리 떠도는 감각들을 제어하는 능력을 키우면, 집중이라는 미묘한 성질이 **다라나**의 형태로 깊어진다. 우리가 점점 더 현재에 머물 수 있게 될 때, 수련은 더욱 내면으로 향하며 고도의 집중력이 개발된다. 그 뒤 수련은 **디야나**라고 하는, 깊고 완전한 명상 경험으로 발전한다. 이 단계에서 우리는 더 큰 잠재력을 끌어내 요가의 가장 높은 영역인 **사마디**를 탐구하게 되며, 모든 존재의 순수한 본질을 깨닫게 된다.

이 여덟 개의 가지가 순서대로 차례차례 발달하는 것은 아니다. 이 가지들은 알맞은 때가 되면 싹을 틔워 자라기 시작한다. 나무의 성장을 재촉할 수는 없다. 요가의 심오함에 대한 이해가 무르익을 때 나무는 자연히 성장할 것이다. 아쉬탕가 요가의 아름다운 길을 걸으며 여행할 때 우리를 돕는 가장 훌륭한 도구는 인내심이다. 아쉬탕가 요가는 삶의 모든 면을 관통하며 흐른다. 아쉬탕가 요가는 건강한 신체를 유지하는 방법으로 이용될 수도 있고, 미묘한 영적 영역을 탐구하는 길로도 이용될 수 있다. 우리가 어떤 목적을 선택하든 아쉬탕가 요가의 열매를 수확하는 방법은 오직 하나뿐이다. **수련!**

아쉬탕가 요가
'수련 안내서'

이 책은 개인의 수련 향상에 실제로 도움이 되는 지침만을 골라 담은 간결한 안내서다. 첫 부분에서는 아쉬탕가 요가 체계의 기초를 이루는 것들에 대해 간략히 알아본다. 다음에 이어지는 아사나에 관한 부분에서는 각 자세마다 좀 더 쉽게 변형한 대안 자세들도 함께 보여 준다. 이런 대안 자세들은 일련의 아사나를 배우는 동안 안전하고 효과적으로 수련하는 방법이 될 것이다. 아사나마다 지면 하단에는 간단한 설명이 추가되어 있으며, 수련하는 동안 기억하면 좋을 유용한 도움말을 제공한다. 드리쉬티(drishti)라고 하는 응시점, 즉 시선을 두는 특정한 지점과 방향도 명기되어 있다. 아사나 이름은 전통적인 산스크리트 어 이름으로 표기하였으며, 그 아래에는 산스크리트 단어의 원래 의미를 번역해 놓았다. 번번이 **아사나를 번역하는 번거로움을** 피하기 위해 여기에서 그 의미를 말하고자 한다. **아사나는 자세를 뜻한다.**

이 안내서의 뒷부분에는 '전체 흐름'이라는 제목의 장이 있다. 여기에서는 각 시리즈의 전체 아사나 이미지를 모두 모아 한눈에 볼 수 있게 했다. 또한 아사나의 사진들을 순서대로 배열했으며, 사진 밑에는 각 아사나의 산스크리트 이름을 표기했다. 수련을 하는 동안 편하게 보면서 참고할 수 있을 것이다. 아사나들은 파타비 조이스의 가르침대로 전통적인 순서로 배열되어 있다. 하지만 '짧은 수련'은 예외인데, 이것은 아쉬탕가 요가를 처음 접하는 초보자나, 프라이머리 또는 인터미디어트 시리즈를 처음부터 끝까지 수련하기 힘든 사정이 있는 사람들을 위해 내가 수련 방법을 일부 조정하여 제시한 것이다.

이 안내서는 나선철 제본과 양장으로 제작되었다. 나선철 제본은 접었다 폈다 할 필요 없이 바닥에 계속 펴 놓고 눈으로 보면서 참고할 수 있고, 양장은 내구성이 좋아서 오랫동안 사용할 수 있다는 장점이 있다. 이 안내서만 보면서 수련할 수도 있고, 모든 아사나와 짧은 수련이 담긴, 우리가 제작한 시디(CD)를 함께 보면서 수련할 수도 있다.

나는 이 책이 사용하기 편리하면서도 유용한 정보를 제공할 수 있도록 최선을 다했다. 물론 자격을 갖춘 아쉬탕가 요가 지도자에게 직접 안내를 받으며 배우는 것이 가장 좋다. 하지만 우리 모두가 그런 지도자 가까이 살고 있는 것은 아니므로 지금 당장 필요하며 이용할 수 있는 모든 수단을 활용할 필요가 있다. 아쉬탕가 요가는 궁극적으로 혼자서 하는 자립적인 수련을 장려한다. 일련의 아사나를 충분히 익혀서 요가 동작이 물 흐르듯 자연스럽게 펼쳐지기 시작하면, 지도자나 책 같은 외부의 도움에 점점 덜 의지하게 되며, 개인 수련이 가장 훌륭한 안내자가 될 것이다.

각각의 요가 수련은 한 차례의 여행과 같다. 알아차리면서 몸을 움직이고, 그 경험을 즐기도록 노력해 보라. 한 송이 꽃이 피어나듯이 동작이 펼쳐지게 해 보라. 서둘러서 얻을 수 있는 것은 없다. 요가는 시간과 함께 성장한다. 어떤 날은 마음이 고요하며 몸도 가볍고 민첩하게 느껴져서 동작이 수월하게 이루어지지만, 또 어떤 날은 마음이 제멋대로 날뛰고 몸은 젖은 시멘트처럼 무겁게 느껴지기도 한다. 언제나 초연한 마음가짐으로 깊은 호흡을 해야 한다. 아사나 자체는 목표가 아니다. 아사나는 더 깊은 내면의 앎(awareness)에 이르기 위한 수단일 뿐이다. 자신에게 가장 잘 맞는 수련법을 찾아내면 요가 수련이 즐거운 마음으로 기다려질 것이다.

요가는 현대인이 받는 삶의 스트레스를 가라앉혀 주며 편안히 쉬게 하는 안식처다. 수련을 할 때마다 더 깊이 이해할 수 있는 길을 찾게 되면 꾸준히 성장하게 될 것이다. 이 아사나에서 저 아사나로 그저 넘어가지만 말고, 내면 깊은 곳에서부터 그 동작을 **느껴 보라.** 호흡 소리에 귀를 기울여 보라. 산들바람을 타고 나는 새처럼 호흡을 탈 수 있는가? 마음은 어디에 있는가? 두려움이 느껴지는 요가 자세를 취하는 동안에도 집중을 유지하면서 고요할 수 있는가?

수련을 즐기자. 나는 수련을 하고 나서 후회한 적이 한 번도 없다. 수련을 마친 뒤, "이런, 오늘은 수련을 하지 말았어야 했는데."라고 생각한 적은 단 한 번도 없다. 하지만 수련을 하지 않고서 후회한 날들은 있었다. 수련은 재미있어야 한다. 단 몇 분이라도 요가 수련을 위해 시간을 내 보라. 남은 하루를 더 기분 좋게 보내게 될 것이다. 요가는 우리의 가장 깊은 영혼을 향해 나아가는 아름다운 여행이다. 수련의 양은 알맞게 느껴지는 만큼 하면 된다. 이 책이 어떤 식으로든 수련해 보고 싶은 마음을 불러일으킨다면 목적을 이룬 셈이다. 이 책의 이름이 '수련 안내서'인 것도 그 때문이다. 전혀 안 하는 것보다는 조금이라도 하는 편이 언제나 낫다. 수련을 할 시간이 충분하지 않으면, '짧은 수련'을 이용하거나 태양경배 자세를 두세 번 반복해 보기 바란다.

"수련하라, 그러면 모든 것이 주어질 것이다!"

파타비 조이스

호흡, 잠금, 흐름, 응시
'내적 세계'

수련을 시작하기 전에 아쉬탕가 요가의 기초를 이루는 몇 가지 요소를 알아보자. 이 요소들은 보이지 않는 세계 안에 존재한다. 이것들이 없다면 요가는 단지 겉으로 표현되는 신체의 움직임에 지나지 않는다. 이 미묘한 도구들이 올바르게 실행될 때, 수행자는 신비한 프라나(prana, 생명력)의 영역으로 들어가 아쉬탕가 요가의 미묘하며 놀라운 효과들을 경험하게 된다. 이 보이지 않는 도구들은 **웃자이 호흡**, **반다**, **빈야사**, 그리고 **드리쉬티**다.

호흡

웃자이(ujjayi)는 승리를 의미하는 특별한 호흡법이다. 이 독특한 형태의 호흡은 코를 통해 숨을 들이쉬고 내쉬는 동안 목구멍 뒤쪽에서 부드러운 소리를 만들어 낸다. 호흡을 하는 동안 부드럽게 미소를 머금으면, 공기가 허파로 넘어가기 전에 목구멍 뒤쪽에서 소용돌이치듯 맴도는 데 도움이 된다. 이렇게 소용돌이치듯 맴도는 호흡은 독특한 소리를 만들어 내는데, 이 소리는 흔히 나무들 사이에 부는 바람 소리나 멀리서 들려오는 바닷소리, 코브라가 내는 소리, 또는 덜 시적이긴 하지만 영화 '스타 워즈'에서 다스 베이더가 내는 소리와 비슷하다고 묘사된다.

이러한 호흡 방식을 처음 접하는 사람들을 돕기 위해 나는 '흐하아아 방법'이라고 불리는 훈련을 해 보게 한다. 먼저 등을 곧게 펴고 똑바로 앉아서 코로 숨을 충분히 들이쉰 뒤, 이 숨이 마치 속삭이듯 '흐하아아' 하는 부드러운 소리를 내면서 입을 통해 빠져나가게 한다. 목구멍 뒤쪽에서 공기가 소용돌이치듯 맴도는 것을 느껴 보라. 이와 같은 방식으로 몇 번 호흡을 한 뒤, 숨을 내쉬는 **도중에** 입을 닫고, 공기가 입 대신 코로 빠져나가게 한다. 이렇게 몇 번 호흡을 해 보라. 숨을 내쉬는 동안 목구멍 뒤쪽에서 그런 소리를 낼 수 있다면, 웃자이 호흡을 절반은 성공한 셈이다. 두 번째 단계는 숨을 들이쉬는 동안 부드럽게 미소를 지으면서, 숨을 내쉴 때와 똑같이 공기가 소용돌이치듯 맴도는 듯한 소리를 내는 것이다. 계속 연습하여 이 호흡에 익숙해지면, 머지않아 전혀 힘을 들이지 않고도 웃자이 호흡 소리를 낼 수 있을 것이다.

중요한 점은 호흡에 리듬을 부여하고, 수련을 하는 동안 우아하게 그 리듬을 타는 것이다. 이 소리는 마음을 집중시키는 만트라가 된다. 우리는 호흡에 귀 기울이는 법을 배워야 한다. 호흡은 우리 수련의 질이 어떠한지를 알려 주는 지표가 된다. 만약 우리가 지나치게 많은 노력을 한다면, 호흡이 제약을 받거나 부자연스러워질 것이다. 반면에 너무 집중을 안 하면, 웃자이 호흡 소리는 생각들이 내는 소리에 묻혀 들리지 않게 될 것이다. 호흡을 늘 알아차리면, 모든 순간이 명상이 된다.

호흡, 잠금, 흐름, 응시
'세계'

반다

반다(bandha)는 미묘한 몸 안에 있는 일련의 내부 에너지 관문이며, 프라나의 흐름을 통제하는 데 도움을 준다. 이제 **물라 반다, 웃디야나 반다, 잘란다라 반다** 등 세 가지 반다에 대해 살펴보자. 반다는 밸브처럼 작용하며, 순환계 안의 판막(밸브)과 비슷한 역할을 한다. 심장이 박동하면 혈액이 동맥을 통해 쇄도한다. 판막은 이 혈액이 심장 쪽으로 역류하지 못하도록 차단한다. 이 때문에 심장이 박동할 때 혈액은 앞으로만 흐르게 된다. 반다는 이와 비슷한 방식으로 **나디**(nadi)라고 하는 미묘한 에너지 통로 안에서 **프라나**(생명력)의 흐름을 통제한다. **반다**(잠금)를 조이면, 에너지는 이러한 통로들의 구석구석까지 힘 있게 퍼져 간다. 프라나가 우리의 미묘한 몸을 정화하고 에너지를 공급하며 신체의 신경계를 균형 잡히게 할 때, 우리 몸은 세포 수준에서 이 에너지를 흡수한다.

물라 반다

물라 반다(mulabandha)는 뿌리 잠금이다. 이렇게 불리는 이유는 우리 몸의 신경 나무인 척추의 밑부분에 자리하고 있기 때문이다. 이 반다의 위치는 여성과 남성이 다르다. 남성의 경우, **물라 반다**의 위치는 항문의 앞쪽이자 음낭 뒤쪽에 자리하는 회음부 근육이다. 여성의 경우에는 자궁 경관의 맨 윗부분에 자리한다.

그 위치를 쉽게 이해하는 방법이 있다. 지금 당장 볼일이 급한데 주변에 화장실이 눈에 띄지 않는 경우를 상상해 보라. 그럴 때 용변을 참기 위해 당신은 어떤 근육을 사용하겠는가? 처음에는 아마 적절한 근육을 조이기 위해 항문을 수축할 것이다. 하지만 물라 반다를 조이기 위해 반드시 엉덩이에 잔뜩 힘을 줄 필요는 없다. **물라 반다**는 그보다 좀 더 미묘하다. 출산 후 여성들이 골반 바닥 근육을 탄력 있게 만들기 위해 행하는 케겔 운동법을 이용할 수도 있다. 소변을 보는 동안 골반 바닥의 근육을 조여서 소변의 흐름을 멈춘 뒤, 수축을 풀어 소변이 다시 흐르게 한다. 이렇게 수축할 때는 필요한 것보다 더 많은 근육을 조이겠지만, 시간이 흐르면서 동작이 더 섬세해지면 꼭 필요한 근육만을 조일 수 있게 된다. 처음에는 이러한 잠금을 안정되게 유지하기가 어려울 것이다. 하지만 꾸준히 수련을 하면 결국은 수련 시간 내내 물라 반다를 유지할 수 있게 될 것이다. 더 자세한 내용을 알고 싶다면 'Moola Bandha, The Master Key'라는 책을 참고하기 바란다.

호흡, 잠금, 흐름, 응시
'내적 세계'

웃디야나 반다

두 번째 잠금은 위로 날아오른다는 의미의 **웃디야나 반다**(uddiyana bandha)이다. 온전한 형태의 **웃디야냐 반다**는 완전히 숨을 내쉰 뒤 아랫배를 안으로 끌어당기며 위로 끌어올리는 동시에 가로막(횡격막)을 들어 올려서 행한다. 이러한 수준의 **웃디야나**는 주로 프라나야마(pranayama)라고 하는 특별한 호흡 제어법에서 날숨이 끝난 뒤 숨을 멈추고 있는 동안에 활용된다. 이렇게 완전히 조이고 있는 상태를 수련 시간 내내 유지하는 것은 불가능하다. 이런 웃디야나 반다 상태를 유지하는 동안에는 숨을 들이쉴 수가 없기 때문이다. 그러므로 우리는 수련을 하는 동안 좀 더 약한 수준의 웃디야나를 유지해야 한다. 우리는 배를 완전히 안으로 빨아들이는 대신, 배꼽에서 손가락 세 개만큼 아래에 있는 부분이 움직이지 않게 해야 한다. 이렇게 하면 숨을 들이쉴 때마다 가로막(횡격막)이 내려갈 공간이 생겨서, 허파가 양옆 갈비뼈와 등, 가슴 쪽으로 확장될 수 있다. 몸통의 윗부분은 부드럽고 유연하게 유지하여, 숨을 들이쉴 때 최대한 확장될 수 있어야 한다. 숨을 내쉴 때마다 아랫배 근육을 수축하면 허파 속의 공기가 완전히 비워지는 데 도움이 된다. 그 후 반복적으로 숨을 충분히 들이쉬기 위해서는 이러한 수축을 풀어야 하지만, 들이쉬는 숨으로 인해 아랫배가 나올 정도로 너무 이완하지는 않는다. 이러한 동작은 미묘하다. 지나치게 노력하다 보면 호흡이 나아지는 것이 아니라 방해를 받을 수 있다. 누가 당신의 배를 주먹으로 막 치려 하면 복부에 잔뜩 힘을 주어 단단하게 만들기 마련인데, 여기서는 그렇게 단단하게 만들면 안 된다. 그것은 너무 과한 것이다.

이 반다를 더 잘 이해하도록 돕기 위해 나는 시각화를 자주 이용한다. 배꼽에서 5센티미터 정도 아래에 끈이 달려 있다고 상상해 보자. 그 끈을 잡은 뒤 등 쪽으로 몸을 통과하도록 곧장 잡아당겨 척추에 묶는다고 상상하자. 그러면 숨을 들이쉴 때 아랫배는 움직이지 않으면서, 몸통 윗부분은 자유롭게 움직일 수 있을 것이다. 이런 반다들은 미묘한 적용이 요구되므로 제대로 이해하려면 여러 해가 걸릴 수도 있다. 인내심을 갖자. 당장은 이해되지 않더라도 걱정하지는 말자. 때가 되면 할 수 있게 될 것이다. 물라 반다와 마찬가지로 웃디야나 반다도 최종적으로는 수련하는 시간 내내 유지될 수 있어야 한다.

잘란다라 반다

잘란다라 반다(jalandhara bandha)는 세 번째 잠금이며, 턱을 잠근다. 이 잠금은 이전의 두 반다만큼 자주 활용되지는 않는다. 이 반다는 어깨서기와 같은 일부 아사나에서 자연스럽게 이루어지며, 또 몇몇 다른 아사나들에서도 적용하도록 권장된다. 하지만 잘란다라 반다는 특히 프라나야마를 위해 널리 활용된다. 잘란다라 반다를 적용하려면 턱을 앞으로 길게 뺐다가 끌어당겨, 목의 울대뼈 아래에 있고 두 개의 빗장뼈(쇄골)가 만나는 곳에 있는 브이(v) 자 모양의 오목한 곳을 막는다. 세 개의 반다를 동시에 모두 적용하는 것을 '마하반다' 즉 큰 잠금이라고 한다. 반다는 아쉬탕가 요가의 필수 요소지만, 반다를 머리로 이해할 수는 없다. 반다에 대한 이런 기초적인 이해가 씨앗이 되고, 개인의 수련이 향상됨에 따라 이 씨앗으로부터 반다에 대한 이해가 자라날 것이다.

빈야사
'호흡과 동작의 결혼'

빈야사(vinyasa)는 하나의 아사나를 다음 아사나와 물 흐르듯 부드럽게 이어 주는 독특한 연결 동작이다. 빈야사는 단순히 신체 움직임의 조합에 불과한 것이 아니며, 우리의 내부 세계와 외부 세계의 역동적인 결혼이다. 빈야사는 생명력의 미묘한 움직임을 밖으로 표현하는 것이다. 그것은 프라나의 드러남이다. 빈야사는 균형을 이루도록 조율한다. 힘과 유연성, 가벼움과 무거움, 움직임과 멈춤 사이의 균형을……. 우리는 빈야사를 통해 생명의 진동을 알 수 있다. 이 진동은 호흡과 동작이라는 행위가 더는 분리되지 않을 때 드러난다. 이 두 가지 행위가 만나 하나 될 때, 온전한 하나임이라는 교향곡이 탄생한다. 호흡과 동작은 서로를 돕는다. 그 둘은 하나로 존재한다. 그럴 때 마음은 자유로워지고 수련은 리듬감 있는 춤이 된다.

빈야사를 이해하려면 처음에는 기본적인 이해만으로도 시작을 해야 하며, 수련이 발전하다 보면 그 미묘한 부분들까지 알게 될 것이다. 빈야사는 각각의 아사나를 연결하기 위해 정해진 일련의 신체 동작을 이해하는 것으로 시작한다. 이러한 동작은 반복을 통해 세포 수준에서 몸에 익숙해진다. 빈야사는 몸에서 열기가 발생하도록 돕는데, 이 열기는 아사나를 하는 동안 더욱 자유로운 탐험을 할 수 있게 한다. 또한 자세와 자세 사이에 몸이 중립 상태로 돌아오게 한다. 빈야사는 '에치 어 스케치'[1]와 같다. 하나의 아사나에서 나오면, 화면에 그려졌던 몸이 깨끗이 지워지고 다음 아사나로 들어갈 준비를 하는 것이다. 그러나 이러한 움직임이 호흡과 연결되지 못하면, 그러한 동작은 신체적인 영역에만 머물게 된다. 물론 신체를 발달시키는 것도 즐거운 일이지만, 빈야사의 마법을 발견하기 위해서는 그와 동시에 호흡을 탐구해야 한다. 동작과 호흡의 결혼이 성공적으로 이루어질 때, 그것은 영적인 행위가 되며 신체적 수련은 우리의 본질을 더 깊이 탐구하는 통로가 된다.

선 자세를 마치면, '비행의 물리학 적용하기'라는 부분이 나온다. 여기에서는 **다운독**(아래를 바라보는 개) **자세**에서 앉은 자세로 몸을 이동하는 데 필요한 역학을 자세히 설명한다. **파스치모따나아사나 C** 다음에는 '**프라나와 춤을 추기**'라는 제목의 글이 나온다. 여기에는 앉은 자세에서 하는 첫 번째 점프 백 빈야사에 대한 설명이 포함되어 있다. 각 부분마다 대안으로 선택할 수 있는 다양한 빈야사 방식을 제공할 것이다. 자신의 필요에 가장 알맞은 방식을 이용하자. 빈야사의 흐름을 즐기고, 충분히 호흡하자!

---

1 etch-a-sketch. 그림판 아래에 있는 두 개의 다이얼을 이용해 선으로 그림을 그리고, 흔들면 지워지는 그림 장난감. 우리나라에서는 '에치어스케치 매직스크린'이라는 이름으로 판매된다. — 옮긴이

호흡과 동작이라는 실로
빈야사의 태피스트리를 엮어라

드리쉬티
'외부 바라보기 / 내부 바라보기"

드리쉬티는 응시점 또는 초점을 뜻한다. 그런데 사실 이것은 우리의 신체적인 눈으로 보는 것과는 거의 관련이 없다. 진정한 '바라봄'은 내부를 향한다. 우리는 외부의 대상이나 몸의 한 부위에 시선을 고정시킬 수 있겠지만, 본래 드리쉬티는 앞에서 말한 수련의 미묘한 측면, 즉 호흡과 반다 그리고 마음에 주의를 기울이도록 하기 위한 것이다. 시력을 지닌 우리는 주변 환경 때문에 마음이 쉽게 흐트러진다. 방에 있는 다른 수련생들이나 벽에 걸린 시계, 또는 다른 많은 모습들은 우리가 순간순간 주의 깊게 알아차리면서 요가 수련을 하는 데 방해가 될 수 있다. 드리쉬티는 우리의 내적 수련과 외적 수련이 균형을 이루도록 돕기 위한 수단이다. 드리쉬티는 공식적으로는 오른쪽 상자에 열거한 아홉 가지가 있다. 각각의 아사나에는 정해진 드리쉬티가 있다. 이 책에 실린 모든 아사나의 지면 아랫부분에는 드리쉬티가 명기되어 있다.

아홉 가지 드리쉬티
1) 나사그라이 – 코끝
2) 아갸 차크라 – 두 눈썹 사이
3) 나비 차크라 – 배꼽
4) 하스타그라이 – 손
5) 파다요라그라이 – 발가락
6) 파르쉬바 – 오른쪽 멀리
7) 파르쉬바 – 왼쪽 멀리
8) 앙구쉬타 마 디야이 – 엄지손가락
9) 우르드바 또는 안타라 – 위, 하늘

만약 드리쉬티가 너무 어렵게 여겨지면, 필요하다고 느낄 때마다, 내가 제안하는 간편한 일반 규칙을 하나의 대안으로 이용할 수도 있다. 즉, 몸을 뻗는 방향으로 시선을 움직이는 것이다. 예를 들어, 오른쪽으로 척추 비틀기를 할 때는 시선이 오른 어깨 너머를 바라보는 방향으로 따라갈 것이다. 앞으로 굽히는 전굴 자세를 할 때는 시선이 발가락을 향해 움직이고, 두 팔을 머리 위로 들어 올리면 대개 시선은 위를 바라보게 될 것이다. 자신의 눈이 머리가 움직이는 쪽으로 따라가는 인형의 눈과 같다고 생각해 보라. 머리가 움직이면 시선도 같은 방향을 따라갈 것이다.

내부를 바라보는 데 중점을 두어야 한다는 것을 기억하자. 수련을 하는 동안 마음속으로 순식간에 확인해 볼 수 있는 점검 목록을 만들어 보자. 이 목록에는 호흡, 반다, 흐름, 그리고 반대 방향으로 작용하는 두 힘이 균형을 이루고 있는지 여부 등이 포함될 수 있다. 몸의 특정 부위에 긴장이 느껴지는가? 당신은 어디를 의식하고 있는가? 몸 전체를 의식하고 있는가? 당신은 이완되어 있는가? 목록은 계속 이어질 수 있겠지만, 요점은 드리쉬티란 겉으로는 잘 보이지 않는 것을 살펴보기 위한 자신의 현미경이라는 것이다. 아쉬탕가 요가의 아홉 가지 드리쉬티를 이해한 뒤 아사나마다 정해진 드리쉬티를 이용하거나, 아니면 몸을 뻗는 방향을 바라보는 일반 규칙을 활용해 보자.

드리쉬티의 눈으로 자신의 수련을 살펴보라

벨트, 블럭, 볼스터
'도구를 쓰거나 쓰지 않거나'

요가 수련을 보조하는 도구의 사용이 점점 대중화되고 있다. 전통적으로 아쉬탕가 요가 체계에서는 외부의 기구를 이용하기보다는 몸 안에서 지지하는 방안을 찾아내어 아사나를 조정하는 방법을 찾았다. 나는 수련자가 수련을 향상시키는 데 도움이 된다고 여겨지는 방법이나 도구라면 무엇이든 활용해야 한다고 보는 입장이다. 보조 도구를 사용하든 사용하지 않든 수련의 목표는 동일하다. 주의 깊게 알아차리며 수련하고, 스스로 발전할 수 있는 방법을 찾아보라. 나는 보조 도구를 자전거의 보조 바퀴처럼 여긴다. 결국 이런 도구들에 대한 의존도는 점점 줄어들 것이다. 이를 위한 방법 중 하나는 '점점 사라지는' 보조 도구를 사용하는 것이다. 이런 도구의 크기와 부피는 시간의 흐름에 따라 점점 줄어들게 해야 한다. 예를 들어, 당신이 삼각 자세를 취하면서 블록을 사용하여 받치고 있다고 해 보자. 나는 그렇게 하기보다는 큰 책을 사용하면서, 한 차례씩 수련이 끝날 때마다 한 쪽씩 뜯어내는 편이 더 도움이 될 것이라고 믿는다. 이렇게 하면 수련자는 300쪽짜리 책에 대한 의존도를 점점 줄여 나갈 것이고, 300번째 수련을 마치고 나면 그 책은 완전히 사라져 버릴 것이다. 나는 이 책에 많은 아사나 대안 자세를 소개했는데, 그중에는 도구를 쓰는 자세도 있고 쓰지 않는 자세도 있다. 아사나를 조정하는 방법은 무수히 많다. 나는 가능한 방법들을 이 책에 다양하게 제안했다. 창의력을 발휘해 보자! 실험하고 탐구하여 자기만의 새로운 방법을 찾아보자. 자기의 역량에 맞추어 수련하자. 자신에게 가장 알맞은 수련을 창조해 보자.

또 하나 얘기하고 싶은 주제는 수련에 사용하는 요가 매트의 종류다. 먼 옛날에 요가 수행자들은 호랑이 가죽이나 쿠샤 풀로 만든 돗자리 위에서 수련을 했다. 요즘은 이 두 가지 품목을 구하기가 어렵고, 호랑이에게도 피해를 주지 않는 방법을 찾아야 한다. 그래서 현대의 수련자들은 대부분 '점착성 매트'라고 불리는 잘 미끄러지지 않는 매트를 사용한다. 이 매트는 고무 재질로 되어 있어 발이나 손이 미끄러지는 것을 방지하며 효과적인 수련을 할 수 있게 해 준다. 개인적으로 나는 면과 같은 천연 소재의 감촉을 좋아한다. 나무 바닥 위에서 수련을 할 때 면 소재 매트를 사용하면 매트가 너무 잘 미끄러질 것이다. 이럴 때는 면 소재 매트 아래에 잘 미끄러지지 않는 고무 매트를 깔면 문제가 해결된다. 어떤 사람들은 면 소재 매트 위에서 **다운독**(아래를 바라보는 개) **자세**를 취하면 손이나 발이 닿는 부분이 미끄럽다고 말한다. 이런 문제는 수련하기 전에 미리 손과 발이 닿을 만한 매트 부위에 물을 분무해 놓으면 쉽게 해결된다. 강한 마찰력이 생기기 때문이다. 고무 매트 위에 면 매트를 깔아서 사용하는 방식은 훨씬 위생적이고 환경 친화적이다. 면 매트는 세탁기와 건조기에 넣어 세탁하고 말려서 청결하게 유지할 수 있다. 고무 매트는 이런 점에 문제가 있다. 고무 매트는 면 매트 아래에 깔고 쓰면 수명이 훨씬 길어질 것이다. 그러면 독성 있는 고무 매트를 덜 사용하게 되어, 환경을 오염시키는 쓰레기의 양도 줄어들 것이다. 면은 자연 분해되며 우리의 피부에도 쾌적하다. 변하지 않는 규칙은 없다. 스스로 자신의 스승이 되자. 새로운 방법을 연구해 보자. 자기만의 접근법을 탐험하여 찾아보자. 기회가 있을 때마다 야외에서 수련을 해 보자. 자신이 자연과 연결되어 있음을 느껴 보자. 나무 그늘 아래의 풀밭 위에 면 매트를 깔고, 대지의 기운을 누려 보자. 신선한 공기를 허파 깊숙이 빨아들여 보자. 세상에서 가장 좋은 도구는 **산소**다!

주의 – 의자를 보조 도구로 사용할 때는 언제나 의자를 고무 매트 위에 올려놓거나 벽에 붙여 놓아야 한다.

요가 치킷사
'요가 치유'

아쉬탕가 요가의 프라이머리 시리즈는 요가 치유를 의미하는 산스크리트 어 **요가 치킷사**(Yoga Chikitsa)라고도 한다. 이 시리즈는 몸과 마음, 감각을 정화하고 건강하게 회복하는 치유 과정이다. 이러한 치유 작용은 아쉬탕가 요가의 미묘한 수단들을 통해 일어난다. 요가에서는 **나디**(nadi)라고 하는 에너지 통로가 몸 안에 복잡한 연결망을 이루며 존재한다고 여긴다. 이 통로를 따라 흐르는 에너지는 **프라나**라고 불리는 강력하지만 눈에 보이지 않는 힘이다. 프라나는 모든 생명의 근원으로 여겨진다. 나디 안에는 프라나의 자유로운 흐름을 방해하는 장애물이 형성될 수 있다. 이러한 장애물을 **그란티**(granthi) 즉 매듭이라고 한다. **그란티**는 수없이 많은 원인으로 생길 수 있다. 우리는 대개 **그란티**라는 매듭이 풀리기 전에는 그런 것이 있는지조차 감지하지 못한다. 이런 매듭들은 꾸준하고 규칙적인 수련을 통해 풀리기 시작한다. 그란티들이 청소되어 제거되면 프라나는 더 깨끗해진 통로를 통해 흐를 수 있다. 프라이머리 시리즈를 통해 치유 효과를 보는 근본 원인은 이 때문이다. 맞닥뜨리는 장애물이 줄어들면, 몸과 마음, 감각은 훨씬 좋은 환경에서 가장 효율적으로 작용하게 된다.

요가는 홀로 설 수 있는 힘을 키우는 과정으로서 수련자에게 자신감을 불어넣어 주며, 미묘한 수준과 신체적인 수준에서 우리 존재의 미묘한 작용을 깊이 이해하게 해 준다. 아사나들은 특별히 몸을 바르게 정렬하고 신경계를 강화하기 위해 고안된, 오랜 세월에 걸쳐 효과가 입증된 일련의 연속적인 순서로 배열되어 있다. 먼저 태양경배 자세와 선 자세들이 순서대로 나온다. 프라이머리 시리즈는 첫 번째 앉은 자세인 **단다아사나**로 시작하여 **세투 반다아사나**로 끝나며, 이 다음에는 '마치는 자세'로 들어간다. 수많은 아쉬탕가 요가 수련생들은 프라이머리 시리즈가 자신의 몸이나 마음을 치유하는 과정에 큰 도움이 되었다고 말한다. 다른 모든 치유 과정에서도 그렇듯이 우리는 굳센 의지로 인내해야 한다. 요가 치킷사 안에는 우리에게 발견되기를 기다리고 있는 혜택들이 있으며, 이를 발견하기 위해 우리가 활용할 수 있는 최고의 도구는 바로 인내심이다. 수련이 무르익도록 충분한 시간을 허용하면, 열매는 저절로 잘 여물게 될 것이다.

요가의 열매는 인내와 보살핌으로 무르익는다

수리야 나마스카라

수리야 = 태양 나마스카라 = 인사 또는 경배

'태양 경배'

수리야(Surya)는 태양을 의미하며, 나마스카라(Namaskara)는 우리 모두 안에 현존하는 신성(神性)에 대한 존경과 공경을 담은 인사다. 아쉬탕가 요가의 전체 토대는 **수리야 나마스카라 A와 B의** 역동적인 흐름에 기반을 둔다. **수리야 나마스카라는** 수련이 시작되는 곳이다. 여기에서 우리는 매번의 요가 수련을 위한 리듬과 분위기를 잡아 간다. 프라이머리 시리즈든 인터미디어트 시리즈든 어드밴스드 시리즈든, 모든 시리즈는 이 태양경배 자세에서 익힌 동작을 확장하고 다듬은 것이다. 이처럼 호흡과 동작이 역동적으로 결합하여 물결처럼 이어지는 흐름은 아쉬탕가 요가가 다른 종류의 요가와 구별되는 특징이다. 그렇다고 해서 하나의 요가 체계가 다른 체계보다 낫다는 말은 아니다. 여러 가지 다른 방법을 통해서도 비슷한 목표를 이룰 수 있기 때문이다.

수리야 나마스카라나 빈야사 연속 동작을 수련할 때는 동작과 호흡 사이의 관계를 느껴 보자. 동작과 호흡을 함께 엮어 가면, 육체적으로뿐만 아니라 우리 의식의 미묘한 영역에서도 우아하고 안정감 있는 태피스트리[2]가 만들어진다. 호흡에서 리듬을 발견하여, 몸이 그 리듬에 반응하게 해 보자. 들숨이 윗몸을 들어 올려 **업독**(위를 바라보는 개) **자세**를 취하게 하고, 거기에서 날숨이 몸을 **다운독**(아래를 바라보는 개) **자세**로 나아가게 하는 것을 느껴 보자. 호흡이 움직임의 원천이며 우리 존재의 핵심이라는 것을 알아차려 보자. 바다에서 파도를 타듯 호흡을 타고, 몸이 음악에 반응하듯 호흡에 반응해 보자. A 지점에서 B 지점으로 움직일 때는 꼭 필요한 에너지만을 사용하고, 관여할 필요가 없는 신체 부위는 편안히 이완되게 하자. 공간 속에서 움직이는 동안 몸 속에서 움직이는 공기를 느껴 보라. 자유로워지자. 가벼워지자. 자기만의 수련을 경험하고 표현하는 데에서 즐거움을 찾자.

태양경배 자세를 다섯 번 반복할 수 있도록 연습해 보라

다섯 번 반복하는 것이 너무 많다고 생각되면, 처음에는 무리되지 않을 만큼만 반복하고 서서히 횟수를 늘린다.

---

2 다채로운 색실로 그림 무늬를 짜 넣은 직물 — 옮긴이

수리야 나마스카라 안에서
아쉬탕가 요가의 정수를 발견하라!

수리야 나마스카라의 대안 자세

아래의 사진들은 수리야 나마스카라를 수련할 때 선택할 수 있는 대안 자세들이다. 이 자세들은 이 순서대로 진행되는 완전한 조합이 아니며, 변화를 주는 부분에 더 많은 주의를 기울여야 하는 개별적인 변형 자세들이다. 이 자세들에 붙은 번호는, 다음 지면들에서 전체 순서를 보여 주는 **수리야 나마스카라 A와 B**의 해당 순서에 대응한다. 만약 어떤 정자세가 너무 어렵게 느껴진다면, 아래의 대안 자세 가운데 자신에게 가장 알맞은 자세로 대체해 보라. 어떤 자세들은 **수리야 나마스카라 A와 B**에 반복하여 등장한다. 가장 알맞은 자세를 선택하여 반복해 보라. 자신의 수련이 점차 발전되도록 허용해 보라. 인내심을 갖고 그 여정을 즐겨라.

수리야 나마스카라 A 또는 B

둘 – 양손으로 바닥을 짚는 대신 정강이나 발목을 잡는다.
셋 – 양손을 바닥 대신 정강이나 발목에 둔다. 척추를 늘인다.
넷 – **넷 A**처럼 한 번에 한 발씩 뒤로 내딛거나, **넷 B**처럼 점프하여 양발을 뒤로 내뻗는다.
다섯 – 필요하면 바닥에 무릎을 댄다. 등 아랫부분이 무너지지 않게 한다.
여섯 – **다운독 자세**를 유지하기가 힘들면, 양 무릎을 바닥에 대고 뒤꿈치 위에 앉는다.

수리야 나마스카라 B

일곱, 열하나 – 만약 한쪽 발을 양손이 있는 지점까지 내딛기가 너무 어려우면, 발을 부분적으로만 앞으로 내딛고 양손을 치켜든다. 어떤 자세를 선택하든 앞쪽 다리의 무릎이 발꿈치 바로 위에 놓이게 하고, 뒤쪽 다리는 발날로 바닥을 단단히 누른다.

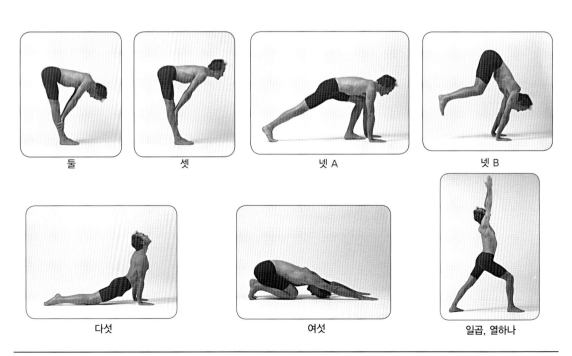

둘　　　　셋　　　　넷 A　　　　넷 B

다섯　　　　여섯　　　　일곱, 열하나

수리야 나마스카라 A

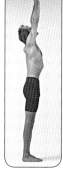

사마스티티　　하나

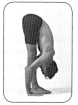

둘

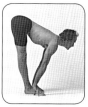

셋

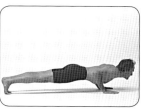

넷

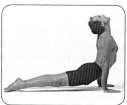

다섯

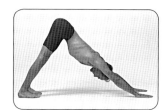

여섯
(5번 호흡하는 동안 유지)

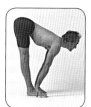

일곱

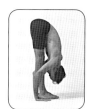

여덟

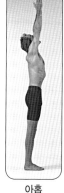

아홉　　사마스티티

사마스티티 - 양발을 모아 선다. 다리는 쭉 뻗는다. 척추를 늘인다. 반다들을 적용한다. 깊이 호흡한다.

하나 - **들숨** 양팔을 들어 올린다. 양손이 맞닿을 때는 허파에 공기가 가득 차게 한다. 엄지손가락을 응시한다.

둘 - **날숨** 몸을 앞으로 접으며, 발가락을 바라보면서 가슴을 무릎 쪽으로 가져간다.

셋 - **들숨** 고개를 들어 지평선을 응시하면서 척추를 길게 늘인다.

넷 - **날숨** 발을 뒤로 옮기거나 뒤로 점프한다. 정면을 응시하며 몸을 낮춘다. 몸을 곧장 바닥 쪽으로 낮추기가 어려우면, 무릎을 먼저 내린다. 몸을 바닥에서 띄운 채로 있기가 어려우면, 몸을 바닥에 대고 엎드린다.

다섯 - **들숨** 양팔을 쭉 펴면서 발가락을 굴려 발등이 바닥에 닿게 한다. 무릎을 바닥에서 띄우고 발가락은 곧게 편다.

여섯 - **날숨** 엉덩이를 위로 밀어 올린다. 척추를 엉치뼈(천골)에서 정수리까지 늘인다. 발꿈치로 바닥을 누르고, 무릎뼈(슬개골)를 든다. 배꼽을 응시한다. 반다들을 적용한다.

자세를 유지하며 5번 깊은 호흡을 한다

일곱 - **들숨** 점프하거나 걸어서 양발을 앞으로 가져간다. 척추를 길게 늘이면서 지평선을 응시한다.

여덟 - **날숨** 몸을 앞으로 접으며, 발가락을 응시하면서 가슴을 무릎 쪽으로 가져간다.

아홉 - **들숨** 양팔을 머리 위로 높이 치켜들어 양 손바닥이 맞닿게 한다. 엄지손가락을 응시한다.

사마스티티 - **날숨** 양팔을 내리고, 다음 수리야 나마스카라나 빈야사를 준비한다.

수리야 나마스카라 B

사마스티티– 양발을 모아 선다. 다리는 쭉 뻗는다. 척추를 길게 늘인다. 반다들을 적용한다. 깊이 호흡한다.

하나 – 들숨 무릎을 굽히고 양팔을 들어 올린다. 허파에 공기를 가득 채운다. 엄지손가락을 응시한다.

둘 – 날숨 몸을 앞으로 접는다. 다리를 곧게 펴면서 가슴을 무릎 쪽으로 가져간다.

셋 – 들숨 고개를 들어 지평선을 응시하면서 척추를 길게 늘인다.

넷 – 날숨 그리고 발을 뒤로 옮기거나 뒤로 점프한다. 정면을 응시하며 몸을 낮춘다. 몸을 바닥에서 2.5센티쯤 띄운다. 그렇게 하기가 어려우면 몸통을 바닥에 완전히 내려놓는다.

다섯 – 들숨 양팔을 쭉 펴면서 발가락을 굴려 발등이 바닥에 닿게 한다. 다리에 능동적으로 힘을 쓴다. 가슴을 높이 들어 올린다.

여섯 – 날숨 엉덩이를 위로 밀어 올린다. 척추를 엉치뼈(천골)에서 정수리까지 길게 늘인다.

일곱 – 숨을 들이쉬기 **시작하면서** 왼발 뒤꿈치를 안으로 회전해 들어와 발날로 바닥을 누른다. 오른발을 앞으로 내딛는다. 오른발을 양손 사이로, 또는 그 가까이 가져온다. 양손을 머리 위로 들어 올리며, 팔을 곧게 펴서 양 손바닥이 맞닿게 한다. 엄지손가락을 응시한다. 이 연속 동작 전체가 한 번의 **들숨** 안에서 이루어져야 한다. 그렇게 하기가 너무 힘들면 추가로 호흡을 해도 되지만, 한 번의 들숨 안에 하는 것을 목표로 수련해야 한다.

여덟 – 날숨 양손을 바닥에 짚으며 숨을 내쉬고, 몸을 낮추어 널빤지 자세로 들어간다. 몸을 바닥에서 2.5센티미터쯤 띄운다. 그렇게 하기가 어려우면 몸통을 바닥에 완전히 내려놓는다.

아홉 – 들숨 발가락을 굴려 발등이 바닥에 닿게 한다. 다리에 능동적으로 힘을 쓰면서 팔을 쭉 펴고, 가슴을 들어 올린다.

열 – 날숨 엉덩이를 위로 밀어 올린다. 척추를 엉치뼈(천골)에서 정수리까지 길게 늘인다.

열하나 – 들숨 오른발은 뒤꿈치를 안으로 회전해 들어와 발날로 바닥을 누른다. 왼발을 앞으로 내디뎌 양손 사이에, 또는 그 가까이 가져간다. 계속 숨을 들이쉬면서, 양손을 머리 위로 올리고 팔을 곧게 편다. 들숨은 양 손바닥이 맞닿을 때 완료되어야 한다. 호흡을 제어한다. 호흡이 동작과 계속 연결되게 한다. 엄지손가락을 응시한다. 이 동작들이 한 번의 **들숨** 안에 이루어져야 한다.

열둘 – 날숨 양손을 바닥에 짚고, 몸을 낮춰 널빤지 자세를 취한다. 앞에서 한 것처럼, 몸을 바닥에서 띄우되, 그렇게 하기가 어려우면 몸통을 바닥에 내려놓는다.

열셋 – 들숨 발등이 바닥에 닿게 발을 굴리며 팔을 쭉 편다. 다리에 능동적으로 힘을 쓰면서, 가슴을 열며 높이 들어 올린다.

열넷 – 날숨 엉덩이를 위로 밀어 올린다. 척추를 엉치뼈(천골)에서 정수리까지 길게 늘인다. 발꿈치로 바닥을 밀면서, 무릎 위의 근육을 수축한다. 배꼽을 응시한다.

자세를 유지하며 5번 깊은 호흡을 한다

열다섯 – 들숨 점프하거나 걸어서 양발을 양손 쪽으로 가져간다. 지평선을 응시하면서 척추를 길게 늘인다.

열여섯 – 날숨 몸을 앞으로 접으며, 발가락을 응시하면서 가슴을 무릎 쪽으로 가져간다.

열일곱 – 들숨 무릎을 굽히고, 양팔을 머리 위로 들어 올린다. 엄지손가락을 응시한다.

사마스티티 – 날숨 양팔을 내리고 다리를 쭉 펴서, 다음 수리야 나마스카라나 빈야사를 준비한다. 정면을 응시한다.

Surya Namaskara B

사마스티티   하나   둘   셋   넷   다섯

여섯   일곱   여덟   아홉

열   열하나   열둘

열셋   열넷 (5번 호흡하는 동안 유지)   열다섯   열여섯   열일곱   사마스티티

균형

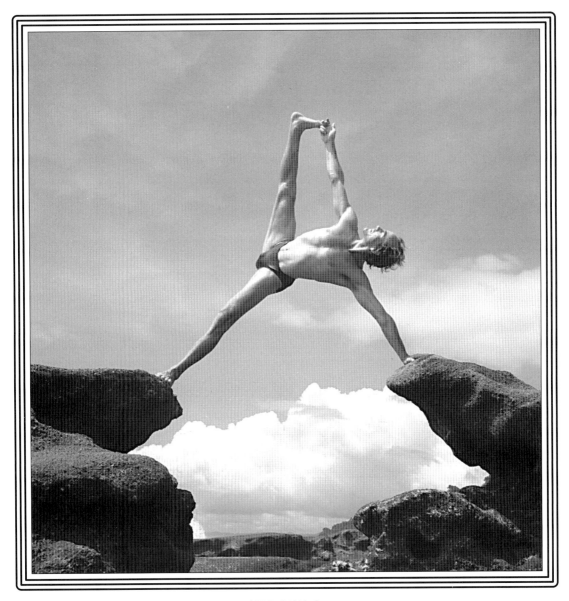

바시슈타아사나
어드밴스드 A 시리즈

데이비드 스웬슨 ~ 코스타리카

선 자세
'균형 찾기'

수련을 위한 리듬과 토대는 **수리야 나마스카라** A와 B의 자연스러운 흐름을 통해 마련되었다. 일련의 선 자세는 하나의 아사나가 다음 아사나와 엮여 가는 과정이 시작되게 하는데, 파타비 조이스는 이를 아사나의 화환(꽃목걸이)이라고 부른다. 선 자세와 결합된 태양경배 자세는 아쉬탕가 '샌드위치'를 만드는 빵 한 조각의 역할을 한다. 두 번째 빵 조각은 뒤에서 이야기할 '마치는 자세'다.

선 자세에서는 우리의 균형이 도전을 받게 되며, 중력의 힘을 활용하는 법을 더 잘 이해하게 된다. 모든 아사나에는 반대 방향으로 작용하는 두 힘이 균형을 이루는 지점이 있다. 여기에서 우리는 가장 큰 안정감과 편안함을 느낀다. 이 지점은 몸 안의 에너지를 아래로 뿌리내리는 동시에 위로 상승시킬 때 발견된다. 선 자세에서 발은 우리 몸의 뿌리이며, 안정된 토대를 얻기 위해서는 땅속 깊이 뿌리내려야 한다. 이 안정된 기반 위에서 우리는 성장하고 확장할 수 있으며, 들어 올리고 길게 늘이면서 각 아사나로 들어갈 수 있다. 발바닥은 우리를 땅과 연결시킨다. 우리는 그러한 접점을 느끼는 법을 배워야 한다. 엄지발가락 밑의 불룩한 부분과 새끼발가락 밑의 불룩한 부분, 그리고 발꿈치의 중간 지점을 연결하는 삼각형은 우리가 안정성을 향상시키기 위해 활용해야 하는 부위다. 에너지는 여기에서부터 다리를 타고 올라와 온몸으로 퍼진다. 아사나에서 들어 올리는 성질을 지나치게 강조하면, 토대가 약해져서 안정성이 줄어든다. 반면에 뿌리내리는 성질을 지나치게 강조하면, 몸을 똑바로 세우고 있기가 점점 더 힘들어지고, 몸을 가볍게 움직이는 데 방해가 될 것이다.

이상적으로는 우리가 요가 자세를 취하는 동안 자유를 느끼려면 이 두 가지 힘 사이에서 **균형을 찾아야** 한다. 요가 수련은 모든 것 안에서 균형의 역학을 탐구할 수 있는 완벽한 장이다. 균형은 단지 넘어지지 않는 것에 불과한 것이 아니다. 균형은 자기에 대한 앎으로 이어지는 내면의 평정을 배우는 일이다. 이렇게 습득한 이해는 귀중한 도구가 된다. 중요한 것은 아사나의 겉모습이 아니라, 신체적, 정신적인 면에서 성취되는 균형의 내적 수준이다. 선 자세는 신체적인 영역과 미묘한 영역 모두에서 이해되는 균형의 물리학을 탐구하는 실험실이다.

균형은 반대 방향으로 작용하는 두 힘이 같은 곳에 존재한다

파당구쉬타아사나

파다 = 발   앙구쉬타 = 엄지발가락

'엄지발가락 잡는 자세'

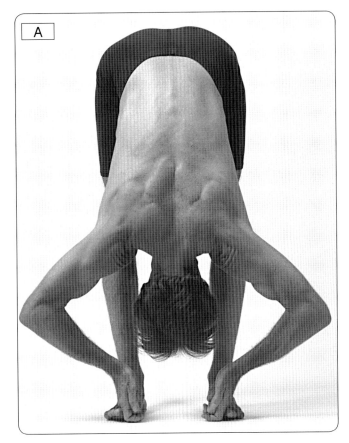

A

1) **들숨** 가볍게 뛰거나 발을 옮겨서 양발을 골반 너비만큼 벌린다.

2) **날숨** 양손을 허리에 얹는다.

3) **들숨** 눈을 들어 하늘을 응시하며, 어깨는 등쪽으로 끌어내린 상태를 유지한다. 가슴을 연다. **등 아랫부분이 무너지지 않게 한다.**

4) **날숨** 몸을 앞으로 접고, 양손의 두 손가락으로 양쪽 엄지발가락을 잡거나(A) 양손으로 다리 뒤쪽을 잡는다(B). 또는 무릎을 굽혀 양손으로 발목을 살며시 쥐고, 갈비뼈가 넓적다리에 닿게 한다(C).

5) **들숨** 지평선을 바라보며 척추를 길게 늘인다.

6) **날숨** 위에서 선택한, 자신에게 가장 알맞은 자세로 더 들어간다. 이때 등이 굽지 않게 한다. 목을 길게 늘인다.

자세를 유지하며 5번 깊은 호흡을 한다

7) **들숨** 지평선을 응시하며 척추를 길게 늘인다.

여기에서 다음 아사나로 들어간다

드리쉬티 ~ 코

아사나를 취하는 동안 불편함이 느껴지면, 자세에서 빠져나와 호흡으로 돌아온다.
아사나를 잘 취하기 위해 호흡을 희생하는 일은 결코 없어야 한다.

충분히 호흡할 수 없다면 그 상태에 머물지 마라!

Padangusthasana

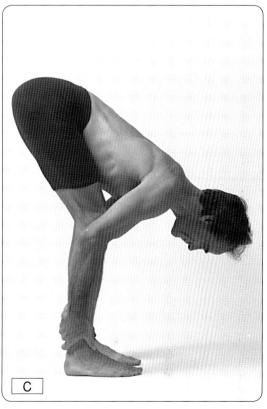

C

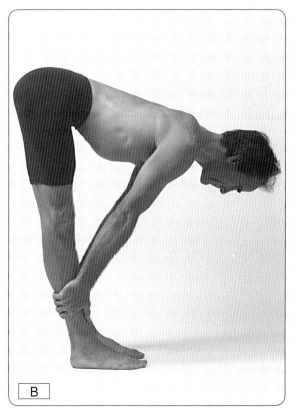

B

설명 – 모든 전굴(앞으로 굽히기) 아사나에서는 척추를 길게 늘여 주는 것이 중요하다. 골반 윗부분을 앞으로 살짝 기울여서 등 아랫부분이 굽지 않게 한다. 이렇게 하는 데에는 반다들이 큰 도움이 된다. 가슴 한가운데의 복장뼈(흉골)에 눈이 달려 있다 고 상상해 보자. 그 지점에서부터 눈을 앞으로 뻗어 준다. 가슴에 달린 '눈'이 발가락을 바라볼 수 있는 위치에 오게 한다. 넓적 다리 앞쪽 근육(넙다리 네 갈래근)을 수축하면 오금줄(햄스트링)의 긴장을 완화하는 데 도움이 된다. 이렇게 하면 다리의 뒷부분 을 길게 늘이는 동시에 다리의 앞부분을 강화할 수 있다. 발가락을 잡고 있다면, 양손으로 발가락을 살짝 잡아당겨서 아사나 가 깊어지게 할 수 있지만, 지나치게 잡아당겨서 다리 뒤가 과신장되지 않도록 주의한다. 팔꿈치는 바깥쪽을 향하게 한 상태 를 유지하고, 어깨는 귀에서 멀리 떨어뜨린다. 목을 길게 늘인다.

파다하스타아사나

파다 = 발   하스타 = 손

'발을 손에 얹는 자세'

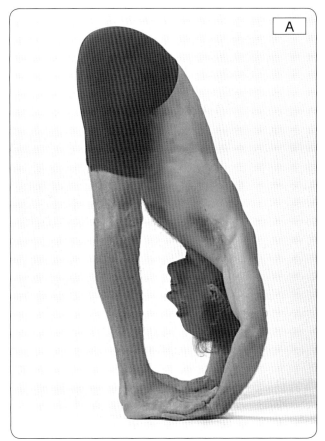

A

1) **날숨** 양손을 발 아래로 집어넣되, 손바닥이 위를 향하게 한다. 발가락이 손목 주름에 닿게 한다(A). 만약 이 자세가 너무 힘들면, 손가락까지만 발 아래로 집어넣거나(B) 무릎을 굽혀 갈비뼈를 넓적다리 위로 가져간다(C). 또는 직전 아사나의 세 가지 방식 중 하나를 반복할 수도 있다.

2) **들숨** 고개를 들어 위를 바라보고, 척추를 길게 늘인다.

3) **날숨** 몸을 앞으로 접는다.

자세를 유지하며 5번 깊은 호흡을 한다

4) **들숨** 지평선을 응시하면서 척추를 길게 늘인다.

5) **날숨** 등을 평평하게 하고 다리를 쭉 편 상태에서 양손을 허리로 가져온다. 이 자세가 너무 어려우면 무릎을 살짝 굽힌다.

6) **들숨** 선 자세로 올라온다.

7) **날숨** 가볍게 뛰거나 발을 옮겨서, 양발이 다시 정면을 향하도록 모은다.

드리쉬티 ~ **코**

호흡이 아사나에 미치는 효과를 느껴 본다. 대체로 날숨은
자세가 더욱 깊어지게 하고, 들숨은 몸을 늘이며 가볍게 하는 데 도움이 된다.

호흡을 안내자로 삼아라

Padahastasana

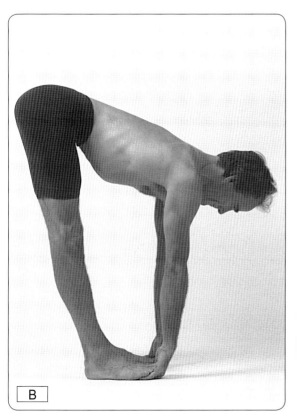

B

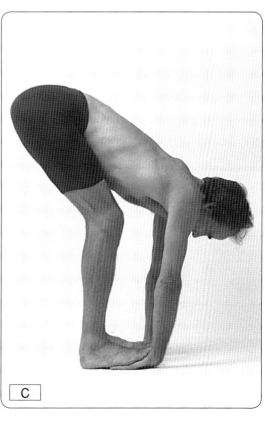

C

설명 – **파다하스타아사나를** 위해 (A) 방식을 선택했다면, 몸무게가 양발에 고르게 분배되도록 조정해 본다. 발꿈치에 실린 몸무게의 일부를, 손바닥 위에 놓인 발가락 밑 불룩한 부분 쪽으로 이동한다. 오금줄(햄스트링)이 더 늘어나는 것이 느껴질 것이다. 하지만 몸무게를 지나치게 앞으로 기울이면 **안 된다.** 앞으로 넘어지거나 양손에 지나친 압력이 가해질 위험성이 있기 때문이다. 몸무게를 조금만 이동해 보면서, 아사나의 역학에 어떤 차이가 생기는지 느껴 본다. **깊이 호흡하자!**

웃티타 트리코나아사나

웃티타 = 뻗은   트리 = 3   코나 = 각도

'뻗은 삼각 자세'

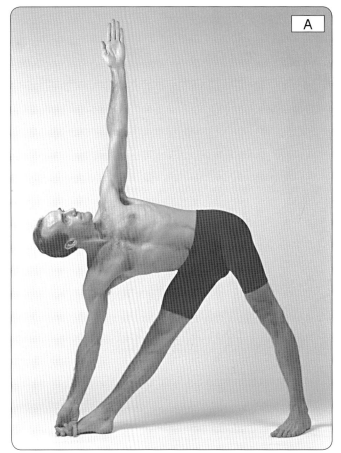

A

1) **들숨** 뛰거나 발을 옮겨서 몸을 오른쪽으로 90도 돌리며, 양팔을 옆으로 쭉 뻗는다. 이때 두 발은 한 쪽 다리 길이만큼 벌린다.

2) **날숨** 오른발을 바깥으로 돌려서, 오른손과 같은 방향을 향하게 한다. 왼 발가락을 안으로 살짝 돌린다. 오른손을 오른발 쪽으로 뻗어, 두 손가락으로 엄지발가락을 잡거나(A) 오른손을 정강이 위에 얹는다(B). 또는 오른손 밑에 블록을 받쳐도 된다(C). 윗몸이 오른 다리와 정렬되게 한다. 어깨를 넓게 펴고 목을 길게 늘인 상태를 유지하면서 몸통을 회전한다.

자세를 유지하며 5번 깊은 호흡을 한다

3) **들숨** 윗몸을 천천히 일으켜 세운다. 양발을 돌려 서로 평행하게 한다.

4) **날숨** 2번과 반대 방향으로 똑같은 동작을 반복한다.

자세를 유지하며 5번 깊은 호흡을 한다

5) **들숨** 윗몸을 천천히 일으켜 세운다. 양발을 돌려 서로 평행하게 한다.

여기에서 다음 아사나로 들어간다

드리쉬티 ~ 손

마음이 산만하게 떠돌면, 다시 데려와
호흡의 소리와 성질, 질감에 관심을 기울이게 한다.
편안히 이완하며 현재에 머무른다.

하나의 아사나와 한 번의 호흡은 그 자체로 완전한 여행이다

Utthita Trikonasana

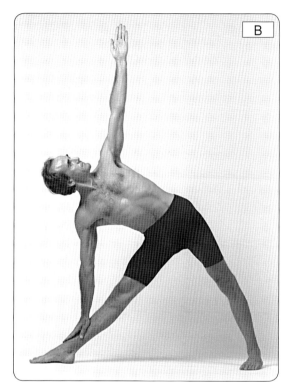

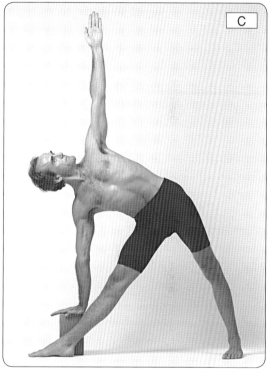

설명 – 이 아사나의 과제 가운데 하나는 등 아랫부분이 무너지지 않게 하는 것이다. 이를 위해서는 몸통이 뻗은 다리와 정렬을 유지하도록 몸통을 계속 회전하면서 열어 주어야 한다. 따라서 만약 아직은 발가락을 쥔 채로 양 어깨를 앞쪽 다리와 정렬시킬 수 없다면, 좀 더 완화된 자세를 취해야 할 것이다. 위쪽 갈비뼈와 아래쪽 갈비뼈를 자각한다. 몸통의 양옆을 고르게 확장하여 균형을 잡는다. 목이 불편하면 위를 바라보는 대신 앞쪽 발을 응시한다. 엉치뼈(천골)의 밑부분에서부터 정수리까지 척추를 길게 늘인다. 에너지가 팔을 지나 손가락 끝으로 뻗어 가게 하여 양 어깨를 넓게 편다. 양발에 몸무게가 균등하게 분배되는지를 느끼면서, 양 발바닥의 위쪽 불룩한 부분으로 바닥을 누른다. 뒤쪽 발바닥이 바닥에서 떨어지지 않게 한다.

파리브리따 트리코나아사나

파리브리따 = 회전하는   트리 = 3   코나 = 각도

'회전하는 삼각 자세'

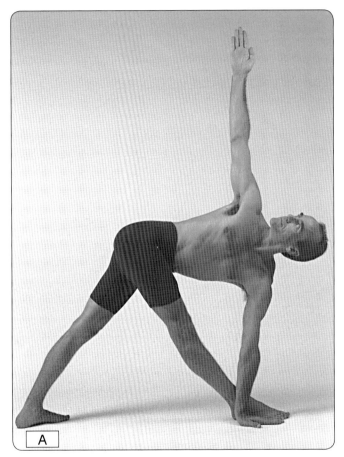

A

1) **날숨** 오른발을 바깥으로 돌려 오른손과 같은 방향을 향하게 한다. 왼 발가락은 안으로 돌려 왼발이 45도를 이루게 한다. 골반을 오른쪽으로 돌려 정면을 보게 하며, 양팔을 풍차처럼 돌린다. 왼손으로 오른발 바깥쪽 바닥을 짚고 누른다(A). 왼손이 바닥에 닿지 않으면, 오른 정강이에 얹는다(B). 또는 양손으로 오른 정강이를 잡는다(C). 어깨를 넓게 편다. 오른 엉덩이는 뒤로 빼고 왼 엉덩이는 앞으로 가져와서, 양쪽 엉덩이가 일직선으로 정렬되게 한다. 두 다리를 쭉 뻗는다. 척추는 길게 늘인 채로 몸통을 돌린다. 오른손 엄지손가락을 응시한다.

　　자세를 유지하며 5번 깊은 호흡을 한다

2) **들숨** 윗몸을 천천히 일으켜 세운다. 양발을 돌려 서로 평행하게 한다.

3) **날숨** 1번과 반대 방향으로 똑같은 동작을 반복한다.

　　자세를 유지하며 5번 깊은 호흡을 한다

4) **들숨** 윗몸을 천천히 일으켜 세운다. 양발을 돌려 서로 평행하게 한다.

5) **날숨** 뛰거나 발을 옮겨서 양발을 모아 다시 정면을 향한다.

드리쉬티 ~ A와 B는 손
C는 발가락

잠금(반다)이 작용하는 것이 느껴지는가? 반다는 각각의 아사나에 어떤 영향을 미치는가?
엉치뼈(천골)에서 정수리에 이르는 긴 통로들을 발견하고 열어 본다.

프라나의 내적 흐름을 느껴 보고, 이를 이용해 확장해 보라

Parivritta Trikonasana

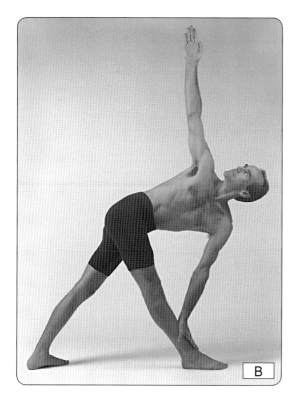

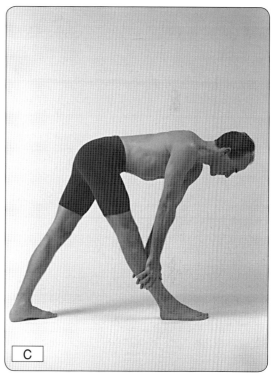

설명 – 이 회전하는 삼각 자세는 엉치뼈(천골)에서 정수리까지 **길게 늘이며 회전해 주는 것**이 중요하다. 이를 위해서는 양쪽 엉덩이가 똑바로 정면을 보게 하면서 몸통의 양 옆면을 고르게 늘여야 할 것이다. 몸무게를 양쪽 발바닥에 고르게 분배한다. 손으로 바닥을 단단히 눌러서 어깨를 넓게 편다. 그 에너지가 양 어깨를 지나, 위로 뻗은 손가락 끝으로 뻗어 나가게 한다. 오른 엉덩이는 뒤로 빼고 왼 엉덩이는 앞으로 가져와 균형을 잡는다. 양쪽 엄지발가락의 밑부분으로 바닥을 단단히 누른다.

웃티타 파르쉬바코나아사나

웃티타 = 뻗은   파르쉬바 = 측면   코나 = 각도

'뻗은 측면각 자세'

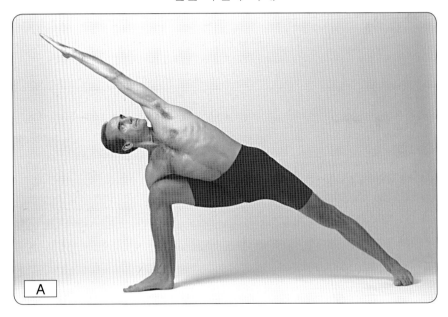

1) **들숨** 뛰거나 발을 옮겨서 몸을 오른쪽으로 90도 돌리며, 양팔을 옆으로 쭉 뻗는다. 직전 자세보다 양발을 더 넓게 벌린다. 최종적으로는 두 발을 한쪽 다리 길이보다 더 넓게 벌려서, 양발이 양쪽 손목의 바로 밑에 놓이도록 정렬한다.

2) **날숨** 오른발을 바깥으로 돌려 오른손과 같은 방향을 향하게 한다. 왼발을 안으로 살짝 돌린다. 오른 다리를 굽혀서, 무릎이 발꿈치 바로 위에 오게 한다. 오른손을 내려, 오른발 바깥쪽 바닥을 짚거나(A) 오른 팔뚝을 무릎 위에 올린다(B). 또는 오른손 아래에 블록을 받쳐도 된다(C). 몸통을 길게 늘이며 회전한다. 왼팔을 머리 옆으로 가져온다. 뒤쪽 발바닥을 바닥에 밀착시킨다.

자세를 유지하며 5번 깊은 호흡을 한다

3) **들숨** 윗몸을 천천히 일으켜 세운다. 양발을 돌려 서로 평행하게 한다.

4) **날숨** 2번과 반대 방향으로 똑같은 동작을 반복한다.

자세를 유지하며 5번 깊은 호흡을 한다

5) **들숨** 윗몸을 천천히 일으켜 세운다. 양발을 돌려 서로 평행하게 한다.

여기에서 다음 아사나로 들어간다

드리쉬티 ~ 손

Utthita Parsvakonasana

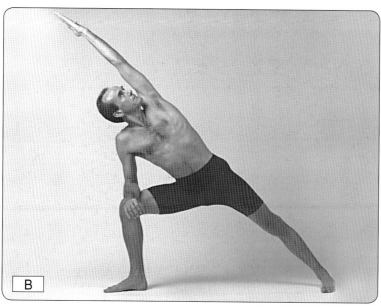

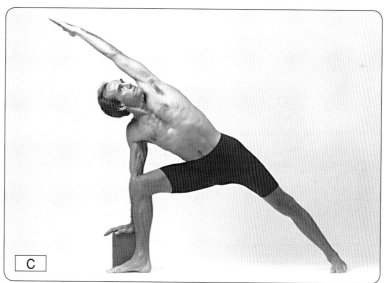

설명 – **(A)** 방식에서는 앞쪽 무릎으로 팔을 밀어서 몸통이 더 회전되게 한다. 위의 모든 자세에서, 뒷발의 발날에서부터 위로 뻗은 팔의 손가락 끝까지 길게 늘여 준다. 목을 길게 늘인다.

파리브리따 파르쉬바코나아사나

파리브리따 = 회전하는　파르쉬바 = 측면　코나 = 각도

'회전하는 측면각 자세'

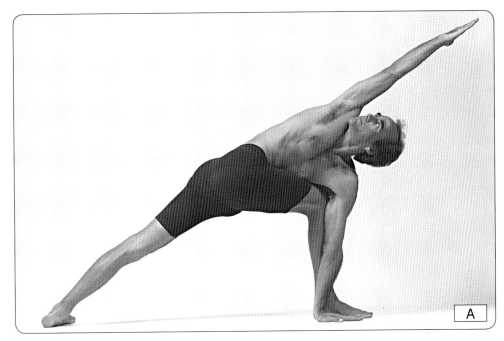

1) **날숨** 오른발을 바깥으로 돌린다. 오른발이 오른손과 같은 방향을 향하게 한다. 왼발을 안으로 살짝 돌린다. 오른 무릎을 굽혀 발꿈치 바로 위에 오게 한다. 왼 팔꿈치를 오른 무릎 바깥으로 가져온다. 뒤쪽 발의 발날로 바닥을 눌러 발바닥이 바닥에 밀착되게 한다. 왼손으로 오른발 바깥쪽 바닥을 짚거나(A) 양손을 합장하여 오른 팔꿈치가 하늘을 향하게 한다(B). 오른손을 머리 위로 곧게 뻗어 손가락 끝을 응시하거나(A) 오른 팔꿈치가 가리키는 방향을 응시한다(B). 추가적인 지지가 필요하면, 왼 무릎을 굽혀 바닥에 내려놓을 수도 있다(C).

자세를 유지하며 5번 깊은 호흡을 한다

2) **들숨** 윗몸을 천천히 일으켜 세운다. 양발을 돌려 서로 평행하게 한다.

3) **날숨** 1번과 반대 방향으로 똑같은 동작을 반복한다.

자세를 유지하며 5번 깊은 호흡을 한다

4) **들숨** 자세를 풀고, 윗몸을 천천히 일으켜 세운다.

5) **날숨** 뛰거나 발을 옮겨 양발을 모은다. 매트 앞쪽을 향해 서서 다음 아사나를 준비한다.

드리쉬티 ~ A와 C는 손

B는 위쪽

Parivritta Parsvakonasana

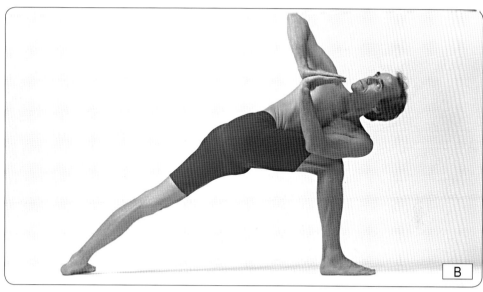

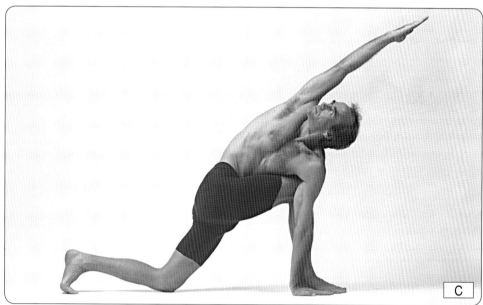

설명 – 팔과 무릎 사이에서 반대 방향으로 작용하는 두 가지 힘을 이용하여 몸통이 더욱 안정적으로 회전하게 한다. 척추를 엉치뼈(천골)에서부터 정수리까지 길게 늘여 나선형으로 회전하는 동작을 만든다.

프라사리타 파도따나아사나 A

프라사리타 = 넓게 벌린   파다 = 발   우따나 = 강하게 늘인

'발 벌려 강하게 늘인 자세'

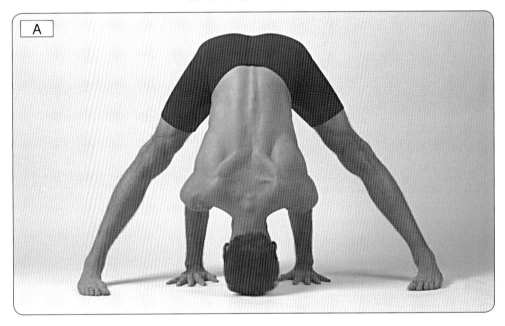

1) **들숨** 뛰거나 발을 옮겨서 몸을 오른쪽으로 90도 돌린다. 양발은 직전 자세와 같은 너비로 벌리고, 양쪽 발날이 평행을 이루게 한다. 양팔은 바닥과 평행하게 수평으로 뻗는다.

2) **날숨** 양손을 내려 허리에 얹는다.

3) **들숨** 가슴을 들어 올린다. 가슴을 열고 위쪽을 응시한다. **등 아랫부분이 무너지지 않게 한다.**

4) **날숨** 몸을 앞으로 접어, 양손을 두 발 사이의 바닥에 짚고, 두 다리를 쭉 뻗는다.
두 발로 바닥을 밀어준다(A). 또는 양손을 정강이에 얹거나(B) 양쪽 무릎을 굽히고 양손으로 바닥을 짚어도 된다(C).

5) **들숨** 척추를 길게 늘이면서 지평선을 응시한다.

6) **날숨** (A), (B), (C) 가운데 자신에게 알맞은 수준의 자세를 선택하여 몸을 굽힌다.

자세를 유지하며 5번 깊은 호흡을 한다

7) **들숨** 척추를 길게 늘이면서 지평선을 응시한다.

8) **날숨** 등은 평평하게 편 채로 양손을 허리에 얹는다.

9) **들숨** 윗몸을 일으켜 선 자세로 돌아온다.

여기에서 프라사리타 파도따나아사나 B로 들어간다

드리쉬티 ~ 코

Prasarita Padottanasana A

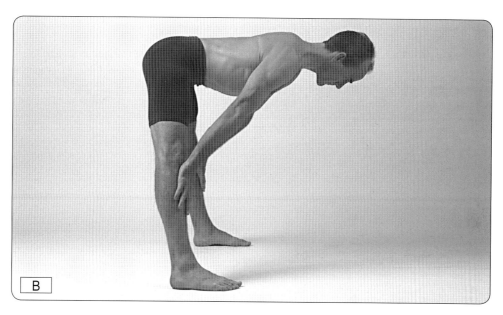

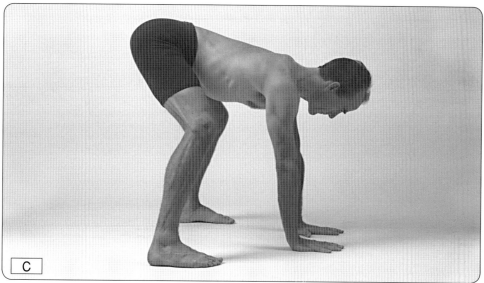

설명 – 등이 굽지 않게 한다. 양손으로 바닥이나 다리를 누르면, 척추를 더 늘이는 데 도움이 된다. 등 아랫부분도 지지될 것이다. 반다들을 적용하면 등 아랫부분이 한층 더 지지된다. 두 다리를 힘 있게 뻗는다. **호흡하라!**

프라사리타 파도따나아사나 B

프라사리타 = 넓게 벌린   파다 = 발   우따나 = 강하게 늘인

'발 벌려 강하게 늘인 자세'

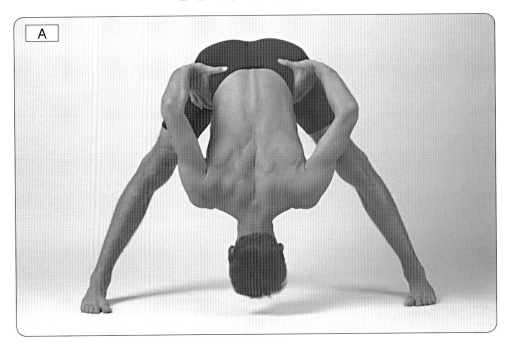

1) **날숨** 양손을 허리에 얹고 다리를 쭉 편 채로 몸을 앞으로 접는다. 윗몸을 두 다리 사이로 끌어당긴다(A). 또는 윗몸을 반만 굽히거나(B) 무릎을 굽히고 팔꿈치를 넓적다리 위에 올려 윗몸을 지지한다(C).

자세를 유지하며 5번 깊은 호흡을 한다

2) **들숨** 윗몸을 일으켜 선 자세로 올라온다. 어지러움을 느끼지 않도록 천천히 움직인다.

여기에서 프라사리타 파도따나아사나 C로 들어간다

드리쉬티 ~ 코

Prasarita Padottanasana B

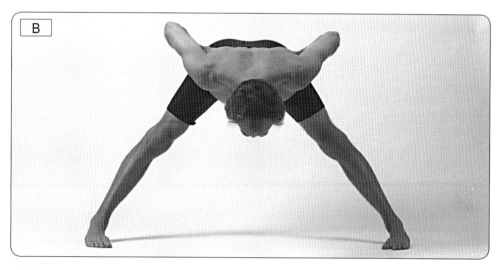

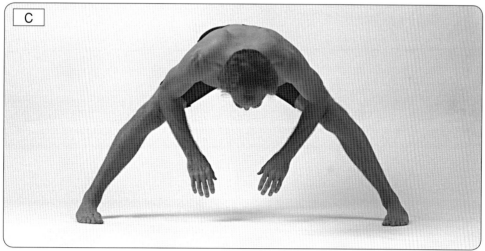

설명 – 반다들과 무릎 위 넙다리 네 갈래근(대퇴사두근)을 이용하면 자세가 훨씬 깊어지고 안정된다. 발바닥을 바닥에 완전히 밀착시켜, 몸무게가 발바닥의 위쪽 불룩한 부분과 뒤꿈치에 걸쳐 고르게 분배되게 한다. 엄지발가락의 밑부분이 바닥과 단단히 밀착되어 있게 한다. 눈을 뜨고, 목을 길게 빼며, 어깨를 넓게 편다. 어깨가 귀 쪽으로 내려가지 않도록 주의한다. 호흡을 이용하여 자세가 더욱 깊어지게 한다. 숨을 **내쉴** 때마다 자세가 조금 더 깊어질 수 있으며, 숨을 **들이쉴** 때마다 척추를 조금 더 늘일 수 있다. 이런 식으로 각각의 호흡에 올라타면 아사나가 점점 안정되어 가는 것이 느껴질 것이다.

프라사리타 파도따나아사나 C

프라사리타 = 넓게 벌린   파다 = 발   우따나 = 강하게 늘인

'발 벌려 강하게 늘인 자세'

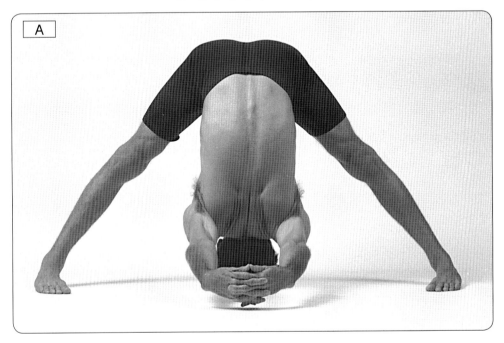

A

1) **날숨** 등 뒤에서 양손을 깍지 끼고 양팔을 쭉 편다. 만약 이 자세가 너무 힘들면, 양손으로 반대쪽 팔꿈치를 잡는다.

2) **들숨** 가슴을 들어 올린다. 가슴을 열고 위쪽을 응시한다.

3) **날숨** 다리는 쭉 편 채로 몸을 앞으로 접으면서 양손을 바닥으로 끌어내린다(A). 또는 무릎을 살짝 굽히고 윗몸과 양손을 할 수 있는 만큼만 내리거나(B) 양손을 깍지 끼는 대신 양손으로 반대쪽 팔꿈치를 잡는다(C).

자세를 유지하며 5번 깊은 호흡을 한다

4) **들숨** 윗몸을 일으켜 선 자세로 올라온다. 어지러움을 느끼지 않도록 충분히 호흡하고 제어하면서 천천히 올라온다.

5) **날숨** 양손을 허리에 얹고서, 다음 아사나로 들어갈 준비를 한다.

여기에서 프라사리타 파도따나아사나 D로 들어간다

드리쉬티 ~ 코

Prasarita Padottanasana C

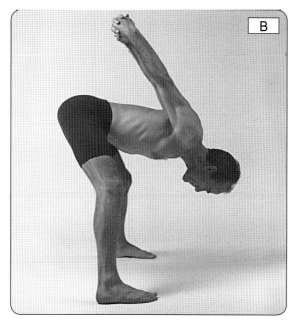

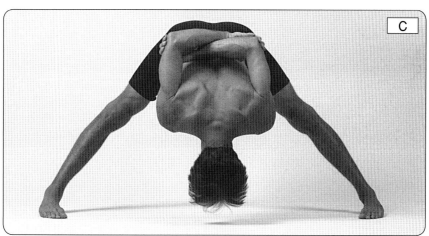

설명 – 중력을 이용하면 자세를 취하는 데 도움이 된다. 양손이 바닥 가까이 내려올 때, 몸통이 자연스럽게 아래로 당기는 중력을 따르게 한다. 다리를 쭉 뻗어서 균형 잡힌 토대를 만들어 준다. 앞에 나온 **프라사리타 파도따나아사나** A와 B처럼, 안정성을 최대화하려면 반다들을 충분히 적용하는 것이 중요하다. 양 발바닥 전체에 몸무게를 고르게 분배한다. 무릎 뒤쪽에 불편함이 느껴지면 무릎을 조금 굽혀도 된다.

프라사리타 파도따나아사나 D

프라사리타 = 넓게 벌린   파다 = 발   우따나 = 강하게 늘인

'발 벌려 강하게 늘인 자세'

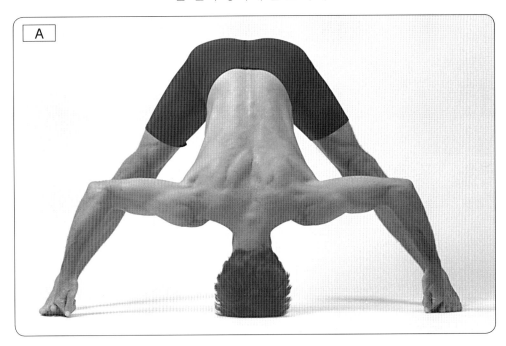

A

1) **들숨** 가슴을 들어 올린다. 가슴을 열고 위쪽을 바라본다. 반다들을 이용하여 등 아랫부분을 지지한다.

2) **날숨** 몸을 앞으로 접어 양손의 두 손가락으로 양쪽 엄지발가락을 잡거나(A) 양손을 정강이나 무릎 위에 얹는다(B). 양손으로 바닥을 짚어도 된다(C).

3) **들숨** 척추를 길게 늘이면서 지평선을 응시한다.

4) **날숨** (A), (B), (C) 가운데 자신에게 알맞은 수준의 자세를 선택하여 몸을 굽힌다.

자세를 유지하며 5번 깊은 호흡을 한다

5) **들숨** 척추를 길게 늘이면서 지평선을 응시한다.

6) **날숨** 등은 평평하게 편 채로 양손을 허리에 얹는다.

7) **들숨** 윗몸을 일으켜 선 자세로 올라온다.

8) **날숨** 뛰거나 발을 옮겨 양발이 정면을 향하도록 모아서 다음 아사나를 준비한다.

드리쉬티 ~ **코**

Prasarita Padottanasana D

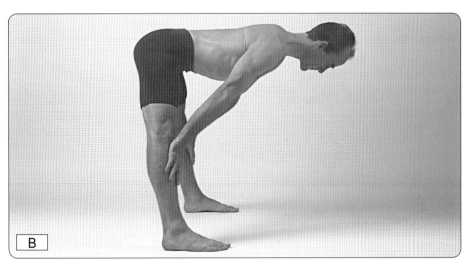

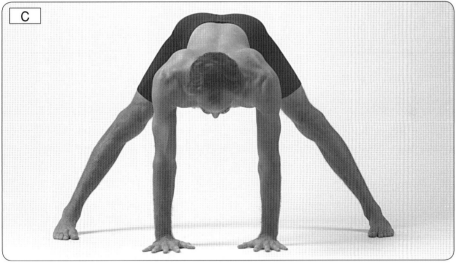

설명 – (A) 방식에서는 바닥을 누르고 있는 발가락을 손가락으로 잡아당기는 힘을 이용하여, 어깨를 넓게 펴면서 가슴을 두 다리 사이로 끌어당긴다. 세 가지 방식 모두에서 길게 늘인 척추와 강한 반다들, 깊은 호흡을 유지한다. 발목 바깥쪽이 너무 팽팽하게 당기면 두 발의 간격을 조금 좁힌다. 다리 안쪽의 모음근(내전근)들을 수축하면 양발이 발날 쪽으로 밀리는 것을 막을 수 있다. 양 발바닥의 위쪽 불룩한 부분으로 바닥을 단단히 누른다. 목은 척추의 연장이다. 그러니 자세가 더 깊어지게 하려면 목을 길게 늘여야 한다.

파르쉬보따나아사나

파르쉬바 = 측면   우따나 = 강하게 늘인

'강하게 측면 늘인 자세'

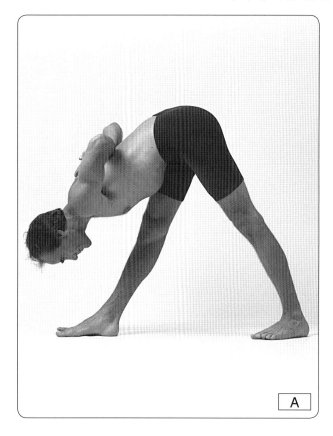

A

1) **들숨** 그리고 가볍게 뛰거나 발을 옮겨서 몸을 오른쪽으로 90도 돌린다. 이때 두 발은 한쪽 다리 길이 만큼 벌린다. 양팔을 들어 올린다.

2) **날숨** 양발을 회전한다. 오른발은 바깥으로 90도 돌리고, 왼발은 안으로 45도 돌린다. 골반이 정면을 향하게 한다. 두 팔을 등 뒤로 돌려서 양손을 모아 합장하거나, 양손으로 서로 반대쪽 팔꿈치를 잡는다.

3) **들숨** 가슴을 연다. 고개를 들어 위를 쳐다본다.

4) **날숨** 가슴으로 전굴을 이끌면서 윗몸을 오른 다리 위로 접는다. 두 다리를 쭉 편 채로 갈비뼈를 넓적다리 쪽으로 가져간다(A). 또는 윗몸을 절반 정도만 굽히거나(B) 앞쪽 다리를 살짝 구부린다(C). 만약 양손을 합장하기가 너무 힘들면, 대신에 양손으로 팔꿈치를 잡아도 된다(D).

자세를 유지하며 5번 깊은 호흡을 한다

5) **들숨** 윗몸을 일으켜 세운다. 양발을 돌려 서로 평행하게 한다.

6) **날숨** 왼발은 바깥으로 90도 돌리고, 오른발은 안으로 45도 돌린다. 골반이 정면을 바라보게 한다.

7) **들숨** 그리고 가슴을 들어 올린다.

8) **날숨** 그리고 윗몸을 왼 다리 위로 굽힌다. 4번의 네 가지 방식 가운데 하나를 선택한다.

자세를 유지하며 5번 깊은 호흡을 한다

9) **들숨** 윗몸을 일으켜 세운다.

10) **날숨** 양손을 허리에 얹는다. 양발을 돌려 서로 평행하게 한다.

11) **들숨** 양팔을 수평으로 뻗는다.

12) **날숨** 뛰거나 발을 옮겨서 양발이 정면을 향하도록 모은다. 양팔을 옆으로 내리고 다음 아사나로 들어갈 준비를 한다.

드리쉬티 ~ 코

Parsvottanasana

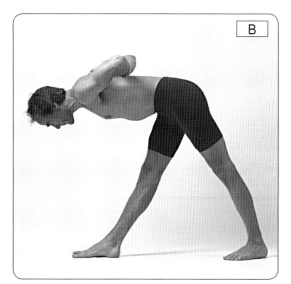

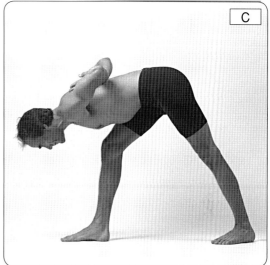

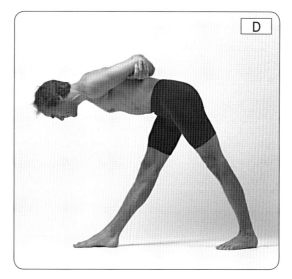

설명 – 복장뼈(흉골)가 전굴을 이끌게 한다. 만약 가슴 중앙에서 손전등을 켜면, 이 빛이 앞발의 발가락들을 비추어야 한다. 어깨를 뒤로 굴려 가슴이 열려 있게 한다. 목을 길게 늘인다. 골반은 정면을 바라보게 하고, 두 다리를 쭉 뻗는다. 뒤쪽 발은 바닥에 완전히 밀착시키고, 앞쪽 발의 엄지발가락 밑부분으로 바닥을 누른다. 숨을 내쉴 때마다 자세가 더 깊어지게 하고, 숨을 들이쉴 때마다 몸이 더 늘어남을 느껴 본다.

웃티타 하스타 파당구쉬타아사나 A

웃티타 = 뻗은   하스타 = 손   파당구쉬타 = 엄지발가락

'뻗은 손으로 엄지발가락 잡는 자세'

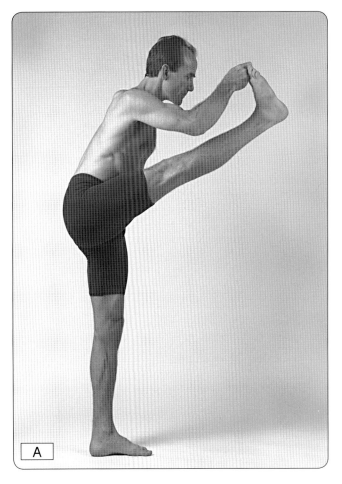

A

1) **들숨** 오른발을 들어 올린다. 오른손의 두 손가락으로 엄지발가락을 잡는다. 이 상태에서 다리를 곧게 펴거나, 양손으로 무릎을 잡는다. (D) 방식과 같이 양손으로 무릎을 잡지 않을 경우에는 왼손을 왼쪽 허리에 얹는다.

2) **날숨** 오른 다리를 가슴 쪽으로 들어 올리는 동시에 가슴을 다리 위로 뻗는다(A). 또는 똑바로 선 채로 오른 다리를 뻗는다(B). 만약 오른 다리를 곧게 펴기가 너무 어려우면, 무릎을 조금 굽히거나 (C) 양손으로 오른 무릎을 잡는다(D).

자세를 유지하며 5번 깊은 호흡을 한다

3) **들숨** 가슴을 든다. 지평선을 응시한다.

여기에서 웃티타 하스타 파당구쉬타아사나 B로 들어간다

드리쉬티 ~ A와 B는 발가락

C와 D는 정면

Utthita Hasta Padangusthasana A

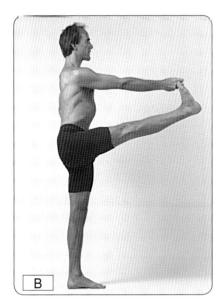

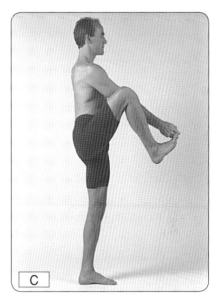

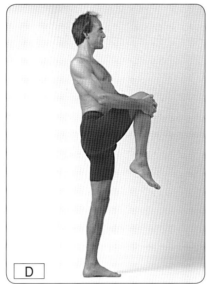

설명 – 받치고 있는 다리는 무릎 위쪽 근육들을 들어 올려 쭉 뻗은 상태를 유지한다. 이 다리는 곧게 펴되 억지로 힘을 주어 뒤로 잠기지는 **않게** 한다. 받치고 있는 발은 땅에 뿌리를 내리고, 다리는 위로 늘어나면서 몸을 거쳐 위로 뻗어 가는 느낌으로 끌어올린다. 척추는 길게 늘이고, 어깨는 귀와 멀어지도록 뒤로 굴려 아래로 끌어내린다.

웃티타 하스타 파당구쉬타아사나 B

웃티타 = 뻗은   하스타 = 손   파당구쉬타 = 엄지발가락

'뻗은 손으로 엄지발가락 잡는 자세'

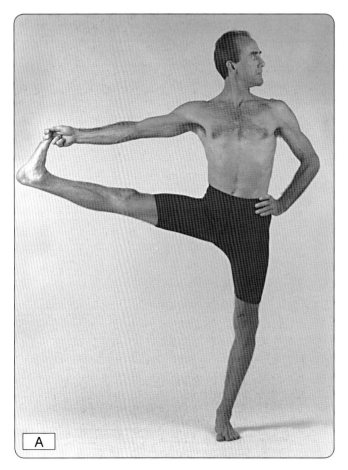

A

1) **날숨** 오른쪽 엉덩관절(고관절)을 연다. 오른발을 옆으로 열어 준다. 고개를 돌려 왼쪽을 응시한다. 오른발 뒤꿈치를 통해 완전히 뻗어 주고, 발가락은 잡아당긴다(A). 만약 이 자세가 너무 힘들면, 오른 무릎을 조금 구부리거나(B) 오른손으로 오른 무릎을 잡는다(C). 이 모든 방식에서 왼손은 왼쪽 골반 위에 얹는다.

자세를 유지하며 5번 깊은 호흡을 한다

2) **들숨** 오른 다리를 다시 정면으로 가져온다.

여기에서 웃티타 하스타 파당구쉬타아사나 C 로 들어간다

드리쉬티 ~ **옆**

Utthita Hasta Padangusthasana B

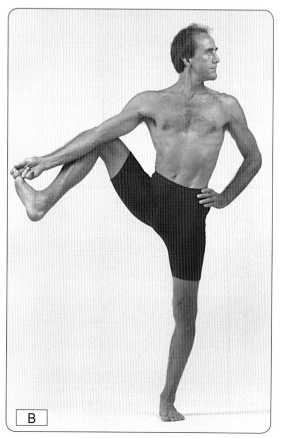

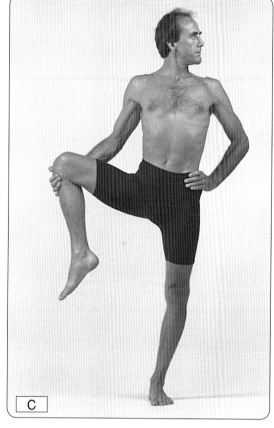

설명 – 이 아사나에서는 균형을 잡기가 쉽지 않을 것이다. 드리쉬티와 호흡을 이용하여 자세를 안정시킨다. 충분히 호흡한다. 그러면 마음이 편안해질 것이다. 덜 애쓰는 것이 비결이다. 옆을 응시하기가 너무 어려우면 정면을 바라본다. 가까이 있는 한 지점에 시선을 고정한다. 드리쉬티의 힘으로 그 대상을 계속 응시한다. 받치고 있는 발바닥 전체에 몸무게가 고르게 분배됨을 느껴 본다. 발꿈치의 중심점에서부터 발바닥의 위쪽 불룩한 부분까지 몸무게를 고르게 분배한다. 받치고 있는 발로부터 땅속으로 뿌리내리며, 동시에 위쪽으로 뻗는다.

웃티타 하스타 파당구쉬타아사나 C

웃티타 = 뻗은   하스타 = 손   파당구쉬타 = 엄지발가락

'뻗은 손으로 엄지발가락 잡는 자세'

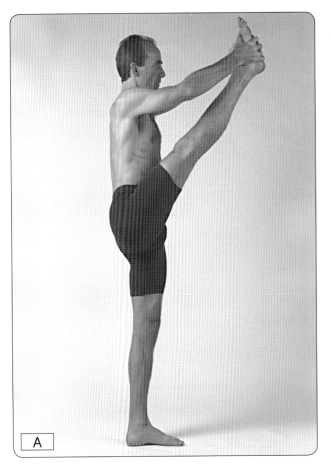

A

1) **날숨** 양손으로 오른발을 잡고 들어 올린다. 윗몸을 똑바로 세운 채로 다리를 가슴 쪽으로 가져온다 (A). 또는 오른 다리를 조금 굽혀 양손으로 발을 잡거나(B) 오른 다리를 접어서 양손으로 무릎을 잡고 들어 올린다(C).

자세를 유지하며 5번 깊은 호흡을 한다

2) **들숨** 발을 잡은 상태에서 다리를 조금 내린다.

여기에서 웃티타 하스타 파당구쉬타아사나 D로 들어간다

드리쉬티 ~ A와 B는 발가락

C는 정면

Utthita Hasta Padangusthasana C

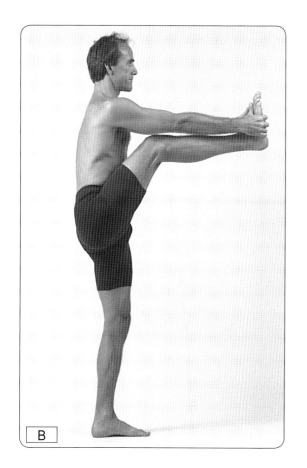

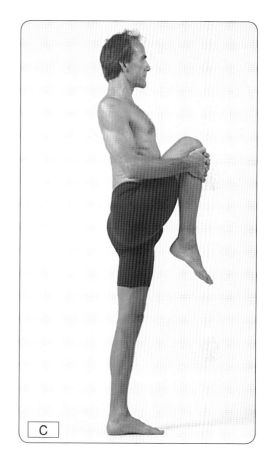

설명 – 오른 다리의 힘에 이끌려 몸이 앞으로 끌려 나가지 않도록 한다. 몸이 앞으로 너무 많이 기울어지면, 중단한 뒤 자신에게 알맞은 방식을 찾을 때까지 다른 방식들을 시도해 본다. 받치고 있는 다리의 중심에서부터 에너지를 땅속으로 내려 보내면서, 동시에 내부적으로 위로 들어 올려, 반대 방향으로 작용하는 두 힘이 같아져서 균형을 이루게 한다.

참고 – 이 아사나는 가끔 프라이머리 시리즈에서 생략된다. 또는 5번 호흡을 하는 동안 계속 발을 잡고 있는 대신에, 날숨에 코를 무릎에 갖다 댄 뒤 발에서 손을 떼고 **웃티타 하스타 파당구쉬타아사나** D로 들어가기도 한다. 이 자세는 어드밴스드 시리즈에서는 **트리비크람아사나**라고도 불린다.

웃티타 하스타 파당구쉬타아사나 D

웃티타 = 뻗은   하스타 = 손   파당구쉬타 = 엄지발가락

'뻗은 손으로 엄지발가락 잡는 자세'

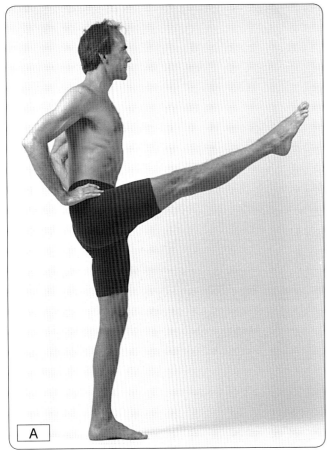

A

1) **날숨** 오른 다리를 든 채로 양손을 발에서 뗀다. 발등을 펴고 발끝을 모아 뻗으며 다리를 쭉 펴서 높이 들어 올리거나(A) 다리를 쭉 편 채 바닥 쪽으로 더 내린다(B). 또는 오른 다리를 굽힌 채로 무릎을 들어 올리고, 발끝을 모아 바닥을 향하게 한다(C). 이 모든 자세에서 양손은 허리에 얹어 누른다.

자세를 유지하며 5번 깊은 호흡을 한다

2) **들숨** 발이나 무릎을 살짝 더 들어 올린다.

3) **날숨** 오른발을 바닥에 내린다.

웃티타 하스타 파당구쉬타아사나
A, B, C, D를
왼쪽으로 반복한다.

드리쉬티 ~ A는 발가락
B와 C는 정면

Utthita Hasta Padangusthasana D

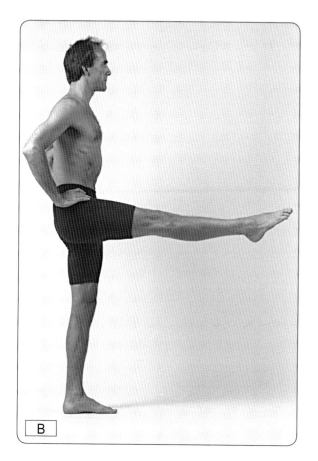

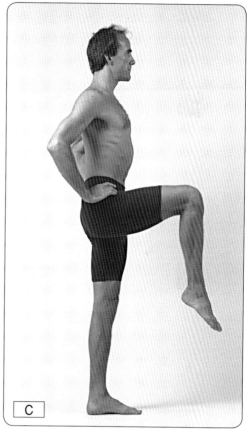

설명 - 이 아사나로 들어오기 위해 발이나 무릎에서 양손을 뗄 때, 몸이 뒤로 젖히지 않게 한다. 양손으로 허리를 단단히 누른다. **웃디야나 반다**가 적용되고 있는지를 느껴 보기 위해 손가락으로 아랫배를 만져서 확인해 볼 수도 있다. 반다들을 이용하여 자세를 더 안정시킨다. 무릎뼈(슬개골)를 들어 올리면서, 받치고 있는 다리를 힘 있게 뻗는다. 얼굴과 마음을 편안히 이완한다.

아르다 밧다 파드모따나아사나

아르다 = 절반　밧다 = 묶은　파드마 = 연꽃　우따나 = 강하게 늘인

'반 묶은 연꽃 강하게 늘인 자세'

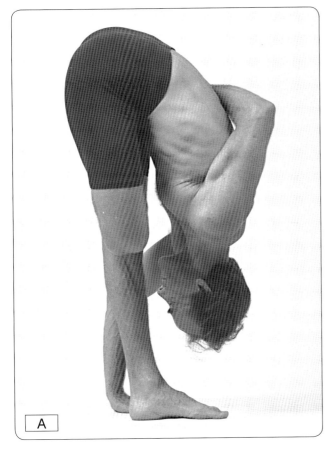

A

1) **들숨** 양손으로 오른발을 들어 올린다.

2) **날숨** 오른발을 왼 넓적다리 윗부분에 얹는다. 오른손을 등 뒤로 뻗어 오른발을 잡는다. 만약 이렇게 하기가 너무 어려우면, 아래 **6번**에 있는 B나 C 자세로 넘어간다.

3) **들숨** 왼팔을 위로 들어 올린다.

4) **날숨** 몸을 앞으로 접고, 왼손으로 왼발 바깥쪽 바닥을 짚는다.

5) **들숨** 척추를 길게 늘이면서 지평선을 응시한다.

6) **날숨** 가슴을 넓적다리 쪽으로 내린다(**A**). 만약 오른손으로 오른발을 잡기가 너무 어려우면, 왼손으로 오른발을 잡는다. 오른손을 등 뒤로 뻗어 왼 팔꿈치를 잡는다. 그 자세로 서 있는다(**B**). 또는 오른발을 왼 넓적다리 안쪽에 갖다 대고, 양손을 모아 합장한 자세로 서 있는다(**C**).

자세를 유지하며 5번 깊은 호흡을 한다

(만약 A 방식을 선택하여 몸을 완전히 접고서 왼손으로 바닥을 짚고 있다면, **7번부터 10번**까지 동작을 이어 간다. 다른 방식을 선택했다면, **10번**으로 바로 넘어간다.)

7) **들숨** 척추를 길게 늘이고, 위를 쳐다본다.

8) **날숨** 왼 다리를 살짝 굽혀, 무릎 위 넙다리 네 갈래근(대퇴사두근)을 조인다.

9) **들숨** 윗몸을 일으켜 선 자세로 올라온다. 왼팔도 함께 들어 올린다.

10) **날숨** 아사나를 푼다. 오른발을 바닥으로 내린다.

왼쪽으로 1~10단계를 반복한다.

드리쉬티 ~ A는 코

B와 C 는 정면

Ardha Baddha Padmottanasana

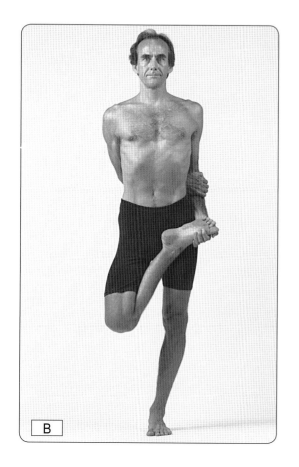

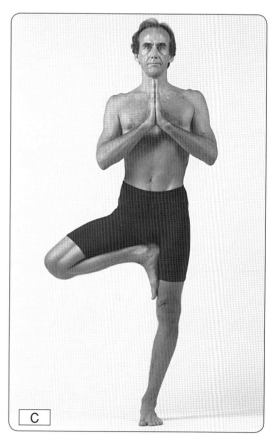

설명 – 무릎이 보내는 신호에 귀를 기울이자! 만약 이 아사나를 취하는 동안 관절에 무리가 간다고 느껴지면, 자세를 알맞게 풀어 준다. 자신에게 가장 알맞은 방식을 찾는다. 만약 세 가지 방식 모두 너무 힘들게 느껴지면, 지금은 이 아사나를 건너뛴다. 자기 몸의 내적인 지혜에 귀를 기울이자. 자기의 몸을 자기보다 더 잘 아는 사람은 아무도 없다.

웃카타아사나
웃카 = 강력한 또는 격렬한
'강력한 자세'

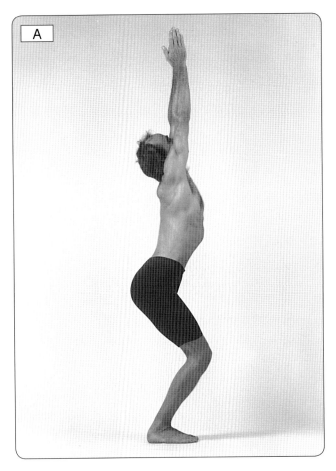

웃카타아사나는 **수리야 나마스카라** A를 통해 들어가는데, **다운독 자세**를 취한 상태에서 다섯 번 호흡을 하는 대신, **다운독 자세**에서 아래의 단계로 들어간다.

1) **들숨** 앞으로 뛰거나 발을 옮겨서 양발을 양손 사이로 가져간다. 의자에 앉아 있듯이 엉덩이를 낮추고, 양팔을 머리 위로 쭉 치켜들어 손가락이 하늘을 향하게 한다. 양 손바닥을 마주 대고 서로 누른다(A). 이 자세에서는 손바닥을 붙인 채로 어깨를 완전히 뻗기가 어려울 수도 있다. 그런 경우에는 집게손가락만 똑바로 하늘을 향하게 하고 나머지 손가락은 깍지를 낀다. 그렇게 추가된 힘을 이용해 양팔을 더욱 늘인다(B). 또는 양손으로 반대쪽 팔꿈치를 잡는다(C).

자세를 유지하며 5번 깊은 호흡을 한다

2) **날숨** 몸을 앞으로 접으며 양손을 바닥이나 정강이로 내린다.

3) **들숨** 척추를 길게 늘이면서 위를 쳐다본다.

4) **날숨** 뒤로 뛰거나 발을 옮겨서 몸을 바닥으로 낮춘다.

5) **들숨** **업독 자세**로 들어간다.

6) **날숨** **다운독 자세**로 들어가서 다음 아사나를 준비한다.

드리쉬티 ~ A와 B는 엄지손가락
C는 정면

Utkatasana

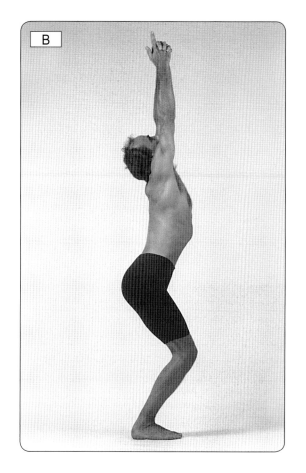

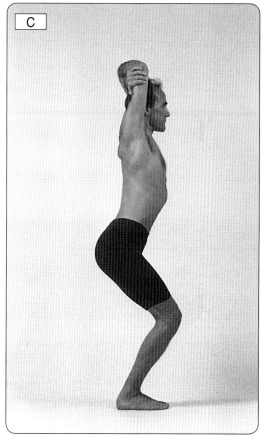

설명 – 양쪽 무릎과 발목, 엄지발가락이 서로 맞닿게 한다. 궁둥뼈(좌골)는 아래로 떨어뜨리고, 발꿈치는 바닥에 밀착시킨다. 중력이 당신을 허리에서부터 땅속으로 잡아당기고, 그 반대 방향의 힘이 당신을 엉치뼈(천골)에서부터 척추를 거쳐 정수리를 통해서 그리고 손끝 위로 들어 올리는 것을 느껴 본다. 애씀과 애쓰지 않음 사이의 고요한 지점(부동점)에서, 반대 방향으로 작용하는 두 힘이 같은 균형점을 발견하자.

비라바드라아사나 A

비라바드라 = 영웅 또는 전사

'전사 자세'

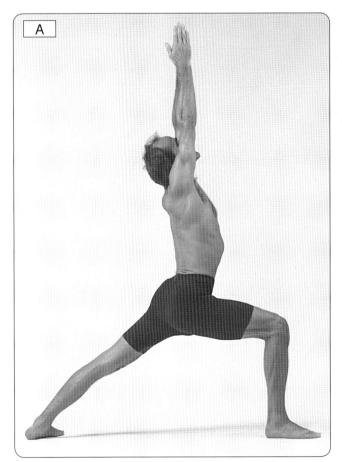

1) **들숨 다운독 자세**에서 오른발을 양손 사이로 가져온다. 윗몸을 세우고 양팔을 머리 위로 치켜든다. 앞쪽 다리를 굽혀 무릎과 90도를 이루게 하고. 무릎은 발꿈치 바로 위에 오게 하며, 뒷발의 발날은 살짝 안으로 회전하여 바닥을 단단히 누르면서 척추를 길게 늘인다(A). 만약 오른발을 한 번에 양손 사이로 가져오기가 너무 힘들면. 할 수 있는 만큼만 가져와서 윗몸을 일으켜 세운다. 이 자세에서도 앞쪽 무릎은 발꿈치 바로 위에 오게 한다(B). 앞쪽 다리를 굽히기가 너무 어려우면 똑바로 편다(C).

자세를 유지하며 5번 깊은 호흡을 한다

2) **들숨** 그리고 오른 다리를 곧게 편다. 양발을 축으로 해서 몸을 반대쪽으로 돌리되. 오른발은 안으로, 왼발은 바깥으로 돌린다. 왼 다리를 굽히고. 위의 자세들 가운데 하나를 왼쪽으로 반복한다.

자세를 유지하며 5번 깊은 호흡을 한다
여기에서 다음 아사나로 들어간다

드리쉬티 ~ **엄지손가락**

Virabhadrasana A

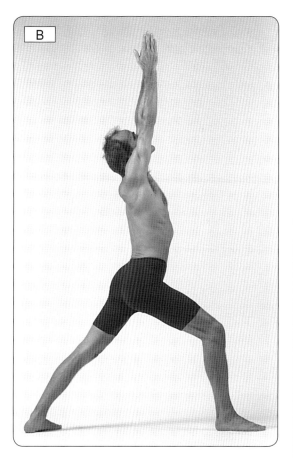

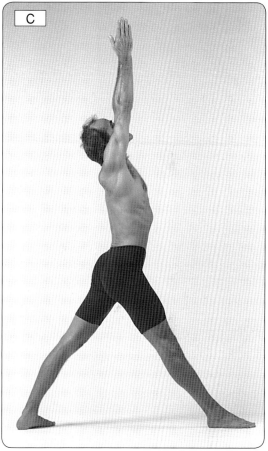

설명 – A와 B 방식에서 무릎이 앞쪽 발의 뒤꿈치 바로 위에 오게 한다. 뒤쪽 다리는 충분히 힘 있게 뻗어야 하고, 뒷발의 발날로 바닥을 단단히 누른다. 궁둥뼈(좌골)를 땅으로 떨어뜨리는 힘과, 엉치뼈(천골)에서부터 척추를 통해 위로 뻗어 가고 손가락 끝으로 흘러 나가는 힘, 이 반대 방향으로 작용하는 두 힘이 같아지게 한다. 등 아랫부분이 무너지지 않도록 갈비뼈를 안으로 끌어당긴다. 엉덩관절(고관절)과 골반을 움직여 몸통이 최대한 정면을 바라보게 한다. 엄지손가락을 바라볼 수 있을 정도로만 머리를 뒤로 젖힌다.

비라바드라아사나 B

비라바드라 = 영웅 또는 전사

'전사 자세'

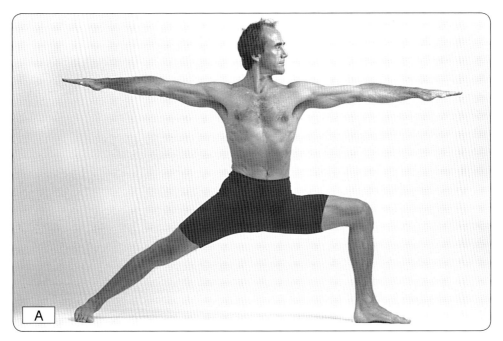

A

1) **날숨** 비라바드라아사나 A에서부터 숨을 내쉰다. 양팔을 바닥과 평행하게 쭉 펴고, 양 다리와 정렬되게 한다. **오른쪽** 골반 윗부분은 뒤로 움직이고, **왼쪽** 무릎 안쪽은 앞으로 움직인다. 왼 다리는 90도로 굽힌다(A). 만약 왼 다리를 90도로 굽히기가 너무 힘들면, 각도를 조금 완화하거나(B) 두 다리를 모두 편 채로 수련할 수도 있다(C).

자세를 유지하며 5번 깊은 호흡을 한다

2) **들숨** 왼 다리를 곧게 펴고, 왼발을 축으로 몸을 반대쪽으로 돌린다.

3) **날숨** 오른발을 바깥으로 돌린다. 오른 다리를 굽히고, 위의 방식들 가운데 하나를 오른쪽으로 반복한다.

자세를 유지하며 5번 깊은 호흡을 한다

4) **날숨** 그리고 양손을 바닥으로 내려 오른발의 양옆을 짚는다. 앞쪽 발을 뒤로 보내고, 몸을 바닥 쪽으로 내린다.

5) **들숨** 업독 자세로 들어간다.

6) **날숨** 다운독 자세로 들어가, 62쪽의 프라이머리 시리즈* 또는 131쪽의 인터미디어트 시리즈*로 들어갈 준비를 한다.

드리쉬티 ~ 손

*프라이머리 시리즈를 수련하고 있다면 62쪽으로 간다.

*인터미디어트 시리즈로 들어가려면 131쪽으로 간다.

Virabhadrasana B

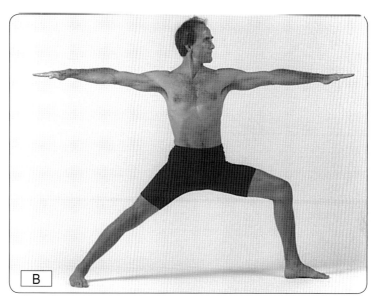

B

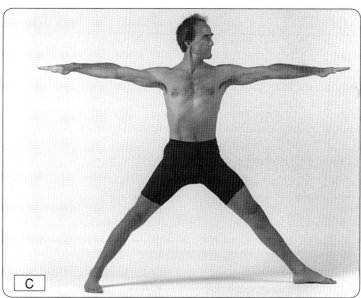

C

설명 – 척추는 바닥과 수직을 이루고, 양팔은 바닥과 평행을 이루며, 척추와 양팔은 십자 모양을 이루어야 한다. 어깨를 거쳐 손끝 밖으로 쭉 뻗어 준다. 반다들을 이용한다.

프라이머리 시리즈 들어가기
'비행의 물리학 적용하기'

선 자세에서 **단다아사나**로 들어가기 위해서는 아쉬탕가 요가의 첫 번째 점프 빈야사를 적용해야 한다. **다운독 자세**에서 앉은 자세로 잘 이동하려면 '비행의 물리학'을 이해해야 한다. 이 동작을 더 자세히 탐구하기 위해 나는 비행의 항공역학에 적용되는 일련의 규칙을 만들었다. 이를 사진과 함께 설명하고자 한다.

규칙 1 – '반다를 적용하라'

이 규칙은 진실로 모든 비행 능력의 핵심 요소다. 반다들을 적용하면 수련하는 동안 줄곧 몸을 가볍게 하고 제어할 수 있게 된다. **다운독 자세**로 들어가서 그 자세로 멈춘다. 반다의 적용을 통해 양 무릎의 안쪽에서부터 서혜부(사타구니)까지 끌어 올려지는 효과가 일어나게 한다. 반다(잠금)들이 충분히 적용되고 있는지 느껴 본다(**사진 1**).

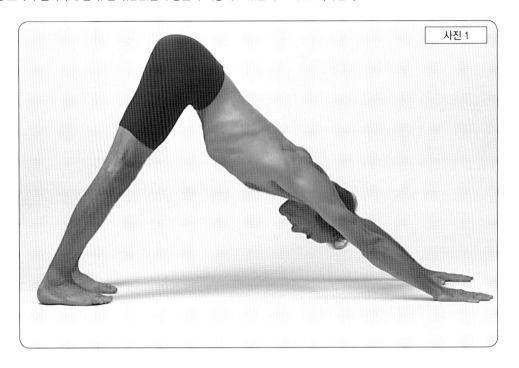

사진 1

프라이머리 시리즈 들어가기
'비행의 물리학 적용하기'

규칙 2 – '비행하는 동안 착륙 장치를 들어 올려라'

자신에게 착륙 장치가 있다는 사실을 모르는 사람들이 많다. 사람의 착륙 장치는 궁둥뼈(좌골)와 엉치뼈(천골), 골반으로 이루어지는 부위에 자리한다. 비행을 위해서는 착륙 장치를 들어 올려야 한다. 그렇게 하려면 궁둥뼈(좌골)를 하늘 쪽으로 올리고, 골반의 위쪽 앞부분을 발가락 쪽으로 기울여야 한다(**사진 2**). 이러한 역학이 적용되면 적은 노력으로도 더 잘 제어하면서 골반을 위쪽으로 보낼 수 있다. 그러나 두 다리를 굽혀 점프를 시작하려는 순간, 궁둥뼈(좌골)를 아래로 떨어뜨리는 경향이 있다 (**사진 3**). 이것은 잘못된 동작이며 비행의 가능성을 방해한다. 이처럼 떨어뜨리는 동작은 골반을 착륙 모드에 두게 하므로 비행에 도움이 되지 **않는다**. 그렇게 하면 양발이 너무 빨리 땅으로 떨어져서 제대로 비행하지 못하게 된다. 점프를 준비하며 무릎을 굽힐 때는 반드시 착륙 장치를 들어 올리고 있어야 한다(**사진 2**).

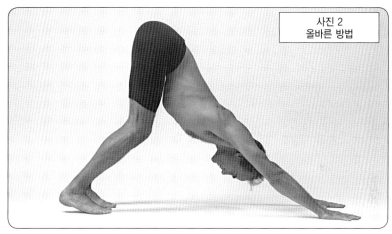

사진 2
올바른 방법

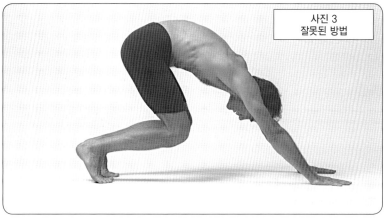

사진 3
잘못된 방법

프라이머리 시리즈 들어가기
'비행의 물리학 적용하기'

규칙 3 - '골반으로 이끌어라'

두 다리는 골반에 연결되어 있다. 이는 아주 당연해 보이는 해부학적 사실이지만, 쉽게 간과되는 부분이기도 하다. 예를 들어 앞으로 점프할 때, 골반 대신 양발을 쓰려는 경향이 있다. 이렇게 되면 양발은 노새가 뒷발로 걷어찰 때처럼 위쪽으로만 날아 오르고(**사진 4**) 골반은 조금만 올라가거나 아예 움직이지 않는다. 그러면 무게 중심이 양손의 뒤쪽에 남아 있게 되고, 그 결과 앞으로 나아가는 힘이 부족해져 양발이 바닥으로 추락하게 된다. 이와 반대로 골반이 점프를 이끌면, 무게 중심이 양손 위로 이동하여, 다리는 적은 노력으로도 더 잘 제어되면서 자연스럽게 따라가게 된다(**사진 5**). 몇 차례 실험해 보자. 점프를 할 때마다 무게 중심이 양손으로 이동하는 것을 느껴 보자. 그러고 나서 양발이 **다운독 자세**로 돌아오게 한다.

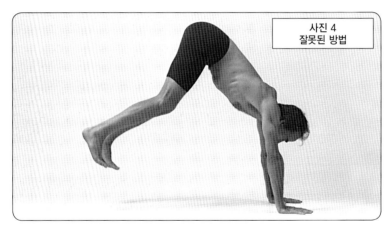

사진 4
잘못된 방법

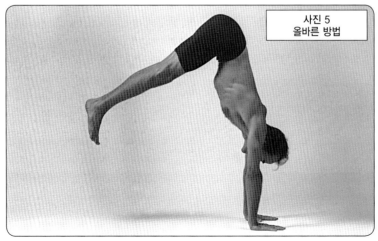

사진 5
올바른 방법

프라이머리 시리즈 들어가기
'비행의 물리학 적용하기'

규칙 4 - '천장을 높여라'

이 규칙의 역학을 더 알아보기 위해 이미지를 곁들여 설명해 보고자 한다. 당신이 길이 9미터, 너비 2미터, 그리고 천장 높이가 겨우 1.2미터 남짓한 방 안에 있다고 상상해 보자. 당신은 방의 한쪽 끝에 앉아 있고, 9미터 떨어진 반대쪽 벽에는 창문이 있다. 당신은 손에 망고 한 개를 쥐고 있는데, 자리에 앉은 채로 망고를 창문 밖으로 던지려 한다. 망고가 천장이나 바닥에 닿지 않고 창문 밖으로 나가게 하려면 어떻게 던져야 할까? 그러려면 아주 빠른 속도로 망고를 던져야 할 것이다. 이제는 아까와 똑같은 방이지만 천장이 12미터로 높아졌다고 상상해 보자. 이럴 때는 망고를 달리 어떻게 던질 수 있을까? 이처럼 천장이 높은 방에서는 망고가 커다란 포물선을 그리며 날아가게 하면, 별 힘을 들이지 않고도 같은 지점까지 던질 수 있을 것이다. 이러한 원리는 몸을 제어하면서 앞으로 점프할 때 필요한 역학에 적용될 수 있다. **다운독 자세**를 취하는 동안, 골반 위에 있는 가상의 천장이 너무 낮으면(**사진 6**), 앞으로 점프할 때 골반을 위로 들어 올릴 여유 공간이 없다. 이런 상태에서 빈야사를 시작하려면 화살처럼 빠른 속도로 앞으로 점프해야 할 것이다. 반면에 가상의 천장을 훨씬 높이면(**사진 7**), 골반 위의 공간이 훨씬 넓어져서 골반을 충분히 들어 올려 우아한 포물선을 그리며 나아가게 할 수 있다. 그러면 힘을 덜 들이고도 (**사진 5**)와 같은 결과를 얻을 수 있을 것이다. 여기에서는 반다들이 중요한 역할을 한다. 골반이 점프를 이끄는 힘이 되어야 한다.

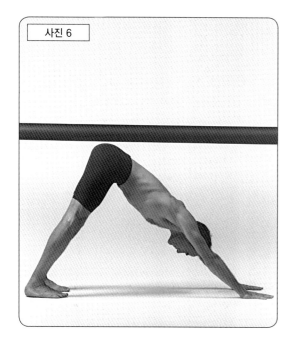

사진 6

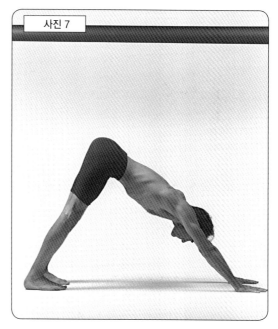

사진 7

프라이머리 시리즈 들어가기
'비행의 물리학 적용하기'

규칙 5 – '착륙할 때는 착륙 장치를 내려라'

비행하는 동안에는 착륙 장치를 올려야 하듯, 착륙할 때에는 착륙 장치를 내려야 한다. 나는 여기에서 '**점프하기**'와 '**공중에 띄우기**'라고 부르는 '비행'의 두 가지 방법을 설명하고자 한다. 이 두 가지 동작을 위해서는 포물선의 가장 높은 지점에 이르렀을 때 궁둥뼈(좌골)를 아래로 말아 넣어야 한다. 몸무게가 양손 위에 완전히 실리는 순간을 기다렸다가 착륙 장치를 작동시켜야 한다. 그 시점에 몸은 더 이상 올라가지도 않고 떨어지지도 않는 무중력 상태(무게가 없는 것처럼 느껴지는 상태)처럼 느껴진다. 바로 그 순간에 최대한 집중하여 궁둥뼈(좌골)를 아래로 말아 넣고 반다들을 적용한다. 먼저 '**점프하기**' 방법에서는 착륙 장치를 내리기 시작하자마자 무릎을 가슴 쪽으로 당기고(**사진 8**), 양손 가까운 바닥에 양발을 내려놓은 뒤 양팔 사이로 통과시켜 앉은 자세로 들어간다. 아마도 발을 바닥에 대지 않고 통과하려면 많은 연습이 필요할 것이다. 만약 오금줄(햄스트링)이 특별히 유연하다면, '**공중에 띄우기**' 방법을 적용할 수 있다. 이 동작을 하기 위해서는 두 다리를 곧게 편 상태를 유지해야 한다. 가장 높이 떠오른 지점에서 궁둥뼈(좌골)를 떨어뜨리면서 넓적다리를 가슴 가까이 끌어당긴다(**사진 9**). 매끄러운 착지를 위해서는 유연성과 더불어, 공중에 뜬 채 앉은 자세로 들어오는 동안 계속 반다들을 제어해야 한다.

착륙 장치를 내릴 때 드리쉬티에 집중하면 더 많은 도움을 받을 수 있다. 드리쉬티는 이 과정에서 골반의 움직임과 긴밀하게 연결되어 있기 때문이다. **다운독 자세**에서 점프 스루(jump through)를 준비할 때는 양손 사이를 응시해야 한다. 이러한 응시는 착륙 장치를 내리려고 하는 단계에 이를 때까지 점프의 모든 단계에서 지속되어야 한다. 그리고 궁둥뼈(좌골)를 내리기 시작하는 순간, 고개를 들어 지평선을 응시해야 한다. 마치 시선이 골반과 연결되어 있는 것 같아서, 시선을 들어 올리면 골반의 앞부분과 두덩뼈(치골)를 들어 올리는 데 도움이 된다. 이처럼 몸의 중간 부분을 들어 올리는 동작은 위의 '비행' 방법에서 양손 사이로 두 발을 통과시키는 데 매우 중요하다. 빈야사에서 이러한 '비행' 방법은 꽤 어려운 동작이므로 이 동작에 능숙해지려면 몇 년간의 수련이 필요할 수도 있다.

이 때문에 나는 '**지상 이동**'이라는 다른 빈야사 방법들을 개발했다. 그중 첫 번째는 '**걷기**'다. **다운독 자세**에서, 양손을 향해 한 번에 한 발씩 내딛는다(**사진 10**). 그 뒤 엉덩이를 낮춰 앉으며 두 발을 양팔 사이로 통과해 뻗는다. '**지상 이동**'의 다른 방법으로 '**조깅하기**'가 있다. **다운독 자세**에서, 양손을 향해 작은 보폭으로 천천히 뛴다(**사진 11**). 그리고 엉덩이를 낮추면서 양팔 사이로 미끄러지듯 통과해 앉은 자세로 들어간다.

모든 사람에게 알맞은 단 하나의 방법은 없다! 그러니 요가 수련을 할 때마다 다양한 방법을 활용해 볼 수 있다. **중요한 것은 요가 수련을 즐기는 것이다. 그럴 때 요가 수련은 지겨운 일이 아니라 기다려지는 일이 된다.** 내가 아사나의 다양한 대안 자세를 제시하고 다른 수련 방법들을 소개하는 이유는 이 길을 선택하는 사람이라면 누구나 수련의 열매를 누리기를 바라기 때문이다. 그러니 이러한 빈야사의 다양한 변형 방식을 즐기고, 자신에게 가장 알맞은 방법을 선택해 보자. 가끔 당신은 다른 접근법들을 경험해 보기 위해 방법을 바꿔 보고 싶어질 수도 있다.

프라이머리 시리즈 들어가기
'비행의 물리학 적용하기'

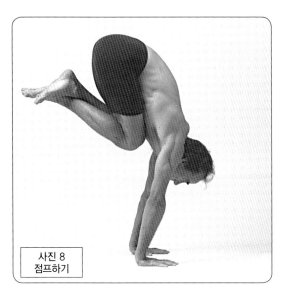

사진 8
점프하기

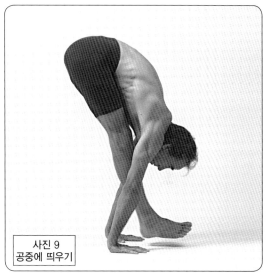

사진 9
공중에 띄우기

'지상 이동'

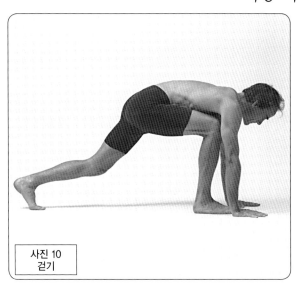

사진 10
걷기

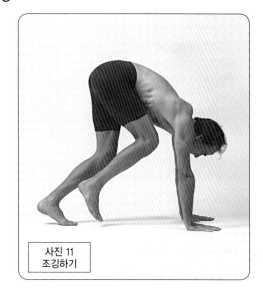

사진 11
조깅하기

단다아사나

단다 = 막대기 또는 지팡이

'지팡이 자세'

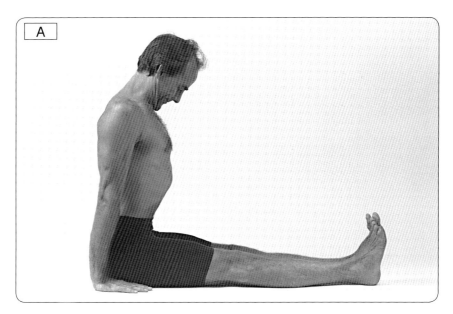

1) **들숨 다운독 자세**에서 '비행'이나 '지상 이동'을 이용하여 앉은 자세로 들어간다.

2) **날숨** 턱을 가슴 쪽으로 당긴다. 다리를 쭉 뻗는다. 척추를 길게 늘인다. 양팔을 쭉 편다. 손바닥을 펴서 양손으로 바닥을 누른다(A). 만약 다리를 쭉 펴기가 너무 힘들면, 무릎을 살짝 굽힐 수도 있다(B). 양손을 엉덩이 바로 옆에 두기가 너무 힘들면, 양손을 엉덩이 조금 뒤에 짚고 등을 뒤로 살짝 젖힌다. 이 자세는 오금줄(햄스트링)의 당김을 완화하여 다리를 좀 더 쉽게 뻗을 수 있게 한다(C).

자세를 유지하며 5번 깊은 호흡을 한다

3) **들숨** 양팔을 머리 위로 들어 올려 쭉 편다.

여기에서 파스치모따나아사나 A로 들어간다

드리쉬티 ~ 코

설명 – 이 아사나는 다리와 팔, 발, 척추가 직선을 이루므로 막대기 자세라고 불린다. **단다아사나**는 겉으로는 수동적인 자세로 보이지만, 신체 내부에서 이루어지는 작용을 충분히 알아차리면서 수련할 때는 꽤 놀라운 자세가 된다. 이 자세에는 반대 방향으로 작용하는 힘이 여럿 있다. 발꿈치와 궁둥뼈(좌골)는 서로 멀어지게 하고, 엉치뼈(천골)를 아래로 내릴 때 척추는 위로 길게 늘이며, 어깨를 등 쪽으로 끌어내리고 양손으로 바닥을 누를 때 가슴은 열고 들어 올린다. 이 모든 에너지를 유지하려면 턱을 잠그는 **잘란다라 반다**를 포함하여 세 가지 반다를 완전히 적용해야 한다. 무릎 뒤쪽으로는 계속 바닥을 누르되, 발꿈치가 바닥에서 들리지 않게 한다. 발꿈치는 들지 말고 앞으로 밀어서 다리를 늘인다. 집중하면서도 이완된 상태를 유지한다.

Dandasana

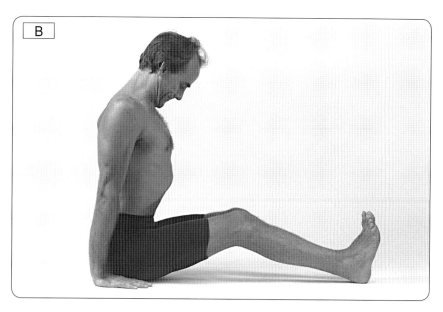

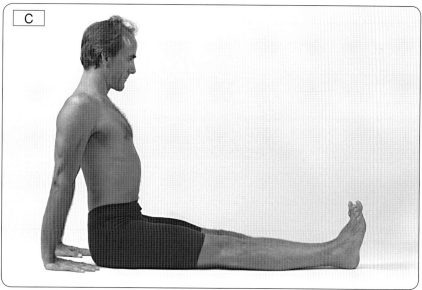

파스치모따나아사나 A

파스치마 = 서쪽의*   우따나 = 강하게 늘인

'등을 강하게 늘인 자세'

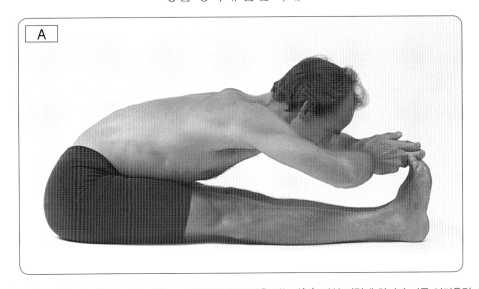

1) **날숨** 몸을 앞으로 접는다. 양손의 두 손가락으로 양쪽 엄지발가락을 잡는다(A). 만약 이렇게 하기가 너무 어려우면, 두 다리를 쭉 뻗고 척추를 늘인 상태에서 발목이나 정강이를 잡거나(B) 무릎을 굽혀 발가락이나 발목을 잡는다(C). (만약 스트랩을 쓰고 싶다면, 73쪽의 **파스치모따나아사나 B**를 참고한다.)

2) **들숨** 척추를 길게 늘이면서 가슴을 들어 올린다. 지평선을 응시한다. 가슴을 연다.

3) **날숨** 위에서 선택한, 자신에게 가장 알맞은 방식으로 몸을 앞으로 접는다.

자세를 유지하며 5번 깊은 호흡을 한다

4) **들숨** 척추를 길게 늘이면서 지평선을 바라본다.

여기에서 파스치모따나아사나 B로 들어간다

드리쉬티 ~ **발가락**

*동쪽에서 떠오르는 태양을 바라보며 수행하는 전통에 따라 몸의 앞면을 '동쪽', 몸의 뒷면을 '서쪽'이라고 한다. 이 책에서는 이해하기 쉽도록 '동쪽'은 '몸의 앞면'으로, '서쪽'은 '등'으로 옮긴다.─옮긴이

설명 ─ 만약 등 아랫부분에 불편함이 느껴지면, 무릎을 굽히거나 아사나에서 빠져나온다. 복장뼈(흉골)가 전굴을 이끌게 한다. 만약 가슴의 중앙에서 손전등을 켜면, 앞쪽 발의 발가락들이 빛을 받아야 한다. 두 다리를 쭉 뻗은 상태에서 발꿈치는 앞으로 내밀고, 발가락은 몸 쪽으로 당긴다. 양발의 발날 부분에 주의를 기울인다. 안으로 말려드는 경향이 있기 때문이다. 엄지발가락의 밑부분을 앞으로 쭉 밀어내면, 그런 현상이 줄어들 수 있으며 발목도 쭉 뻗은 상태를 유지할 수 있다. 목을 길게 늘이고 팔꿈치를 들어 올리며 어깨를 넓게 펴 준다.

Paschimottanasana A

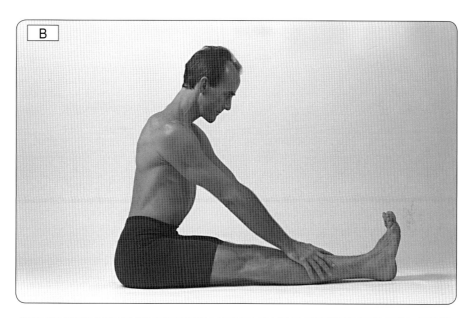

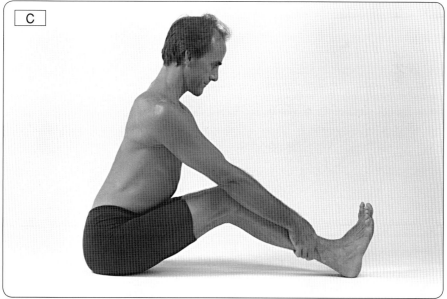

파스치모따나아사나 B

파스치마 = 서쪽의   우따나 = 강하게 늘인

'등을 강하게 늘인 자세'

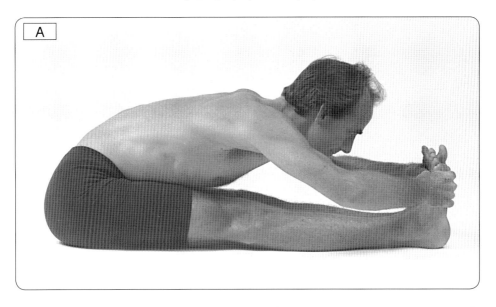

1) **날숨** 그리고 손으로 잡는 위치를 바꾼다. 그러나 **파스치모따나아사나 A** 자세보다 더 깊이 들어가는 것이 아직은 무리라면, 앞서 취하고 있던 자세를 그대로 유지한다. 이 자세로 들어가려면, 손가락을 발바닥에 대고 발을 꽉 쥐며 엄지손가락은 세운다(A). 보조 도구를 사용하고 싶다면, 다리를 쭉 편 상태에서 양발에 스트랩을 두르거나(B) 다리를 굽힌다(C). **몸이 들려주는 소리에 귀를 기울인다.**

2) **들숨** 발을 계속 잡고 있는 채로 척추를 길게 늘이면서 고개를 들어 지평선을 응시한다.

3) **날숨** 자신에게 알맞은 수준으로 몸을 앞으로 접는다.

자세를 유지하며 5번 깊은 호흡을 한다

4) **들숨** 척추를 길게 늘이면서 지평선을 바라본다.

여기에서 파스치모따나아사나 C로 들어간다

드리쉬티 ~ 발가락

설명 – 몸을 늘이는 방식은 **파스치모따나아사나 A**와 같다. 모든 **파스치모따나아사나**에서 다리는 쭉 뻗은 상태를 유지해야 한다. 그러면 다리의 뒷면을 길게 늘일 수 있고, 무릎 위 넙다리 네 갈래근(대퇴사두근)을 수축해서 앞면도 힘을 길러 줄 수 있기 때문이다. **파스치모따나아사나 B**에서 발을 잡는 자세는 발날을 뒤로 더 잘 잡아당기기 위해 고안된 방법이다. 이 동작은 오금줄(햄스트링) 부위를 집중적으로 늘이고, 발목이 무너지거나 밖으로 돌아가지 않도록 해 준다. 팔꿈치를 깨어 있는 상태로 쓰려면, 팔꿈치가 바닥에서 알맞게 들린 상태를 유지하는 것이 가장 좋다.

Paschimottanasana B

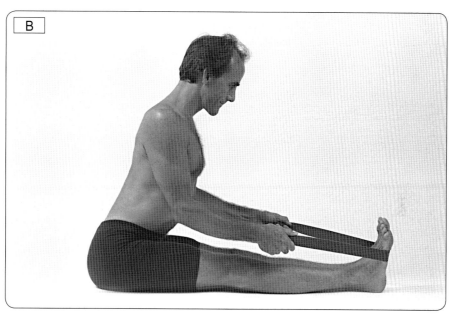

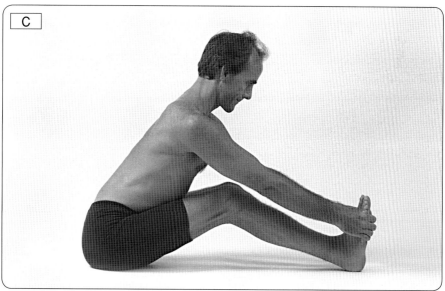

파스치모따나아사나 C

파스치마 = 서쪽   우따나 = 강하게 늘인

'등을 강하게 늘인 자세'

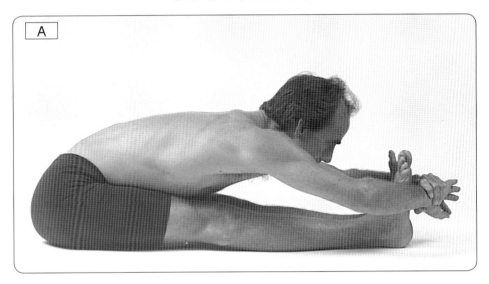

1) **날숨** 손으로 잡는 위치를 바꾼다. 그러나 직전 아사나보다 더 깊이 들어가는 것이 아직은 무리라면, 앞서 취하고 있던 자세를 그대로 유지한다. 이 자세로 들어가려면, 양손을 뻗어 두 발을 두른 뒤, 한 손으로 다른 손목을 잡는다(A). 또는 스트랩을 사용하는 이전의 자세를 취하거나(B) 두 다리를 구부린다(C).

2) **들숨** 발은 계속 잡고 있는 채로 척추를 길게 늘이면서 고개를 들어 지평선을 응시한다.

3) **날숨** 자신에게 알맞은 수준으로 몸을 앞으로 접는다.

자세를 유지하며 5번 깊은 호흡을 한다

4) **들숨** 척추를 길게 늘이면서 지평선을 바라본다.

5) **날숨** 양손을 발에서 뗀 뒤 엉덩이 옆 바닥에 내려놓고, 앉은 자세에서 첫 번째로 하게 되는 점프 빈야사를 준비한다. **자세한 내용은 76~79쪽을 참고한다.**

~빈야사~

드리쉬티 ~ **발가락**

설명 – **파스치모따나아사나**를 수련할 때는 코를 무릎으로 가져간다고 생각하면 안 된다. 코가 전굴을 이끌게 되면 등이 굽어지고 가슴이 무너지기 쉬운데, 그럴 때는 코가 무릎과 더 가까워지기 때문에 자세가 더 깊어졌다는 착각을 일으킨다. 이런 자세는 등 아랫부분에 통증을 일으키는 원인이 된다. 척추를 길게 늘이고 어깨를 평평하게 편 상태에서, 복장뼈(흉골)가 전굴을 이끌게 하는 편이 훨씬 안전하고 효과적이다. 이렇게 하면 오금줄(햄스트링)을 길게 늘일 때 등 아랫부분도 강화될 것이다.

Paschimottanasana C

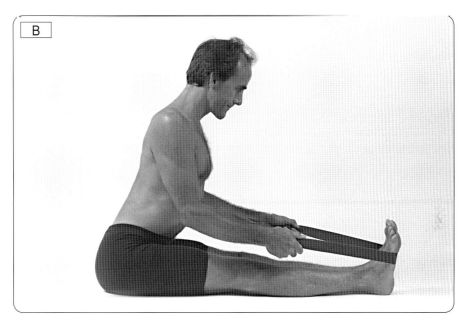

B

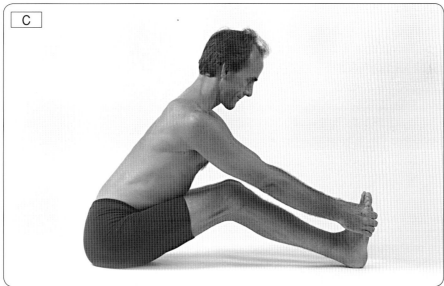

C

빈야사에 대해 더 알아보기
'프라나와 춤을 추기'

앉은 자세에서 하는 점프 빈야사가 여기에서 처음 적용된다. 앞에서 설명한 **'비행'** 방식들과 마찬가지로 자신에게 가장 알맞게 느껴지는 방식을 활용하면 된다. 빈야사는 아쉬탕가 요가에서 혜택을 얻을 수 있는 부분이다. 이제부터 빈야사는 모든 아사나에서 한쪽 방향씩 끝낸 뒤에도 행하고, 모든 아사나를 마친 뒤에도 행하게 된다. 앞으로는 빈야사를 해야 할 때마다 **빈야사**라고 굵은 글씨로 인쇄되어 있을 것이다. 그럴 때는 자신이 선호하는 빈야사 방식을 선택하여 행한 뒤 다음 아사나로 들어가면 된다. 이어지는 지면에서는 빈야사의 여러 가지 방식에 대해 설명한다. 만약 그 가운데에서 **'기다리기'** 방식을 선택한다면, 빈야사를 생략하고 좌우 방향을 바꾸거나 다음 아사나로 들어가면 된다. 뒤로 점프하지 않을 때도 호흡과 함께 움직이는 것이 중요하다. 심지어 양발의 위치를 바꾸는 사소한 동작이라도 완전히 알아차리면서, 호흡과 결합하여 행해야 한다. 그러면 빈야사의 원리들을 충분히 적용하고 있는 것이다.

한 가지 방식만을 선택할 필요는 없다. 한 가지 방식을 끼워 넣어 진행해 보았다면, 다음에는 다른 방식을 적용해 보는 것도 좋은 방법임을 알게 될 것이다. 이것은 **당신의** 수련임을 기억하라! 내가 아사나뿐 아니라 빈야사에도 여러 가지 선택권을 제공한 이유는 당신에게 알맞은 개인적인 수련법을 찾도록 돕기 위한 것이다. 당신의 독특한 경험은 시간이 흐름에 따라 성장하고 발전할 것이다. 오늘 알맞은 방법이 내일은 그렇지 않을 수 있다.

빈야사라고 표기된 부분에 이르면, 자신에게 알맞은 방식을 선택하여 진행해 보자. 이 수련 방법에 내재된 고유의 흐름을 느껴 보자. 그것은 호흡에 뿌리를 두고 있다. 빈야사에서 중점을 두어야 하는 것은 잘 알아차리면서 호흡하는 것이다. 자신이 선택하는 방식을 잘 기억하고 있으면, 그로 인해 당신의 경험이 깊어질 것이다.

이 여행을 즐기고, 자세를 완성하려 조급하게 서두르지 말자. **요가를 하는 것은 단지 아사나의 겉모습을 만드는 일이 아니다.** 요가는 내면의 고요함과 평온함에 이르도록 돕는 명상적인 경험이다. 아사나의 겉모습을 만드는 일에 치중하면 경쟁적인 분위기가 조성될 수밖에 없는데, 이것은 요가의 본질에 배치되는 역효과를 낳게 한다. 각각의 수련은 새로운 하루와 같다. 어린아이의 눈으로 수련에 들어가자. 요가 수련에서 경이로움을 발견하자. 충분한 호흡 속에서 기쁨을 느껴 보자. 빈야사는 단지 육체적인 수준에서 몸을 움직이는 것에 불과한 것이 아니다. 빈야사는 우주의 에너지와 함께 춤을 추는 것이다. 그것은 우리 미묘한 생명력의 보이지 않는 움직임이 밖으로 표현되는 것이다.

미소를 지으며 프라나에 올라타라!

"여행의 목적지가 있다는 것은 좋은 일이다.
그러나 결국 중요한 것은 여행 자체다."
어슐러 르 귄

빈야사 방식 #1
'기다리기'

아쉬탕가 요가 수련에 필요한 지구력을 기를 때, 일부 수련생은 자세 사이에 모든 빈야사 동작을 포함하는 것은 너무 벅차다는 것을 알게 된다. 그 때문에 좌절하여 수련을 그만두는 사람도 있을 것이다. 그래서 나는 수련생들이 저마다 자신의 속도에 맞추어 빈야사를 점차 향상시켜 가는 방식으로 수련을 조정하는 편이 낫다고 여긴다. **'기다리기'**라는 방식을 포함시킨 것은 그런 이유 때문이다. 여기에서는 빈야사의 일부 또는 모든 동작을 생략할 수 있으며, 서서히 수련에 추가해 가면 된다. **'기다리기'** 방식을 이용할 때는 동작을 멈추고 있는 동안에도 충분한 웃자이 호흡을 유지하는 것이 중요하다. 이렇게 하면 신체 내부의 열기를 유지하면서 호흡에 집중할 수 있다. 이 방식은 필요하다고 느낄 때마다 끼워 넣으면 된다.

빈야사 방식 #2
'들어 올리기 동작'

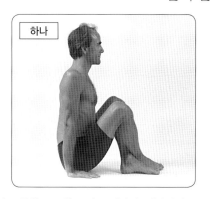

하나

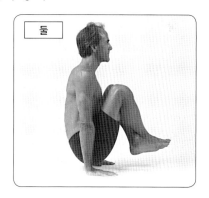

둘

이것은 빈야사를 위한 중요한 준비 동작이다. 빈야사의 주요 난관이자 도전 과제 중 하나는 반다들을 이해하고 적용하는 것이다. **'들어 올리기 동작'**이 제대로 수행되면, 앉은 자세에서 **차투랑가 단다아사나** 즉 널빤지 자세로 들어가는 과정에 필요한 몸의 특정 부위들의 쓰임을 구분할 수 있게 된다. 사람들은 흔히 팔이 너무 짧아서 몸을 들어 올리지 못한다고 생각한다. 양손의 위치를 높여서 엉덩이 밑에 더 많은 공간을 확보하기 위해 블록을 이용하는 아이디어를 제안한 사람도 있었다. 물론 그렇게 하면 더 많은 공간이 생기겠지만, 몸통이 매달려 있는 상태에서 몸을 들어 올리기 위해 오로지 양팔만을 사용하게 될 것이며, 반다(잠금)들의 들어 올리는 힘은 활용하지 못할 것이다. 블록을 이용하여 양팔을 늘이는 방법보다는 양손으로 바닥을 짚은 상태에서 몸통을 상하가 짧아지도록 수축함으로써 '들어 올리는' 힘과 제어력을 키우는 편이 훨씬 효과적이다. 설령 '이륙'을 못하더라도 **걱정하지 말자!** 반다(잠금)들과 복부 근육들이 작용하는 것을 느끼기만 하더라도 당신은 그 혜택을 얻고 있는 것이며 '들어 올리는' 능력이 향상되고 있기 때문이다. 중요한 것은 호흡이 계속 이어지게 하는 것이다. **'들어 올리기 동작'**은 다른 빈야사 방식들과 함께 행할 수도 있고, 단독으로 행할 수도 있다.

들어 올리기 동작

하나 – **날숨** 다리를 교차한다(양쪽 다리가 번갈아 위로 오게 한다). 손바닥을 바닥에 밀착시켜 짚는다(손끝으로 짚지 않는다).
둘 – **들숨** 무릎을 가슴 쪽으로 끌어당긴다. 골반과 발을 바닥에서 들어 올린다. 반다들이 작용하는 것을 느껴 보자! **들숨**에 들어 올리고, **날숨**에 내린다. 그러면 이제 다음 아사나를 할 준비가 된 것이다.

빈야사 방식 #3
'점프하기'

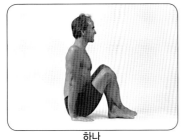

하나

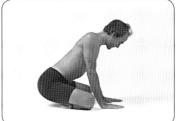

둘

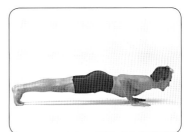

셋

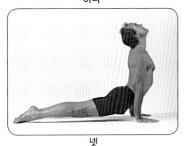

넷

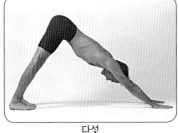

다섯

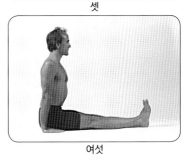

여섯

이 빈야사 동작은 아마도 뒤로 점프하는 데 가장 많이 이용되는 방법일 것이다. **'들어 올리기 동작'**으로 몸을 들어 올리는 대신, 손으로 다리 앞쪽 바닥을 짚고 윗몸을 앞으로 기울인다. 무게 중심을 양팔로 이동하면서 엉덩이를 들어 올린 뒤, 발을 뒤로 발사하듯이 던지거나 걸어서 **차투랑가 단다아사나**로 들어간다. 이렇게 하면 골반을 들어 올리지 않고도 빈야사에 내재하는 고유의 흐름에 참여할 수 있다. 이 동작은 신체의 열기를 유지하고 에치—어—스케치 효과(여기에서는 자세와 자세 사이에 연결 빈야사로 리셋하는 효과 —옮긴이)를 내는 데 효과적인 방법이다. 하지만 이런 식으로만 연습하면 '들어 올리기 동작'에 필요한 반다들과 복부의 역학을 소홀히 할 가능성이 있다. 그래서 나는 뒤로 점프하기 전에 '들어 올리기 동작'을 매번 끼워 넣거나, 적어도 주기적으로 끼워 넣기를 권장한다. 그러면 반다들의 질이 향상되고, 골반을 들어 올려서 하는 점프 백(jump—back)이 점차 가능해지기 때문이다. 다른 모든 빈야사 방법에서도 마찬가지지만, 항상 호흡과 함께 움직여야 한다. 그래야 요가의 미묘한 영역을 탐험할 수 있는 비옥한 환경이 개발된다.

빈야사 방식 #3

하나 – **날숨** 다리를 교차하고, 손바닥을 펴서 바닥에 밀착시켜 짚는다.

둘 – **들숨** 윗몸을 앞으로 기울이고, 양손으로 다리 앞쪽 바닥을 짚는다. 무게 중심을 양손으로 이동하며, 발은 바닥에 편안히 놓아둔 채로 엉덩이를 들어 올리기 시작한다.

셋 – **날숨** 뒤로 점프하거나 걸어서 **차투랑가 단다아사나**로 들어간다.

넷 – **들숨** 가슴을 높이 들어 올려 **업독 자세**로 들어간다. 이때 머리를 뒤로 약간 젖히고 위쪽을 응시한다. 다리를 쭉 뻗은 상태를 유지한다.

다섯 – **날숨** 엉덩이를 하늘 쪽으로 밀어 올려 **다운독 자세**로 들어간다.

여섯 – **다운독 자세**에서 멈추어 있지 않는다. **들숨**과 함께 무릎을 구부리고, 앞서 **'비행의 물리학'**에서 제시된 방법 가운데 하나를 선택하여 앉은 자세로 돌아온다.

빈야사 방식 #4
'공중에 띄우기'

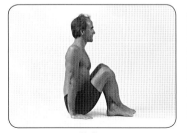

하나

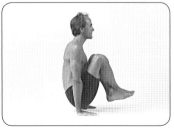

둘

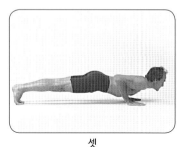

셋

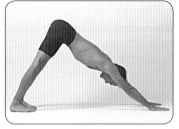

넷

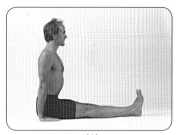

다섯

여섯

이 방식은 빈야사의 방식들 가운데 가장 어렵다. 몸을 바닥에서 들어 올려 뒤로 보내면서 양팔 사이를 통과시키려면, 반다를 적용하여 내부의 강한 토대를 마련하는 것이 필요하다. 수련에 능숙해지면 이 방식의 이용을 점차 늘려 갈 수 있다. 그러나 처음에는 준비 단계의 쉬운 방법을 선택하는 편이 좋다. 처음부터 너무 무리하게 애쓰다 보면 지치고 낙담할 수 있기 때문이다. 아사나의 심오함을 발견하려면 시간이 필요하듯이, 빈야사에 숙달되고 지구력을 기르는 데에도 시간이 필요하다. **인내심을 갖자!**

빈야사 방식 #4

하나 – 아사나를 풀고 빠져나와서, **날숨**과 함께 다리를 교차한다.

둘 – **들숨** 양손으로 바닥을 누르고, '들어 올리기 동작'처럼 몸을 들어 올린다.

셋 – **날숨** 다리를 뒤로 돌려 던져서 양팔을 통과시켜 보내며 **차투랑가 단다아사나**로 들어간다. 이 과정 중에 발이 바닥에 닿지 않게 한다.

넷 – **들숨** 가슴을 높이 들어 올려 **업독 자세**로 들어간다. 이때 머리를 뒤로 약간 젖히고 위쪽을 응시한다. 다리를 쭉 뻗은 상태를 유지한다.

다섯 – **날숨** 엉덩이를 하늘 쪽으로 밀어 올려 **다운독 자세**로 들어간다.

여섯 – **다운독 자세**에서 멈추어 있지 않는다. **들숨**과 함께 무릎을 구부리고 앞으로 점프하되, 발이 바닥에 닿지 않도록 다리를 띄운 상태에서 양팔 사이로 통과시킨 뒤 앉은 자세로 들어간다.

푸르보따나아사나

푸르바 = 동쪽의   우따나 = 강하게 늘인

'몸의 앞면을 강하게 늘인 자세'

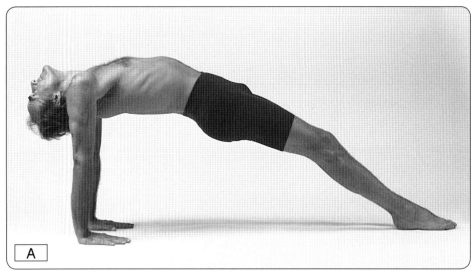

A

참고 – 자신에게 가장 적합한 빈야사 방식을 적용한 뒤 이 아사나로 들어온다.

1) 날숨 손바닥을 엉덩이 뒤쪽 바닥에 밀착시킨다. 이때 손가락은 발가락 쪽을 향하게 한다.

2) 들숨 머리를 뒤로 젖힌다. 엉덩이를 하늘 쪽으로 밀어 올린다. 양발을 서로 닿게 하고 발바닥을 바닥에 붙인 채로 두 다리를 쭉 뻗는다. 양팔은 쭉 뻗으며 바닥을 강하게 민다(A). 만약 다리를 쭉 뻗은 상태에서 이 자세를 취하기가 너무 힘들면, 엉덩이를 들어 올리기 전에 무릎을 굽혀서 발을 엉덩이 쪽으로 반쯤 가져온다. 양발을 엉덩이 너비로 벌리고 엉덩이를 들어 올린다(B). 또는 엉덩이를 바닥에 둔 채로 가슴만 들어 올리고 머리는 뒤로 젖힌다(C).

자세를 유지하며 5번 깊은 호흡을 한다

3) 날숨 엉덩이를 바닥으로 내려 아사나를 푼다.

~빈야사~

드리쉬티 ~ 코

설명 – 엉덩이를 들어 올린 뒤, 양손의 위치가 어깨와 어떤 관계를 이루고 있는지 확인해 본다. 양팔을 곧게 뻗은 상태에서 손목은 어깨 바로 아래에 놓여야 한다. 손목이 엉덩이와 너무 가까운 상태에서 들어 올리기 시작하면, 마치 누군가가 뒤에서 잡아당기는 듯한 느낌이 들면서 균형점을 찾기가 어려울 것이다. 이와 반대로 양손이 엉덩이 뒤로 너무 떨어진 상태에서 들어 올리기 시작하면, 어깨와 손목에 과도한 압력이 가해질 것이다. 양손과 엉덩이, 어깨 사이의 적절한 공간 관계를 찾기 위해 균형점을 발견해 보자. 넓적다리는 안으로 살짝 회전한 상태를 유지한다.

Purvottanasana

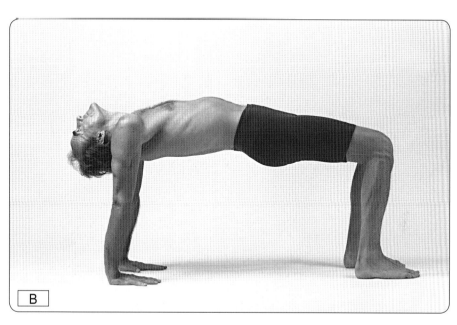

B

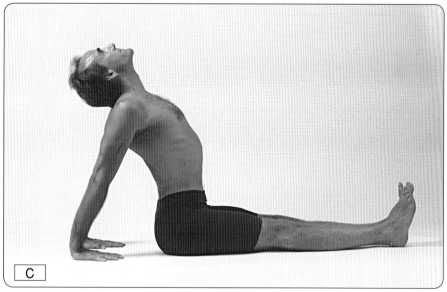

C

아르다 밧다 파드마 파스치모따나아사나

아르다 = 절반   밧다 = 묶은   파드마 = 연꽃
파스치마 = 서쪽의   우따나 = 강하게 늘인

'반 묶은 연꽃, 등을 강하게 늘인 자세'

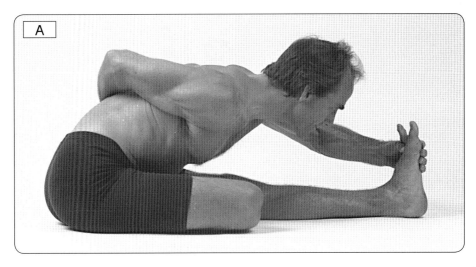

1) **날숨** 왼손으로 오른발을 잡는다. 오른발을 들어 왼쪽 넓적다리의 위쪽에 얹는다. 이때 오른손으로 오른 무릎을 받친다. 오른손을 등 뒤로 뻗어서 오른발을 잡는다. 왼손으로 왼발을 잡는다. 두 무릎을 서로 가까이 붙인다(A). 만약 등 뒤로 뻗은 오른손으로 오른발을 잡기가 너무 어려우면, 왼손으로 오른발을 잡고 오른손으로 왼쪽 팔꿈치를 잡는다(B). 보조 도구를 이용한다면, 손이 닿지 않는 한쪽 발이나 양쪽 발에 스트랩을 두른다(C). 오른발을 왼쪽 넓적다리 위로 올리는 대신 바닥에 내려놓아도 된다(D).

2) **들숨** 머리를 들고 척추를 길게 늘인다.

3) **날숨** 그리고 자신에게 알맞은 수준으로 윗몸을 낮춘다.

자세를 유지하며 5번 깊은 호흡을 한다

4) **들숨** 머리를 들고 척추를 길게 늘인다.

5) **날숨** 발을 풀고 두 다리를 곧게 편다.

~빈야사~
왼쪽으로 1~5단계를 반복한다
~빈야사~

드리쉬티 ~ 발가락

설명 – **무릎을 주의하자!** 엉덩관절(고관절)을 먼저 열어야 한다. 반연꽃 자세를 취할 때 다리를 완전히 지지해 주려면, 오른손으로 오른 무릎을 잡고 왼손으로 왼발을 잡는다. 자신에게 알맞은 방식을 선택한다.

Ardha Baddha Padma Paschimottanasana

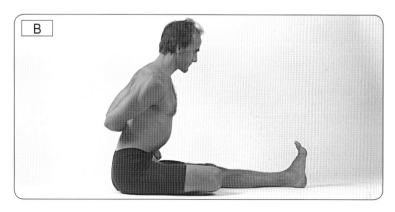

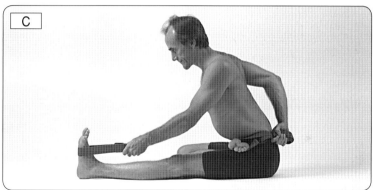

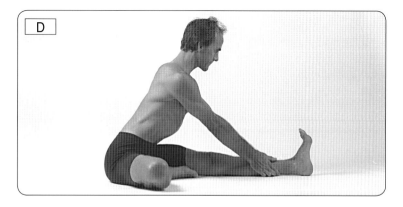

트리앙가 무카이카파다 파스치모따나아사나

트리 = 3   앙가 = 가지   무카 = 얼굴   에카 = 하나   파다 = 발

파스치마 = 서쪽의   우따나 = 강하게 늘인

'세 개의 가지를 한쪽 발로 향한, 등을 강하게 늘인 자세'

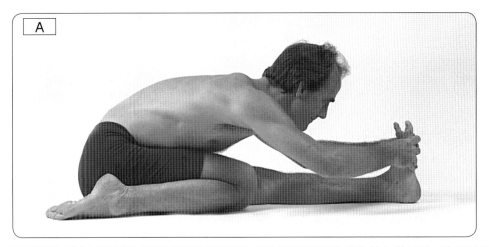

1) **날숨** 오른 무릎을 구부려 오른발을 오른쪽 엉덩이 옆에 둔다. 이때 발등이 바닥에 닿게 한다. 왼 다리는 앞으로 곧게 뻗는다. 양손으로 왼쪽 발목이나 발을 잡는다(A). 만약 옆으로 넘어질 것 같거나 오른 무릎에 과도한 긴장이 느껴지면, 보조 도구를 받쳐 왼쪽 엉덩이를 높인다(B). 그래도 계속 긴장이 강하게 느껴지면, 양 무릎을 접어 양쪽 발꿈치 사이에 엉덩이를 두고 앉거나(C) 양쪽 발꿈치 위에 앉는다(D). **여전히 불편함이 느껴지면 발등 아래에 수건을 말아 받친다.**

2) **들숨** 척추를 길게 늘이면서 지평선을 응시한다.

3) **날숨** 위에서 선택한, 자신에게 가장 알맞은 방식으로 들어간다.

자세를 유지하며 5번 깊은 호흡을 한다

4) **들숨** 머리를 들고 척추를 길게 늘인다.

5) **날숨** 아사나를 풀고 두 다리를 곧게 편다.

~빈야사~

왼쪽으로 1~5단계를 반복한다

~빈야사~

드리쉬티 ~ **발가락**

설명 - (A)나 (B) 방식에서 한쪽으로 넘어질 것 같은 느낌이 들면 어깨의 위치를 확인해 본다. 양 어깨가 수평을 이루고 있어야 한다. 몸통의 양쪽을 고르게 늘인다. 발등에 불편함이 느껴지면 그 아래에 얇은 방석을 받쳐 준다. 엉덩이 옆에 놓인 발은 발등이 바닥에 닿아야 하고 발가락은 똑바로 뒤를 향해야 한다. **발목 안쪽이 바닥에 닿으면서 발가락이 옆을 향하면 안 된다.** 이런 자세는 무릎에 해를 끼칠 수 있다.

Trianga Mukhaikapada Paschimottanasana

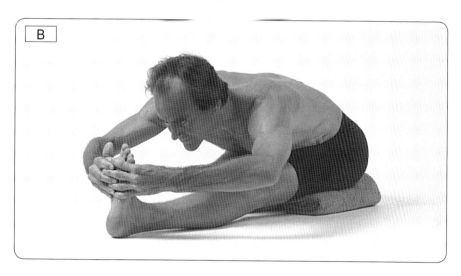

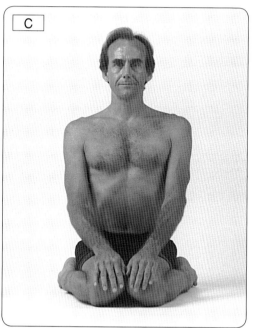

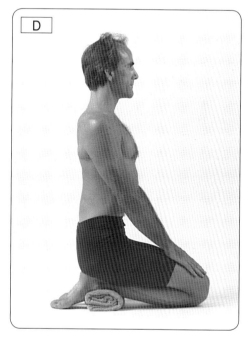

자누 쉬르샤아사나 A

자누 = 무릎   쉬르샤 = 머리

'머리를 무릎으로 향하는 자세'

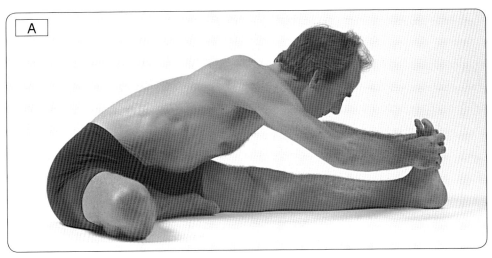

1) **날숨** 오른 다리를 접어 오른발을 왼쪽 넓적다리 안쪽으로 가져온다. 왼 다리를 곧게 편 상태에서 양쪽 무릎이 **90도**를 이루게 한다. 양손으로 왼발을 잡는다(A). 만약 왼발을 잡기가 너무 힘들면, 발목이나 정강이 가까운 곳을 잡는다(B). 스트랩으로 발을 둘러도 된다(C).

2) **들숨** 척추를 길게 늘이면서 지평선을 응시한다.

3) **날숨** 위에서 선택한, 자신에게 가장 알맞은 방식으로 몸을 앞으로 접는다.

자세를 유지하며 5번 깊은 호흡을 한다

4) **들숨** 머리를 들고 척추를 길게 늘인다.

5) **날숨** 아사나를 풀고 두 다리를 곧게 편다.

~빈야사~

왼쪽으로 1~5단계를 반복한다

~빈야사~

드리쉬티 ~ **발가락**

설명 – 이 아사나는 '머리를 무릎으로 향하는 자세'라고 불리지만, 실제로는 복장뼈(흉골)를 무릎 쪽으로 뻗는 데에 중점을 두어야 한다. 그래야 등이 굽지 않기 때문이다. 양쪽 팔꿈치는 바닥에서 적절히 떨어져 있어야 한다. 굽힌 무릎에서 불편함이 느껴지면, 무릎 밑에 수건을 받쳐서 살짝 들어 올려 준다. 그러면 무릎에 가해지는 압력이 조금 줄어들 것이다. 오른발을 왼쪽 넓적다리 안쪽으로 가져가는 대신 왼 무릎 가까이 둘 수도 있다.

Janu Sirsasana A

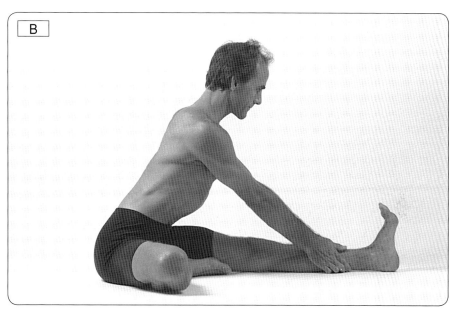

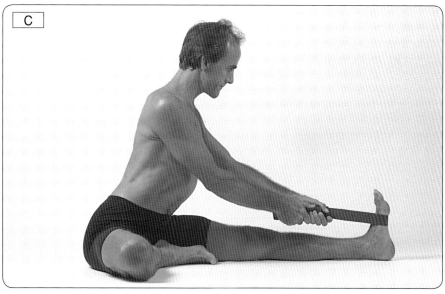

자누 쉬르샤아사나 B

자누 = 무릎   쉬르샤 = 머리
'머리를 무릎으로 향하는 자세'

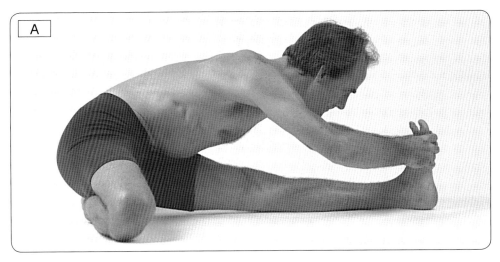

1) **날숨** 오른 다리를 접어 오른쪽 발꿈치 위에 앉는다. 이때 생식기와 항문 사이의 회음근 아래에 뒤꿈치가 오게 한다. 두 무릎 사이는 **85도**를 이루게 하고, 오른발은 발등이 바닥에 닿은 상태에서 발가락이 똑바로 왼쪽을 향하게 한다. 왼 다리를 곧게 편다. 양손으로 왼발을 잡는다(A). 왼발을 잡을 수 없다면, 발목을 잡거나(B) 스트랩으로 발을 두른다(C). 이 아사나가 너무 어렵게 느껴지면 **자누 쉬르샤아사나 A**를 반복한다.

2) **들숨** 척추를 길게 늘이면서 지평선을 응시한다.

3) **날숨** 위에서 선택한, 자신에게 가장 알맞은 방식으로 몸을 앞으로 접는다.

자세를 유지하며 5번 깊은 호흡을 한다

4) **들숨** 머리를 들고 척추를 길게 늘인다.

5) **날숨** 아사나를 풀고 두 다리를 곧게 편다.

~빈야사~
왼쪽으로 1~5단계를 반복한다
~빈야사~

드리쉬티 ~ **발가락**

설명 – 이 자세는 발꿈치 위에 회음근을 올려놓음으로써 **물라 반다**를 자극한다. 양손을 바닥에 짚고 몸을 받치면서 천천히 윗몸을 들어 발꿈치 위에 회음근이 놓이게 한다. 발등이 바닥에 눌려 아프면 발등 밑에 얇은 방석을 깐다. 무릎이 아프면, 대신에 **자누 쉬르샤아사나** A를 반복하거나 지금은 이 아사나를 건너뛴다. **조급해하지 말자!**

Janu Sirsasana B

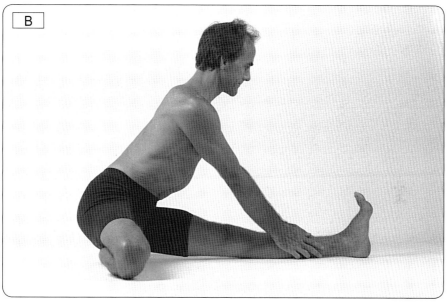

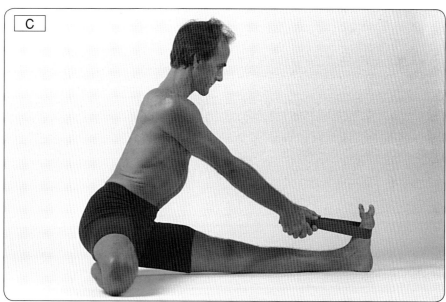

자누 쉬르샤아사나 C

자누 = 무릎   쉬르샤 = 머리

'머리를 무릎으로 향하는 자세'

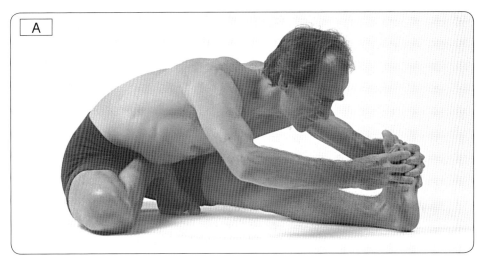

1) **날숨** 왼손으로 오른발 뒤꿈치를 잡는다. 발목을 구부린다. 오른손을 오른 발목 아래로 넣어 발을 잡는다. 발을 잡고 돌려서, 발가락 아래 불룩한 부분이 바닥에 닿게 하고, 뒤꿈치는 똑바로 위를 향하게 하며, 오른 발바닥활(오목한 부분)이 왼쪽 허벅지 안쪽에 놓이게 한다. 왼 다리를 곧게 뻗은 상태에서 두 무릎 사이는 45도를 이루게 한다. 양손으로 왼발이나 발목을 잡는다(A). 엉덩이 아래에 보조 도구를 받쳐 엉덩이를 높이면 도움이 될 것이다(B). 또는 발을 바닥으로 내리지 않은 상태에서, 준비 단계로 윗몸을 곧게 세우고 발을 돌린다(C). 이 자세도 너무 어려우면, **자누 쉬르샤아사나** A나 B를 반복한다.

2) **들숨** 척추를 길게 늘이고 지평선을 응시한다.

3) **날숨** 그리고 위에서 선택한, 자신에게 가장 알맞은 방식으로 더 들어간다.

자세를 유지하며 5번 깊은 호흡을 한다

4) **들숨** 머리를 들고 척추를 길게 늘인다.

5) **날숨** 아사나를 풀고 두 다리를 곧게 편다.

~빈야사~
왼쪽으로 1~5단계를 반복한다
~빈야사~

드리쉬티 ~ **발가락**

설명 - **이 아사나는 세심히 주의하고 알아차리면서 진행해야 한다.** 서두르지 말자! 무릎에 불편함이 느껴지면 멈추고 물러나자. 무릎에 과도한 압력을 주지 않으려면 엉덩관절(고관절)부터 회전하는 것이 중요하다. 자신에게 가장 알맞은 자세를 찾자. 경우에 따라서는 아사나를 건너뛰고 나중에 다시 도전하는 편이 좋을 수 있다는 점을 명심하자.

Janu Sirsasana C

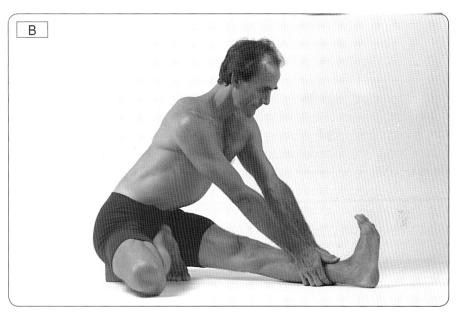

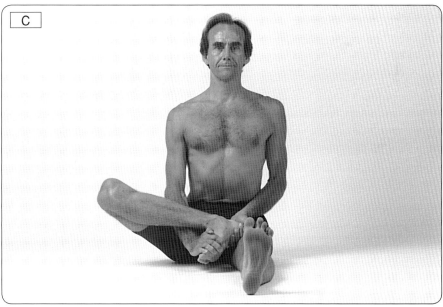

마리챠아사나 A

마리치 = 위대한 현자이자 브라흐마의 아들

'현자 마리치에게 헌정하는 자세'

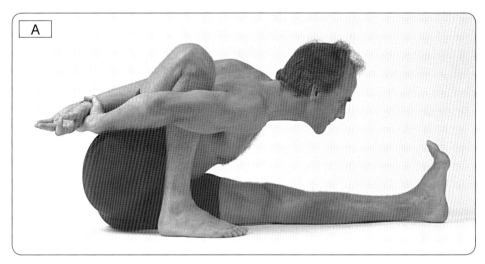

1) **날숨** 오른 다리를 굽히며, 발꿈치를 오른쪽 궁둥뼈(좌골) 가까이 가져간다. 오른 무릎은 하늘을 향하게 한다. 오른팔로 오른 다리를 두르되, 팔과 다리 사이에 반대 방향으로 작용하는 두 힘이 같아지는 지점을 지렛대로 이용한다. 양손을 등 뒤에서 잡는다. 몸을 앞으로 접는다(A). 양손을 잡을 수 없다면, 양손을 바닥에 내려놓거나(B) 양손으로 왼발을 잡거나(C) 스트랩을 이용해 등 뒤에서 양손을 연결한다(D).

2) **들숨** 척추를 길게 늘이면서 지평선을 응시한다.

3) **날숨** 그리고 위에서 선택한, 자신에게 가장 알맞은 방식으로 몸을 앞으로 접는다.

자세를 유지하며 5번 깊은 호흡을 한다

4) **들숨** 머리를 들고 척추를 길게 늘인다.

5) **날숨** 아사나를 풀고 두 다리를 곧게 편다.

~빈야사~

왼쪽으로 1~5단계를 반복한다

~빈야사~

드리쉬티 ~ **발가락**

설명 – 이 아사나로 들어가기 위한 핵심 요인은 A와 B, D 방식에서 팔과 굽힌 무릎 사이에 생성되는 동적인 힘이다. 이 자세에서 가슴을 앞으로 내밀려면 팔을 뒤로 눌러야 할 것이다. C에서는 가슴을 앞으로 뻗을 때 양 어깨를 뒤로 잡아당긴다. 네 가지 방식 모두 코 대신 복장뼈(흉골)가 전굴을 이끌게 한다. 척추를 늘여 본다. 편 다리는 힘 있게 쭉 뻗은 상태를 유지한다. 등 뒤에서 양손을 잡을 때는 언제나 '**감싸는 팔이 잡는 팔**'이다. 즉, 다리를 감싸는 쪽의 손으로 다른 손을 잡는다.

Marichyasana A

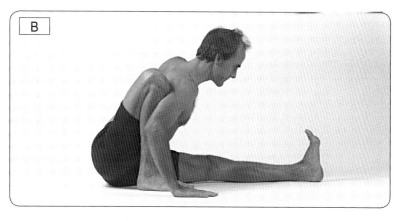

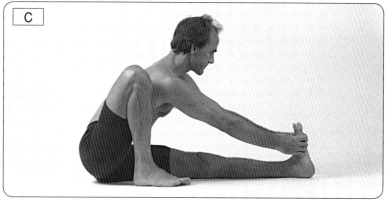

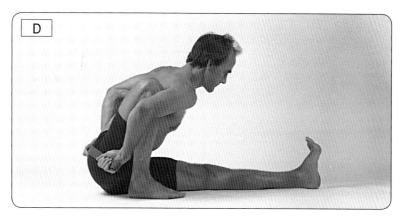

마리챠아사나 B

마리치 = 위대한 현자이자 브라흐마의 아들

'현자 마리치에게 헌정하는 자세'

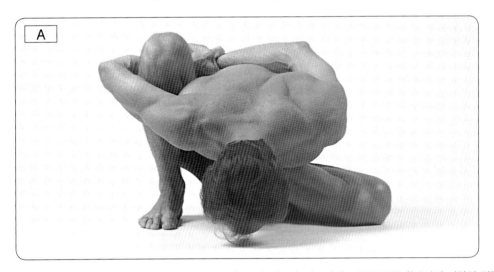

A

1) **날숨** 그리고 왼 다리로 반연꽃 자세를 취한다. 오른 무릎을 굽혀 세우며, 발꿈치가 오른쪽 궁둥뼈(좌골)와 나란히 정렬되게 한다. 왼 무릎과 오른발 사이의 공간을 열어 준다. 오른팔로 오른 다리를 감싸고, 양손을 등 뒤에서 잡는다. 몸을 앞으로 접는다(A). 만약 몸을 앞으로 접는 자세가 너무 어려우면, 등을 곧게 펴고 똑바로 앉은 상태에서 양손으로 오른 무릎을 잡는다(B). 반연꽃 자세가 너무 힘들면, 왼발을 오른발 뒤꿈치 뒤쪽 바닥에 놓는다(C). 이 모든 방식이 힘들면 **마리챠아사나 A**를 반복한다.

2) **들숨** 척추를 길게 늘이면서 지평선을 응시한다.

3) **날숨** 그리고 위에서 선택한, 자신에게 가장 알맞은 방식으로 몸을 앞으로 접는다.

자세를 유지하며 5번 깊은 호흡을 한다

4) **들숨** 머리를 들고 척추를 길게 늘인다.

5) **날숨** 아사나를 풀고 두 다리를 곧게 편다.

~빈야사~

왼쪽으로 1~5단계를 반복한다

~빈야사~

드리쉬티 ~ 코

설명 – 다리를 접어 반연꽃 자세를 취할 때는 주의를 기울이며 진행한다! 서양인들은 오랜 세월 의자에 앉아서 생활했고 양변기를 이용했기 때문에 대체로 무릎이 경직되어 있다. 자신에게 가장 알맞은 방식을 선택하자. 가슴으로 전굴을 이끌고, 가슴을 열어 주자. 몸이 들려주는 소리에 귀를 기울이고, 잘 알아차리면서 호흡하자.

Marichyasana B

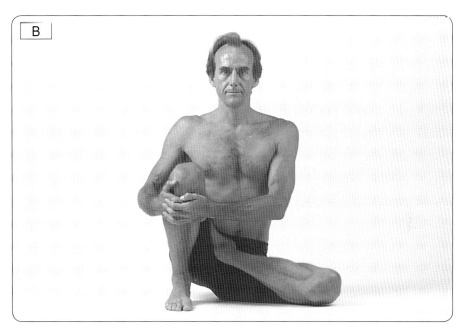

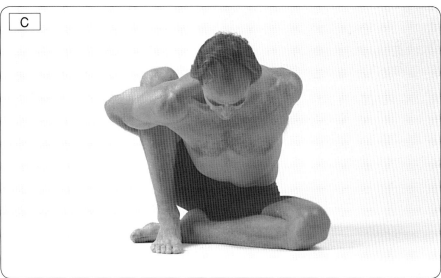

마리챠아사나 C

마리치 = 위대한 현자이자 브라흐마의 아들

'현자 마리치에게 헌정하는 자세'

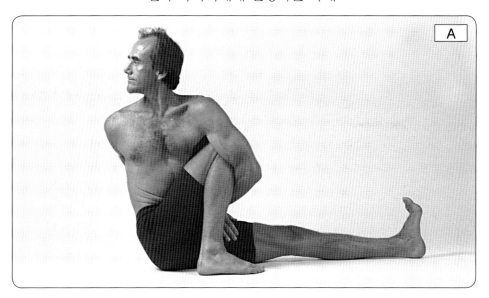

1) **날숨** 오른 무릎을 굽혀 세운다. 오른발 뒤꿈치를 오른쪽 궁둥뼈(좌골) 가까이, 또는 그 약간 바깥에 둔다. 왼팔을 오른 무릎 바깥으로 가져온다. 왼팔로 오른 무릎을 감싼다. 오른팔을 등 뒤로 돌려서 양손을 맞잡거나 왼손으로 오른손 손목을 잡는다 **(A)**. 만약 등 뒤에서 양손을 잡을 수 없으면, 오른손은 엉덩이 뒤쪽 바닥에 내려놓고, 왼팔은 굽혀서 팔꿈치로 오른 무릎 바깥쪽을 누른다**(B)**. 또는 왼손으로 오른 무릎을 잡고, 오른손은 바닥을 짚는다**(C)**.

2) **들숨** 척추를 길게 늘이고 오른 어깨 너머를 응시한다.

3) **날숨** 그리고 위에서 선택한, 자신에게 가장 알맞은 방식으로 더 들어간다.

자세를 유지하며 5번 깊은 호흡을 한다

4) **들숨** 그리고 정면을 바라본다.

5) **날숨** 아사나를 풀고 두 다리를 곧게 편다.

~빈야사~

왼쪽으로 1~5단계를 반복한다

~빈야사~

드리쉬티 ~ 어깨 너머

설명 – 몸을 비틀기 위해서는 몸을 길게 늘여야 한다. 척추를 길게 늘일수록 깊이 호흡하기가 더 쉬워질 것이다. 나선형으로 비트는 동작을 하면서 척추를 길게 늘이자. 원하는 나선형 효과를 만들어 내기 위해서는 길게 늘이고 비틀어야 하며, 팔과 무릎에서 반대 방향으로 작용하는 두 힘을 이용하면 이 과정에 도움이 된다. 편 다리는 힘 있게 쭉 뻗은 상태를 유지한다.

Marichyasana C

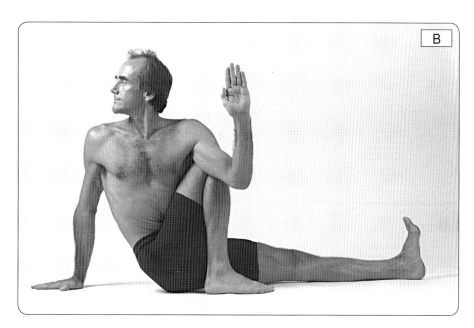

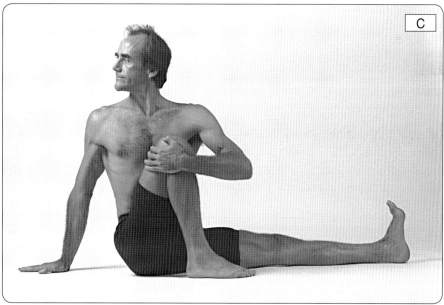

마리챠아사나 D

마리치 = 위대한 현자이자 브라흐마의 아들

'현자 마리치에게 헌정하는 자세'

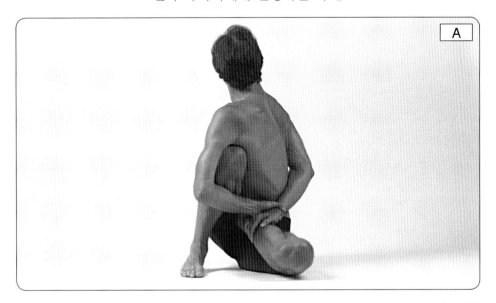

1) **날숨** 왼 다리로 반연꽃 자세를 취한다. 오른 무릎을 굽혀 세우며, 발꿈치를 오른쪽 궁둥뼈(좌골)와 나란히 정렬되는 자리에 놓거나 조금 더 넓게 벌린다. 왼 무릎을 오른발 쪽으로 당긴다. 왼팔로 오른 무릎을 감싸며 등 뒤에서 양손을 잡는다(A). 또는 왼 다리로 반연꽃 자세를 취하는 대신, 왼발을 바닥에 둔다(B). 만약 등 뒤에서 양손을 잡을 수 없다면, 등을 펴고 똑바로 앉은 상태에서 양손으로 오른 무릎을 잡는다(C). 또 하나의 방법. 왼발을 오른발 뒤꿈치 뒤쪽 바닥에 두는 것이다. 오른손은 엉덩이 뒤쪽 바닥에 내려놓고, 왼쪽 팔꿈치로 오른 무릎 바깥쪽을 누른다(D). 또는 **마리챠아사나 C**를 반복한다.

2) **들숨** 척추를 길게 늘이고, 오른쪽 어깨 너머를 응시한다.

3) **날숨** 그리고 위에서 선택한, 자신에게 가장 알맞은 방식으로 더 들어간다.

자세를 유지하며 5번 깊은 호흡을 한다

4) **들숨** 정면을 응시한다.

5) **날숨** 아사나를 풀고 두 다리를 곧게 편다.

~빈야사~
왼쪽으로 1~5단계를 반복한다
~빈야사~

드리쉬티 ~ 어깨 너머

설명 – 이 아사나를 수련할 때는 각별한 주의를 기울여야 한다! 마리챠아사나 B와 마찬가지로 무릎을 최대한 조심해야 한다. 호흡을 따른다. 자신에게 알맞은 수준의 자세를 선택하고, 몸이 들려주는 신호에 귀를 기울이자.

Marichyasana D

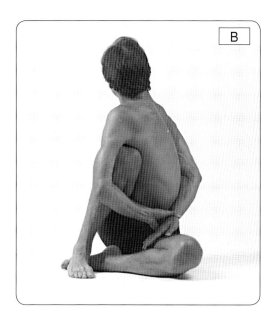

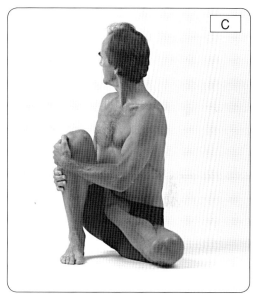

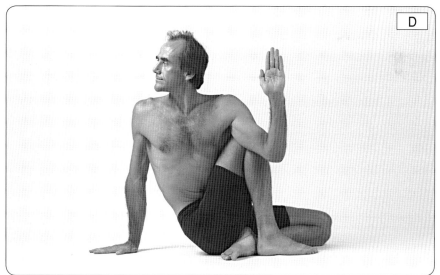

나바아사나

나바 = 보트

'보트 자세'

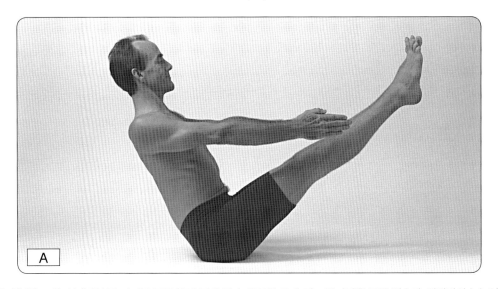

1) 들숨 양발을 모은 상태에서 두 다리를 들어 올려 곧게 편다. 발등을 곧게 펴고 발가락을 모아 뻗으며, 발가락이 눈높이에 오게 한다. 양팔을 곧게 펴서 바닥과 평행하게 하며, 양손바닥은 마주 보게 한다(A). 또는 다리를 굽히고 정강이가 양팔과 평행하게 한다(B). 양손으로 무릎 뒤쪽을 잡아 넘어지지 않게 지지해 주어도 된다(C).

자세를 유지하며 5번 깊은 호흡을 한다

2) 날숨 양손을 엉덩이 옆 바닥에 내려놓는다.
3) 들숨 몸을 들어 '들어 올리기 동작'을 취하거나(D), 물구나무서기 자세로 들어간다(E) & (F).
4) 날숨 몸을 다시 바닥으로 내린다.

1~3단계를 네 번 더 반복하여 총 다섯 번을 시행한다

~빈야사~

다운독 자세에서 다음 아사나로 들어간다

드리쉬티 ~ 코

설명 – 이 아사나에서 가장 큰 난제이자 도전 과제는 등 아랫부분을 들어 올린 상태를 유지하는 것이다. 그 부위가 바닥 쪽으로 처지는 경향이 있기 때문이다. 복부 근육과 반다들을 이용하면 등 아랫부분이 더 강하게 지지받아 안정될 것이다. 어깨를 등 쪽으로 끌어내린다. 물구나무서기 자세를 선택할 경우에는 벽을 이용해 수련해도 된다. 이때 주변의 장애물은 깨끗이 치워야 한다. 각각 다섯 번씩 호흡을 한 뒤, 들숨에 양발을 차올려 벽에 받친다. 그 뒤 날숨에 다리를 내리고, 다음 보트 자세로 들어갈 준비를 한다. 다리를 내릴 때는 복부 근육을 이용해 제어해야 한다. 만약 5회 반복이 너무 많게 느껴지면, 자신에게 알맞은 횟수로 줄인다. 이번에는 들어 올리는 부분을 건너뛰고, 시간을 두고 차차 연습해도 된다.

Navasana

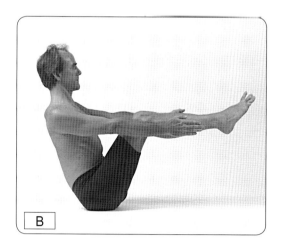

B

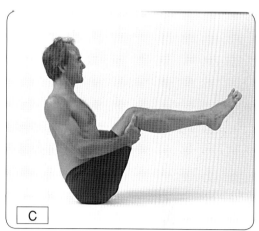

C

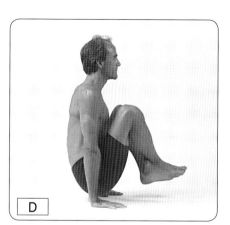

D

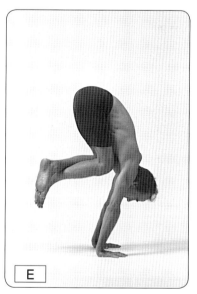

E

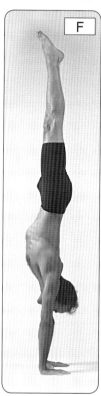

F

부자피다아사나

부자 = 팔 또는 어깨   피다 = 누르기

'어깨 누르는 자세'

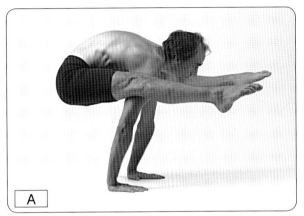

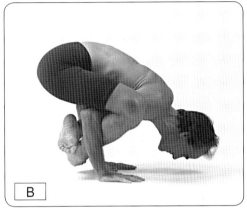

아사나로 들어가는 전환 자세다. 이 자세로 머물지 않는다.

1) **들숨** 다운독 자세에서 점프하여, 두 다리를 위팔 바깥쪽에 갖다 댄다. 이때 발등은 곧게 펴고 발가락을 모은다(A).

2) **날숨** 다리를 구부려 발목을 교차한다. 양발을 양팔 사이로 넣어 뒤로 뺀다. 머리를 낮추어, 머리와 발이 바닥 바로 위에 떠 있게 하거나(B) 머리를 바닥에 댄다(C). (A)에서 설명한 대로 점프하여 이 자세로 들어오는 동작은 상당히 어렵다. 따라서 다음의 대안 방식으로 해 볼 수 있다. 앞으로 점프하여 양발을 양손 바깥쪽 바로 옆에 둔다(D). 엉덩이를 바닥 쪽으로 내리면서 팔꿈치를 굽혀서, 다리가 팔꿈치 위에 놓이게 한다. 두 발을 서로를 향해 조금씩 움직여서 마침내 발목을 교차해 준다. 양발은 바닥에서 살짝 들린 채로 양손 앞에 있어야 하며, 팔꿈치는 굽힌 상태를 유지한다(E). 또는 양발을 양손 가까이 두고, 팔꿈치를 굽히면서 엉덩이를 낮춘 뒤 자세를 유지한다(F).

자세를 유지하며 5번 깊은 호흡을 한다

3) **들숨** 발목을 풀고 (A)처럼 두 다리를 곧게 편다.

4) **날숨** 그리고 만약 (A) 방식을 취하고 있다면, 무릎을 구부리고 발끝이 뒤를 향하게 하여 빠져나온다. 그리고 뒤로 점프하여 널빤지 자세로 들어간다. 다른 대안 자세들을 취하고 있다면, 두 발을 바닥에 내리고, 뒤로 발을 옮기거나 점프를 한다.

~빈야사~

다운독 자세에서 다음 아사나로 들어간다

드리쉬티 ~ 코

설명 - 꼭 필요한 최소한의 힘만으로 이 아사나를 수련하려면, 팔꿈치가 손꿈치 바로 위에 오도록 팔을 굽혀야 한다. 넓적다리 뒤쪽은 팔꿈치 위에 놓이게 한다. 이렇게 하면 아래팔의 뼈로 몸무게를 받칠 수 있게 되어, 몸무게가 온전히 근육에만 실리는 것을 막을 수 있다. 만약 몸을 앞으로 기울이는 자세를 선택한다면, 머리가 앞으로 기울고 발이 뒤로 향하는 동안 무게 중심의 이동을 온전히 느껴야 한다. 아래팔은 계속 바닥과 직각을 이루게 한다.

Bhujapidasana

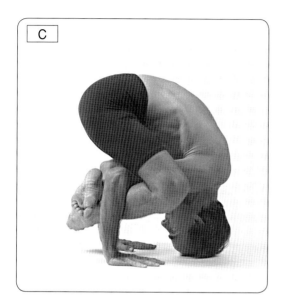

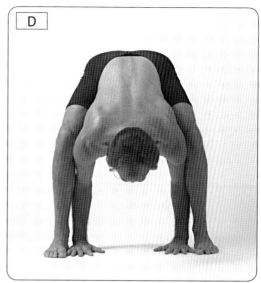

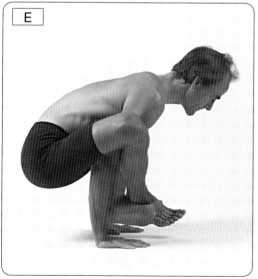

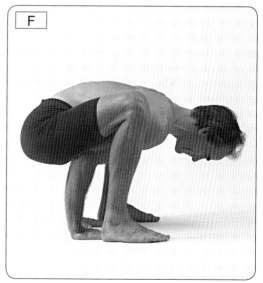

쿠르마아사나

쿠르마 = 거북

'거북 자세'

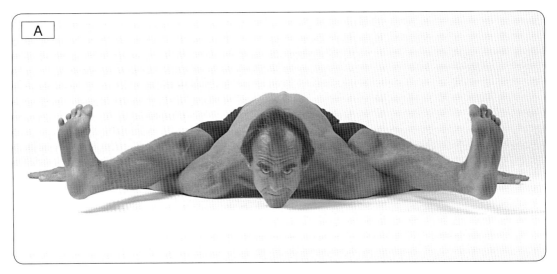

A

1) **들숨** 부자피다아사나와 같은 방법으로 들어간다. **다운독 자세**에서 점프하여 두 다리를 양팔 위에 갖다 댄다. 양발은 공중에 떠 있게 하거나, 양손 바깥의 바닥에 내려놓는다. 또는 선호하는 빈야사 방식을 선택하여 양손 사이로 발을 통과시켜 앉은 자세로 들어간다.

2) **날숨** 만약 양팔 위로 점프하여 양발이 공중에 떠 있는 경우라면, 그 상태에서 두 다리를 곧게 편 채로 가슴을 바닥으로 내린다. 발을 굽혀 세운다. 발꿈치가 들릴 때까지 무릎 위 넙다리 네 갈래근(대퇴사두근)을 조인다(A). 만약 양팔 위로 점프하여 들어오기가 너무 어려우면, 가볍게 뛰어 양발이 양손 바깥에 오게 한 뒤 앉는다. 가슴을 앞으로 내밀면서 몸을 접고, 양팔을 무릎 아래로 집어넣어 뒤로 뺀다. 이때 양팔은 어깨와 45도를 이루게 한다. 다리는 펴지 않으면서 양발을 앞으로 미끄러지듯 나아가게 한다(B). 또는 자신이 선택한 빈야사 방식을 통해 앉은 자세로 들어온 뒤, 가슴을 앞으로 내밀면서 몸을 뻗는다. 양손을 다리 아래로 넣어 양쪽 발목을 잡고, 가슴을 부드럽게 앞으로 당기되, 등 아랫부분이나 오금줄(햄스트링)이 불편하지 않게 한다 (C). 또는 양 무릎을 잡고 앞으로 뻗으면서 척추를 길게 늘인다(D).

자세를 유지하며 5번 깊은 호흡을 한다

여기에서 다음 아사나로 들어간다

드리쉬티 ~ 제3의 눈

설명 – 만약 등이 너무 팽팽하게 당겨지거나 오금줄(햄스트링)이 불편하게 느껴지면, 알맞게 느껴지는 수준까지 자세를 완화한다. 복장뼈(흉골)가 전굴을 이끌게 한다. 만약 가슴과 어깨가 바닥에 닿을 정도로 충분히 유연하면, 무릎 위 넙다리 네 갈래근(대퇴사두근)을 조여 발꿈치를 들어 올린다. **팔꿈치 뒤쪽에 압력을 가하면 안 된다.** 어깨는 무릎 아래에 둔다.

Kurmasana

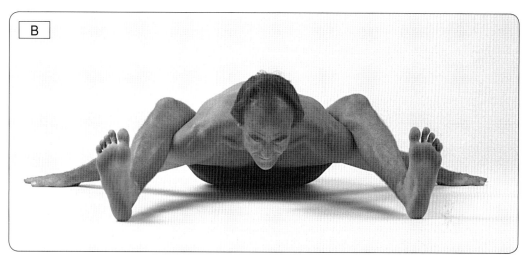

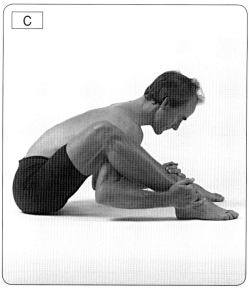

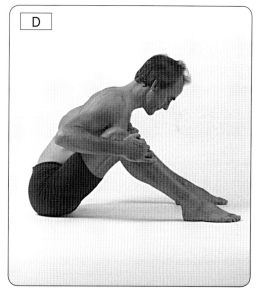

숩타 쿠르마아사나

숩타 = 잠자는   쿠르마 = 거북

'잠자는 거북 자세'

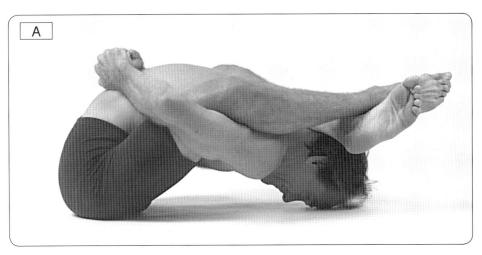

1) **들숨** 그리고 위를 바라본다. 무릎을 굽히고, 양발을 살짝 안으로 가져온다.

2) **날숨** 그리고 대단히 유연한 사람이라면, 앉아서 두 다리를 머리 뒤에 건 뒤, 이마를 바닥에 갖다 대고, 양손을 등 뒤에서 잡는다(A). 이 첫 번째 방식은 매우 어려운 자세이며, 몇 년간 수련을 해야 취할 수 있다. 대안 자세로는 다음과 같은 방식이 있다. 양발을 서로 당겨 발목을 교차하며 발은 바닥에 둔다. 그 뒤 양손을 등 뒤에서 잡는다(B). 발목을 교차하기가 너무 어려우면, 양 발바닥을 모아 바닥에 둔다. 양손이 등 뒤에서 서로 잡히지 않으면 엉덩이 옆 바닥에 둔다(C). 또는 스트랩을 이용해 양손을 연결한다(D). 아니면, 이전의 아사나를 반복할 수도 있고, 이 방식의 쿠르마아사나를 건너뛸 수도 있다.

자세를 유지하며 5번 깊은 호흡을 한다

~빈야사~

(이 빈야사를 위해서는 (E)와 (F), (G)에서 보듯이 몸을 들어서 곧게 뻗은 두 다리를 양팔의 위쪽에 갖다 댄 뒤, 양발을 뒤로 발사하듯 던진다. 또는 자신이 선호하는 다른 빈야사 방식을 선택하여 뒤로 점프하거나 기다린다.)

드리쉬티 ~ 제3의 눈

설명 – 양손을 등 뒤로 가져가려면 반드시 어깨가 무릎 아래로 이동해야 한다. 그 뒤 어깨를 회전하면 팔꿈치를 자유롭게 굽힐 수 있을 것이다. 발목을 교차하는 방식을 선택할 경우, 밑에 있는 발목은 바닥에 강하게 눌려 불편함이 느껴질 수 있다. 그럴 때는 수건이나 방석을 그 아래에 깔아 준다. 발목을 교차할 때는 엉덩관절(고관절)을 바깥으로 회전시킨다.

Supta Kurmasana

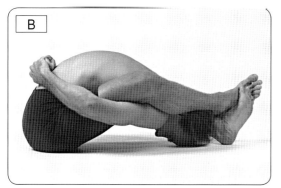

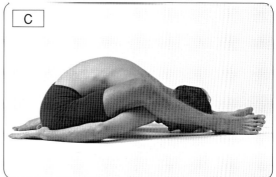

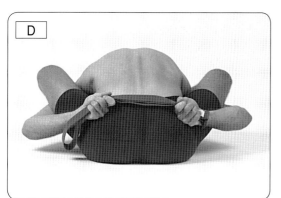

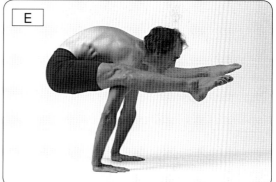

전환 자세. 이 자세로 머물지 않는다.

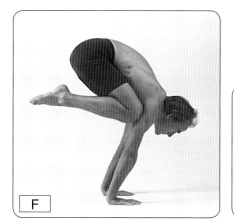

전환 자세. 이 자세로 머물지 않는다.

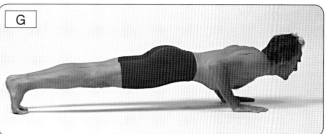

전환 자세. 이 자세로 머물지 않는다.

가르바 핀다아사나

가르바 = 자궁   핀다 = 태아

'자궁 속 태아 자세'

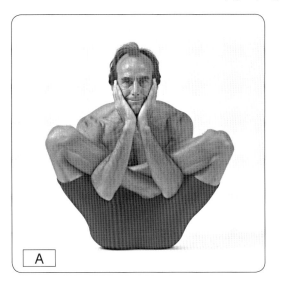

A

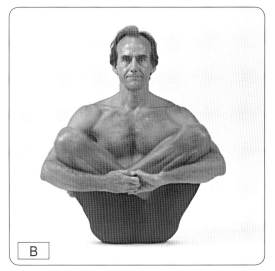

B

1) **날숨** 두 다리를 꼬아서 연꽃 자세를 취한다. 두 팔을 발 앞의 다리 틈 사이로 끼워 넣어 밖으로 뺀다. 양손으로 턱을 받친다 (A). 만약 양손을 다리 틈 사이로 끼워 넣어 밖으로 빼내기가 너무 힘들면, 두 팔로 허벅지를 감싸 양손을 맞잡는다(B). 완전한 연꽃 자세를 취하기가 너무 힘들면, 오른발을 왼쪽 허벅지 위에 올려 반연꽃 자세를 취한다. 그리고 양팔로 넓적다리를 감싼다(C). 반연꽃 자세도 너무 어려우면, 다리만 교차하고 양손으로 발목을 잡는다(D).

2) **들숨** 자신에게 가장 알맞은 방식을 취한 채로 똑바로 앉는다.

자세를 유지하며 5번 깊은 호흡을 한다

3) **날숨** 날숨에 뒤로 구르고, 들숨에 앞으로 구른다. 구를 때마다 조금씩 회전하면서 시계방향으로 원을 그리며 나아간다. 여덟 번 구르며 나아가서 다시 앞으로 돌아온다.

4) **들숨** 앞으로 굴러 양손으로 바닥을 짚고 몸을 들어 올린다. 양손으로 균형을 잡는다. 이 자세를 **쿡쿠타아사나**라고 한다. (A1), (B1), (C1), (D1)은 이 아사나의 첫 번째 단계에서 선택한 구르기 방식과 각각 짝을 이룬다. 알맞은 방식을 선택한다.

자세를 유지하며 5번 깊은 호흡을 한다

5) **날숨** 아사나를 풀고 두 다리를 곧게 편다.

~빈야사~

드리쉬티 ~ 코

설명 – 앞뒤로 구를 때는 척추 자체가 아닌 척추 양옆의 근육으로 구르는 것이 중요하다. 구를 때 불편함이 느껴지면, 매트 위에 매트나 담요를 한 겹 더 깔아 준다. 호흡을 이용하면 구르는 동작에 도움이 된다. **구르기 전에 주변 공간을 잘 살펴본다.**

Garbha Pindasana, Kukkutasana

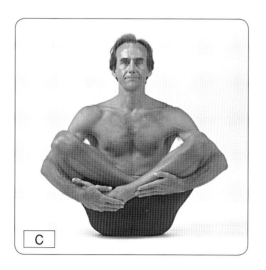

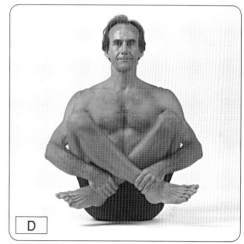

Kukkutasana / 쿡쿠타 = 수탉
A1에서 D1까지

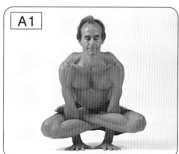

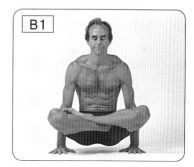

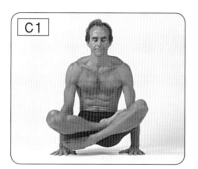

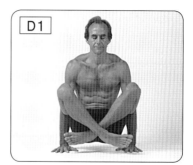

밧다 코나아사나
밧다 = 묶은   코나 = 각도
'묶은 각 자세'

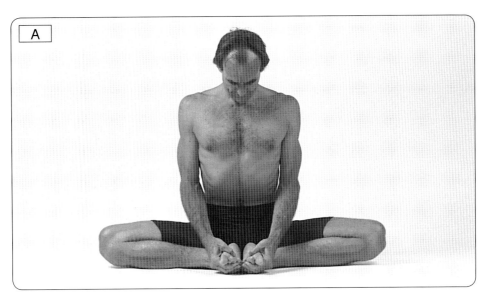

1) **날숨** 양발을 서혜부(사타구니) 쪽으로 끌어당긴다. 엄지손가락으로 발바닥을, 나머지 네 손가락으로 발등을 잡는다. 발을 열고 무릎을 바닥 쪽으로 내린다(A). 만약 발을 열거나 무릎을 낮추기가 너무 힘들면, 양쪽 발바닥이 맞닿게 두고, 손으로 발등을 잡는다(B). 보조 도구를 받쳐 엉덩이를 높일 수도 있다(C). 이 모든 방식에서 턱을 가슴으로 당기고 똑바로 앉는다.

자세를 유지하며 5번 깊은 호흡을 한다

2) **들숨** 그리고 턱을 든다. 지평선을 응시한다.

3) **날숨** 몸을 앞으로 접는다. 가슴은 발 쪽으로, 턱은 바닥 쪽으로 내린다(D). 또는 바닥을 향해 할 수 있는 만큼만 앞으로 뻗어서 내린다.(E). 또는 (A)나 (B), (C)를 반복한다.

자세를 유지하며 5번 깊은 호흡을 한다

4) **들숨** 윗몸을 세워 앉는다.

5) **날숨** 발을 풀고 다리를 곧게 편다.

~빈야사~

드리쉬티 ~ 코

설명 – 발바닥을 여는 동작은 엉덩관절(고관절)을 여는 동작과 서로 협력한다. 무릎을 낮추는 동작은 엉덩관절(고관절)의 움직임에서부터 시작된다. 이렇게 협력하는 움직임은 더 적은 노력으로도 더 많은 자유를 허용한다. 또 하나의 협력 관계는, 아래로 향하는 발을 손으로 잡아당기는 동작과, 가슴을 들어 올려 등 아랫부분을 늘여 주는 동작 사이에 있다. 척추 아랫부분이 무너지지 않도록 주의한다.

Baddha Konasana

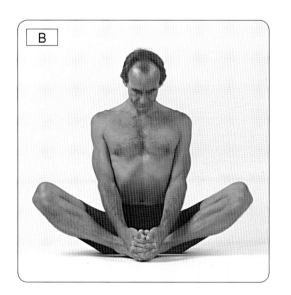

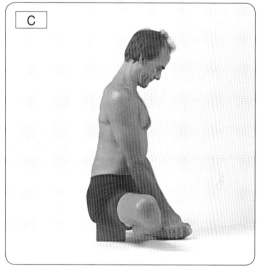

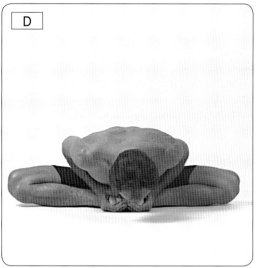

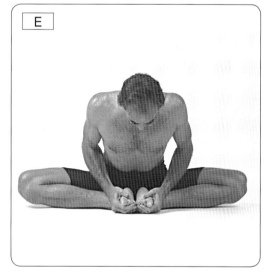

우파비쉬타 코나아사나
우파비쉬타 = 앉은 코나 = 각도
'앉은 각 자세'

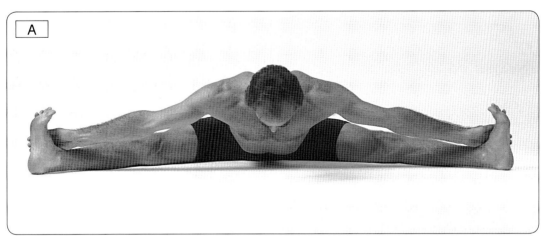

1) **날숨** 두 발을 넓게 벌리면서 다리를 곧게 편다. 양손으로 양쪽 발날을 잡는다. 몸을 앞으로 접으면서 가슴과 턱을 바닥으로 내린다(A). 발을 잡기가 너무 힘들면, 정강이나 발목을 잡는다(B). 양손으로 다리 사이의 바닥을 짚어 몸을 지지하거나(C) 스트랩을 이용해 발을 잡을 수도 있다(D).

2) **들숨** 척추를 길게 늘이면서 지평선을 응시한다.

3) **날숨** 그리고 위에서 선택한, 자신에게 가장 알맞은 자세로 더 들어간다.

자세를 유지하며 5번 깊은 호흡을 한다

4) **들숨** 고개를 들어 지평선을 응시한다.

5) **날숨** (A) 방식을 취하고 있다면, 잡는 위치를 바꾸어 양손으로 엄지발가락을 잡는다. 다리는 계속 곧게 편다. (B) 방식을 취하고 있다면, 다리를 구부려 양손으로 발가락을 잡는다. (C) 방식에서는 자세를 푼다.

6) **들숨** 발과 다리로 바닥을 밀어내면서 두 다리를 번쩍 들어 올려 궁둥뼈(좌골)로 균형을 잡는다. 동시에 머리와 몸통을 하늘을 향해 들어 올린다. 발은 계속 손으로 잡고 있는다(E).

자세를 유지하며 5번 깊은 호흡을 한다

7) **날숨** 아사나를 풀고 발을 바닥에 내려놓는다.

~빈야사~

드리쉬티 ~ 제3의 눈

설명 – (A) 방식에서 몸을 앞으로 접을 때, 무릎이 바닥 쪽으로 돌아가도록 허용하지 않고 계속 천장을 향하게 하는 것이 중요하다. 모든 방식에서 다리는 힘 있게 뻗은 상태를 유지해야 한다. 복장뼈(흉골)는 전조등처럼 똑바로 앞을 비추게 한다. 자신이 선택한 방식의 자세를 즐기자.

Upavishta Konasana

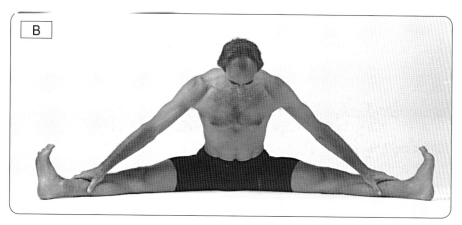

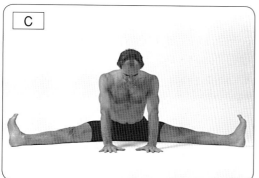

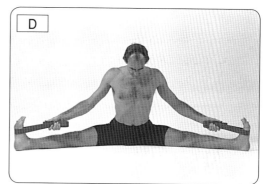

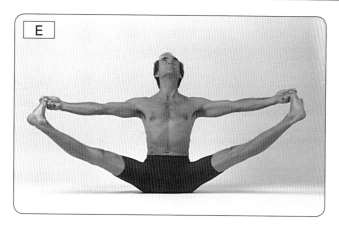

숩타 코나아사나
숩타 = 잠자는 코나 = 각도
'잠자는 각 자세'

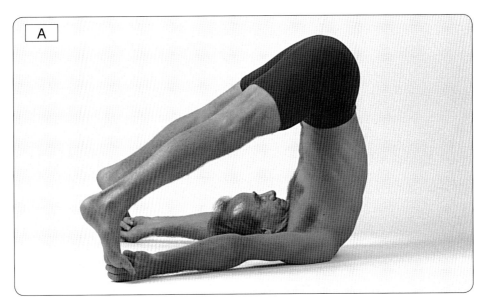

1) **날숨** 어깨를 바닥에 대고 뒤로 구르며 양발을 넓게 벌려서 머리 위쪽 바닥에 내린다. 양손의 두 손가락으로 한쪽씩 엄지발가락을 잡는다(A). 만약 발을 바닥에 댄 채로 엄지발가락을 잡을 수 없다면, 발이 공중에 떠 있는 상태에서 발목을 잡거나(B) 엉덩이는 바닥에 두고 다리만 들어 올린다. 발목이나 발가락을 잡는다(C). 또는 엉덩이를 들어 올리고 무릎을 굽힌다(D).

자세를 유지하며 5번 깊은 호흡을 한다

2) **들숨** 등으로 굴러 몸을 일으킨다. 궁둥뼈(좌골)로 균형을 잡는다(E). 필요하면 올라올 때 무릎을 굽힐 수도 있다.

3) **날숨** 그리고 다리를 바닥으로 내려 몸을 앞으로 접는다. 이때 발꿈치가 아니라 종아리 근육이 먼저 바닥에 닿게 한다(F).

참고 - 다리를 내려 착지할 때 발꿈치가 바닥에 쾅 부딪치지 않게 하려면 오금줄(햄스트링)이 상당히 유연해야 한다. 처음에는 무릎을 굽힌 채로 제어하면서 발을 천천히 내리거나, 발에서 손을 떼고 같은 방식으로 내리는 편이 더 효과적이고 안전하다.

4) **들숨** 고개를 들어 지평선을 바라본다.

5) **날숨** 아사나를 푼다.

~빈야사~

드리쉬티 ~ 코

설명 - 이 이사나를 할 때는 목에 가해지는 압력을 알아차리며 주의해야 한다. (A)와 (B) 방식에서는 등을 들어 올리고 양쪽 어깨를 서로를 향해 끌어당기는 상태를 유지한다. 이렇게 해야 목이 바닥에 눌리는 것을 피할 수 있으며, 등 아랫부분도 보호할 수 있다. 반다들을 적용하여 지지를 강화한다.

Supta Konasana

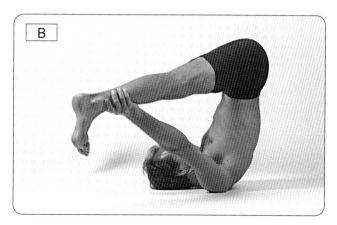

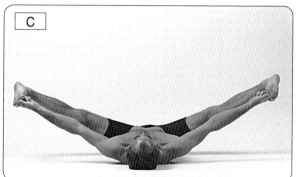

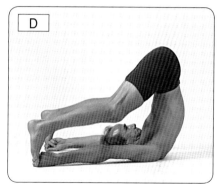

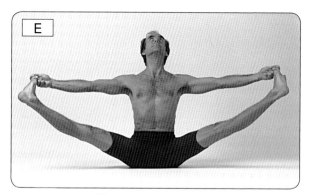

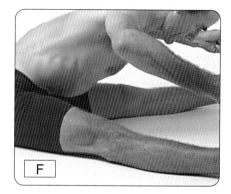

전환 자세. 이 자세로 머물지 않는다.

숩타 파당구쉬타아사나 A

숩타 = 잠자는   파다 = 발   앙구쉬타 = 엄지발가락

'잠자는 엄지발가락 자세'

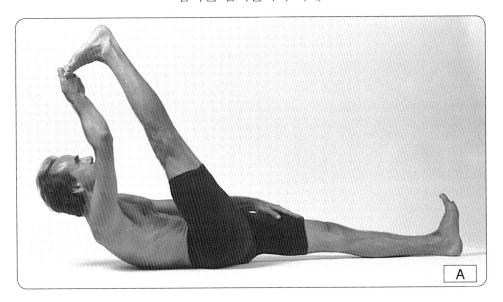

A

1) **날숨** 등을 바닥에 대고 눕는다.

2) **들숨** 두 다리를 곧게 뻗은 상태에서 오른 다리를 들어 올려 두 손가락으로 엄지발가락을 잡는다. 왼손은 왼쪽 넓적다리 위에 얹어 놓는다(A). 발가락을 잡기가 너무 힘들면, 발목을 잡아도 된다(B). 스트랩을 이용해 발을 잡을 수도 있다(C). 모든 방식에서 왼손은 왼 무릎을 향해야 한다.

3) **날숨** 가슴을 다리 쪽으로 들어 올리며, 머리가 바닥에서 떨어지게 한다. (A), (B), (C) 방식 가운데 자신에게 가장 알맞은 자세를 선택하여 다리를 잡는다.

자세를 유지하며 5번 깊은 호흡을 한다

4) **들숨** 머리와 어깨를 바닥으로 내린다.

여기에서 숩타 파당구쉬타아사나 B로 들어간다

드리쉬티 ~ **발가락**

설명 – 이 아사나는 세 단계로 진행된다. 이 첫 번째 단계에서 가슴을 올리고 머리를 바닥에서 드는 목적은 복부 근육들을 쓰고 반다들을 활성화하기 위해서다. 여기에서는 두 가지 동작이 동시에 일어난다. 가슴과 머리는 들어 올리지만, 동시에 다리는 윗몸 쪽으로 잡아당긴다. 왼 다리는 힘 있게 뻗은 상태를 유지한다. 양쪽 발꿈치로는 누르고, 발가락은 몸 쪽으로 당기며, 발바닥 위쪽 불룩한 부분은 살짝 앞으로 밀어낸다. 무릎 위 넓다리 네 갈래근(대퇴사두근)을 수축하면서 오금줄(햄스트링)을 이완한다. 호흡이 계속 자연스럽게 이어지게 한다. 복부 근육을 쓸 때는 충분한 숨을 들이쉴 수 있도록 배꼽의 윗부분을 유연하게 유지한다.

Supta Padangusthasana A

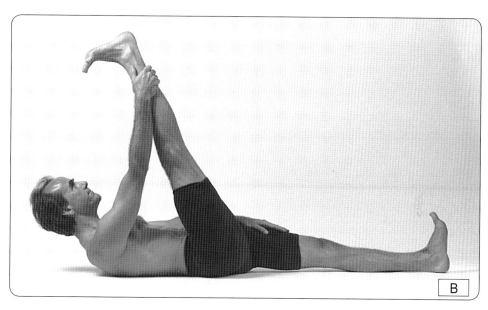

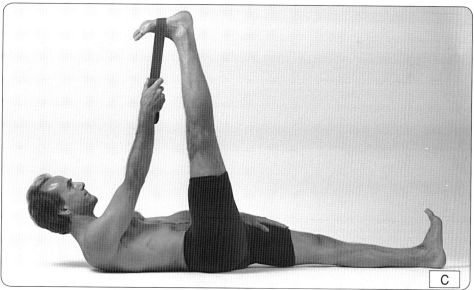

숩타 파당구쉬타아사나 B

숩타 = 잠자는   파다 = 발   앙구쉬타 = 엄지발가락

'잠자는 엄지발가락 자세'

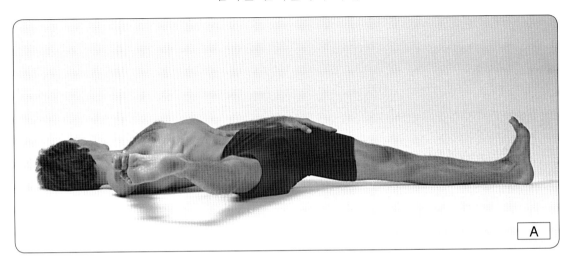

A

1) **날숨** 오른 다리를 오른쪽 바닥으로 내려서 엉덩관절(고관절)을 열어 준다. 이때 다리를 곧게 편 채로 발가락 잡은 자세를 유지한다. 왼손은 왼쪽 넓적다리 위에 얹은 채로, 고개를 반대 방향으로 돌려 옆을 응시한다(A). 만약 이전 아사나에서 발목을 잡고 있는 상태라면, 이제 오른 다리를 구부려 오른쪽 바닥으로 내려 열어 주면서 무릎을 잡을 수 있다(B). 스트랩을 이용해 발을 잡고 있는 경우라면, 스트랩을 잡은 상태로 다리를 바닥으로 내린다(C).

자세를 유지하며 5번 깊은 호흡을 한다

2) **들숨** 오른 다리를 들어 중앙으로 다시 가져온다.

여기에서 숩타 파당구쉬타아사나 C로 들어간다

드리쉬티 ~ 옆

설명 – 선 자세의 **웃티타 하스타 파당구쉬타아사나**를 떠올려 보면, **숩타 파당구쉬타아사나**는 똑같은 과정을 단지 누운 자세로 진행한다는 것을 알게 될 것이다. 이는 두 가지 아사나의 일부 동작에 동일한 기준이 적용됨을 의미한다. 다리를 옆으로 내릴 때, 양쪽 엉덩관절(고관절)이 평평한 상태를 유지하여, 한쪽이 다른 쪽보다 높이 들리지 않게 해야 한다. 서혜부 안쪽을 더 열어 주기 위해 양쪽 발꿈치까지 쭉 뻗어 준다. 옆으로 뻗은 다리는 무릎이 안쪽으로 돌아가지 않도록 한다. 양쪽 어깨가 바닥에서 뜨지 않도록 노력한다. 다리를 내릴 때면 반대쪽 엉덩이가 바닥에서 들리는 경향이 있다. 다리가 바닥에서 뜨지 않도록 노력해야 한다. 양쪽 엉덩이가 바닥에 닿아 있는 상태를 유지할 수 있는 정도로만 다리를 내린다.

Supta Padangusthasana B

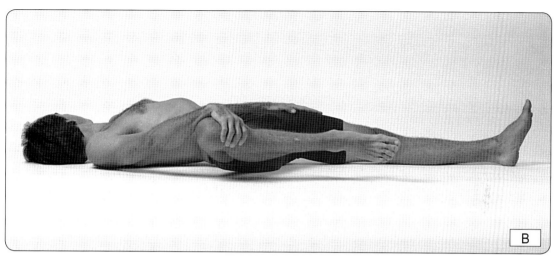

B

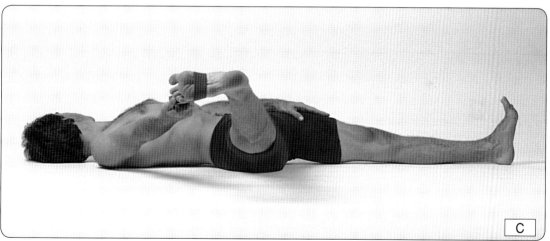

C

숩타 파당구쉬타아사나 C

숩타 = 잠자는   파다 = 발   앙구쉬타 = 엄지발가락

'잠자는 엄지발가락 자세'

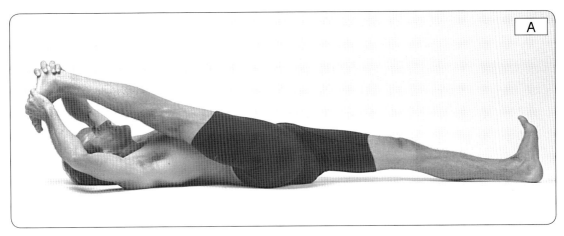

주의 – **숩타 파당구쉬타아사나 C**는 프라이머리 시리즈에서 제외되기도 하고, 코를 무릎에 갖다 대는 동작으로 대체된 뒤 다음 아사나로 넘어가기도 한다(이 아사나는 **숩타 트리비크람아사나**라고도 불리며 어드밴스드 시리즈에 있다).

1) 날숨 머리를 바닥에 두고 양손으로 오른발을 잡는다. 왼 다리는 계속 쭉 뻗으면서, 오른발을 오른 귀 바깥쪽으로 바닥을 향해 잡아당긴다(A). 첫 번째 방식의 자세를 취하려면 오금줄(햄스트링)이 매우 유연해야 한다. 따라서 발목이나 무릎 뒤쪽을 잡거나(B) 다리를 구부려 무릎을 잡고 가슴 쪽으로 당겨도 된다(C). 스트랩을 이용할 때는 양손으로 스트랩을 잡는다(D).

자세를 유지하며 5번 깊은 호흡을 한다

2) 들숨 그리고 당기는 동작을 조금 완화한다.

3) 날숨 그리고 오른 다리를 왼 다리 옆 바닥으로 내린다.

왼쪽으로 숩타 파당구쉬타아사나 A와 B, C의 모든 단계를 반복한다

~차크라아사나~

(차크라아사나는 특별한 방법의 연결 빈야사다. 122~123쪽의 설명을 참고한 뒤 시행한다)

드리쉬티 ~ 발가락

설명 – **숩타 파당구쉬타아사나 A**에서는 가슴과 머리를 들어 올리지만, 여기에서는 머리를 바닥에 두고 다리를 머리 쪽으로 가져온다. 오금줄(햄스트링)을 늘인 상태를 유지하려면, 엉덩관절(고관절)이 바깥으로 회전되지 않게 하는 것이 중요하다. 오른 무릎은 바닥이나 어깨를 똑바로 향하고 있어야 한다. 직전 아사나에서처럼 양쪽 넙다리 네 갈래근(대퇴사두근)을 수축하고, 양쪽 발가락을 몸 쪽으로 잡아당긴 상태를 유지하면서 양쪽 발꿈치를 길게 내뻗는다. 비록 가슴을 들어 올려 복부 근육을 조이지는 않더라도, 반다들을 계속 충분히 적용하고 있어야 한다. 그러면 등 아랫부분을 지지하는 데 도움이 될 것이다. 가슴이 열려 있게 하고, 호흡이 자유롭게 흐르게 하자.

Supta Padangusthasana C

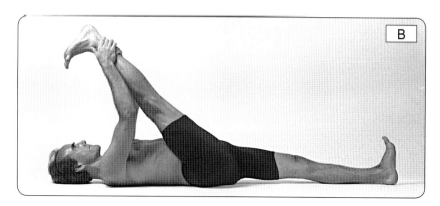

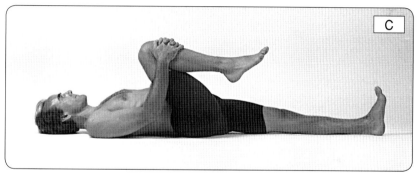

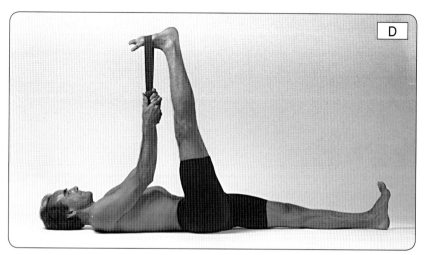

차크라아사나

차크라 = 원 또는 바퀴

'바퀴 자세'

지금까지 차크라아사나를 시도해 본 적이 한 번도 없거나 목에 문제가 있는 경우에는 이 빈야사 방법을 생략하고, 앞에서 설명한 앉은 자세에서 뒤로 점프하여 들어가는 여러 가지 방법 중 하나를 적용해야 한다.

차크라아사나는 프라이머리 시리즈에서 두 번 행한다. 첫 번째는 **숩타 파당구쉬타아사나** 다음이고, 두 번째는 **세투 반다아사나** 다음이다. 그리고 마치는 자세에서는 **우따나 파다아사나** 다음에 행한다. 이 빈야사 방법은 타이밍과 탄력, 자신감과 모험심이 요구된다. **이 자세는 충분한 자격을 갖춘 지도자에게 배워야 한다.** 차크라아사나가 처음이거나 너무 어렵게 느껴지면, 앞서 제시한 점프 빈야사들 가운데 선호하는 방식으로 대체해도 된다. 이미 지도자에게 배우면서 수련해 본 사람들을 위해 차크라아사나를 더 잘하는 데 도움이 될 만한 몇 가지 설명을 덧붙이고자 한다. 차크라아사나는 기본적으로 호흡과 반다들을 결합한, 뒤로 구르는 공중제비 동작이다. 이제부터 ~차크라아사나~ 라고 표기된 부분을 발견하면, 여기에서 설명하는 방법을 이용하거나, 일반적인 ~빈야사~ 방식 가운데 한 가지를 골라 적용하면 된다는 점을 기억하자.

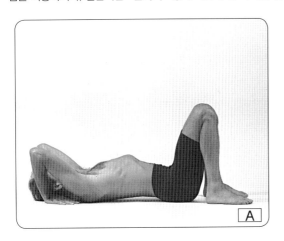
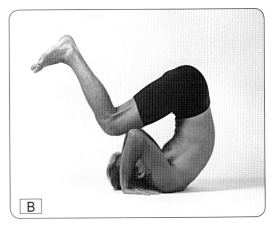

1단계 – 등을 대고 눕는다. 양손을 뒤로 넘겨 손바닥으로 어깨 아래 바닥을 짚는다. 손가락은 발을 향하게 한다. 후굴 자세를 준비하듯 발꿈치를 엉덩이 쪽으로 당긴다(A).

2단계 – 엉덩이를 들어 올리면서 무릎을 가슴 쪽으로 끌어당긴다. 발이 머리 위쪽 바닥을 향하게 한다. 턱을 계속 가슴 쪽으로 밀어 넣는다(B). **고개를 한쪽으로 돌리지 않는다.**

3단계 – 무게 중심이 어깨 위로 이동되는 것이 느껴지면, 양손으로 바닥을 단단히 누르면서 밀어낸다. **이 단계가 차크라아사나에서 가장 중요하다.** 이 밀어내는 동작은 몸무게를 목으로부터 손으로 이동시킬 것이다(C).

4단계 – 무릎을 구부린 상태에서 양발로 착지해, 짧은 다운독 자세를 만든다(D).

5단계 – 앞을 향해 양손으로 가볍게 뛰거나(E) 걸어서(F) **차투랑가 단다아사나**로 들어간다(G).

다른 연결 빈야사와 마찬가지로 업독 자세와 다운독 자세를 거쳐 앉은 자세로 돌아온다

Chakrasana

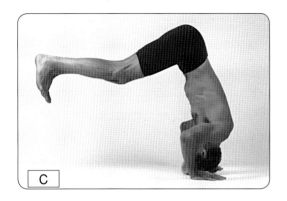

C

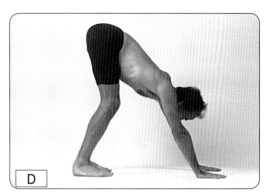

D

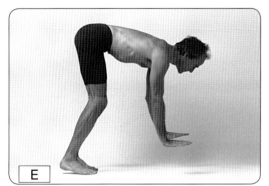

E

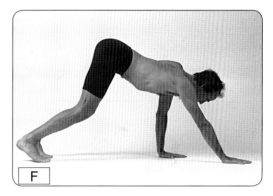

F

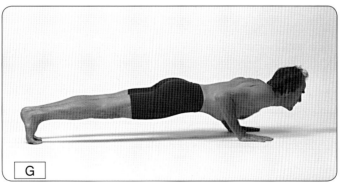

G

우바야 파당구쉬타아사나

우바야 = 양쪽　파다 = 발　앙구쉬타 = 엄지발가락

'양쪽 엄지발가락 자세'

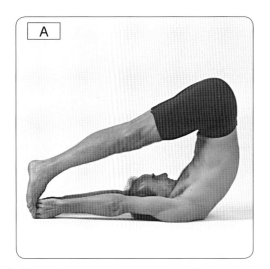

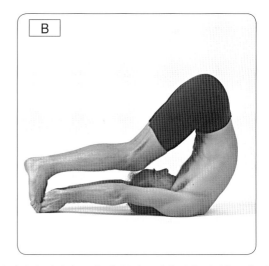

1) **날숨** 어깨를 바닥에 대고 뒤로 굴러, 양발을 머리 위쪽 바닥에 내린다. 엉덩이를 하늘을 향해 들어 올린다. 양발을 모은 상태에서 양손의 두 손가락으로 한쪽씩 엄지발가락을 잡는다(A). 만약 다리를 곧게 편 채로 있기가 너무 힘들면, 다리를 살짝 구부려서 발가락을 잡거나(B) 스트랩을 이용해서 발을 잡는다(C). 엉덩이를 높이 들어 올리기가 너무 힘들면, 엉덩이를 바닥에 둔 채로 다리를 구부려 발날을 잡는다(D).

2) **들숨** 자신이 선택한 자세에서 등으로 굴러 올라온 뒤 궁둥뼈(좌골)로 균형을 잡는다. 다리와 팔을 곧게 뻗고 양손으로 발가락을 잡은 상태에서 균형을 잡는다(E). 또는 다리를 살짝 구부리거나(F) 스트랩으로 발을 잡은 상태에서 균형을 잡는다(G).

자세를 유지하며 5번 깊은 호흡을 한다

3) **날숨** 아사나를 풀고 발을 바닥으로 내린다.

~빈야사~

드리쉬티 ~ 코

설명 – 굴러서 올라올 때는 발과 손 사이에서 반대 방향으로 작용하는 힘을 이용해 몸을 앞으로 끌어당긴다. 손으로 잡아당기는 힘보다 좀 더 강하게 발로 밀어 주면, 몸이 앞으로 넘어갈 수 있는 힘이 생길 것이다. 궁둥뼈(좌골)가 바닥에 닿는 순간, 추진력을 줄여 균형을 잡는다. 다리를 곧게 편 채로 이 동작을 하기는 어렵다. 다리를 조금 구부리거나, 발꿈치를 엉덩이 쪽으로 당겨 내리면 균형을 잡는 데 도움이 될 것이다. 일단 균형을 잡았다면, 그 다음의 도전 과제는 등 아랫부분이 무너지지 않게 하는 것이다. 여기에서도 손과 발 사이 서로 당기고 미는 힘을 이용할 수 있지만, 이번에는 반대 방향으로 작용하는 두 힘이 같아지게 하여 멈춤의 순간(부동점)을 찾아야 한다. 반다들의 적용과 양 어깨를 뒤로 잡아당기는 힘이 결합된 이러한 동작은 등 아랫부분이 들려서 펴지게 할 것이다. 허리뼈 부위를 더 강하게 지지하려면, 복장뼈(흉골)가 동작을 이끌게 하는 편이 가장 좋다.

Ubhaya Padangusthasana

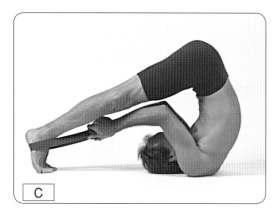

C

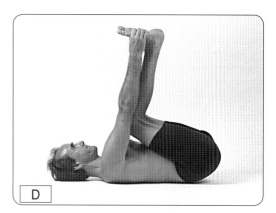

D

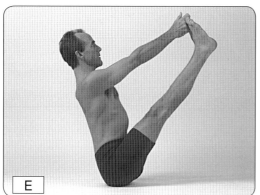

E

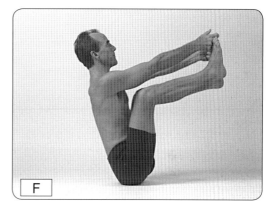

F

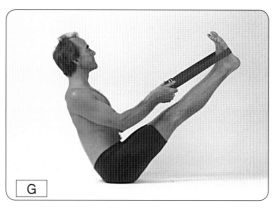

G

우르드바 무카 파스치모따나아사나

우르드바 = 위로 향한   무카 = 얼굴

파스치마 = 서쪽의   우따나 = 강하게 늘인

'위로 향해 등 강하게 늘인 자세'

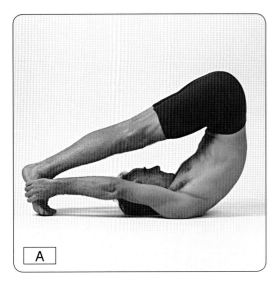

A

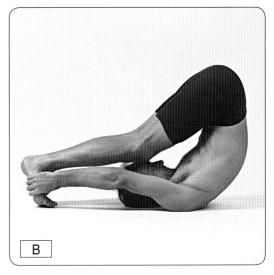

B

1) **날숨 우바야 파당구쉬타아사나**와 마찬가지로 어깨를 바닥에 대고 뒤로 구른다. 이번에는 발가락을 잡는 대신 발날을 잡는다(A). 다리를 곧게 펴고 있기가 너무 힘들면, 조금 구부리거나(B) 스트랩을 이용해 발을 잡는다(C). 엉덩이를 바닥에서 들어올리기가 너무 어려우면, 엉덩이를 바닥에 둔 채로 다리를 구부려 발날을 잡는다(D).

2) **들숨** 자신이 선택한 자세에서 등으로 굴러 올라와 궁둥뼈(좌골)로 균형을 잡는다. 허리 접기 자세를 취하고 있는 다이빙 선수처럼 발등을 곧게 편 상태에서 가슴과 다리를 붙이거나(E) 다리의 뒷부분을 잡거나(F) 스트랩을 이용해 양발을 잡는다(G).

자세를 유지하며 5번 깊은 호흡을 한다

3) **날숨** 아사나를 풀고 발을 바닥에 내린다.

~빈야사~

드리쉬티 ~ 발가락

설명 – 앞으로 구를 때는 이전 아사나와 마찬가지로, 다리를 곧게 펴거나 구부린 상태에서 등으로 굴러 올라온다. 궁둥뼈로 균형을 잡을 때도 이전 아사나와 같은 역학이 적용된다. 여기에서 다른 점은 가슴과 다리를 서로 더 끌어당긴다는 것이다. 그 결과 뒷다리 근육이 더욱 강하게 늘어날 것이다. 이 자세가 너무 힘들면, 당분간은 자세를 그만두고 **우바야 파당구쉬타아사나**에서 알맞은 자세를 선택하여 반복한다. 반다들을 충분히 적용하고 양손으로 잡아당긴다. 복장뼈(흉골)를 들어 올린다. 어깨를 등 쪽으로 내려서 귀와 멀어지게 한다. 발가락을 응시하기 위해 머리를 지나치게 뒤로 젖힐 필요는 없다. 목만을 이용하기보다는 눈을 이용하자.

Urdhva Mukha Paschimottanasana

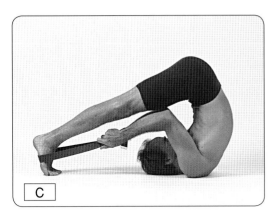

C

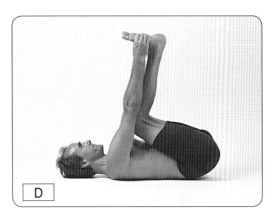

D

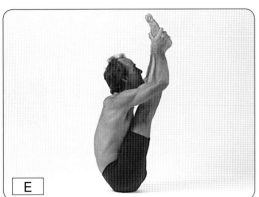

E

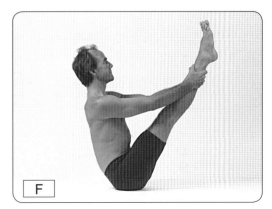

F

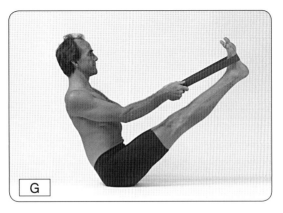

G

세투 반다아사나

세투 = 다리   반다 = 결박 또는 수축

'다리 자세'

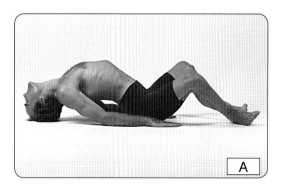

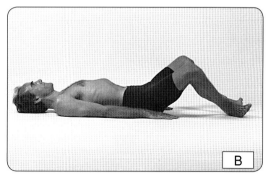

1) **날숨** 바닥에 등을 대고 눕는다. 무릎을 굽혀 발을 엉덩이 쪽으로 1/3쯤 당긴다. **'찰리 채플린'**처럼 발꿈치를 맞대고 양발을 밖으로 벌려, 양쪽 발날이 바닥에 닿게 한다. 무릎을 바닥 쪽으로 내린다. 팔꿈치로 바닥을 누르면서 가슴을 들어 올려 등을 활처럼 구부린다. 머리를 뒤로 젖혀 정수리가 바닥에 닿게 한다(A). 또는 머리와 등을 바닥에 그대로 둔다(B).

2) **들숨** (A) 자세에서부터 숨을 들이쉰다. 발로 **밀면서** 엉덩이를 바닥에서 들어 올린다. 정수리를 바닥에 댄 채 뒤로 굴리며, 가능하면 이마까지 바닥에 닿게 한다. 양손을 반대쪽 어깨에 올리며 가슴에서 팔꿈치를 교차시켜 정자세를 취한다(C). 또는 양손을 머리 옆 바닥에 짚어 몸을 받쳐 준다(D). 머리를 젖히는 대신, (B) 자세에서 어깨를 바닥에 그대로 둔 채 엉덩이만 들어 올린 뒤, 양손을 깍지 끼고 양팔로 바닥을 누르거나(E) 양손으로 엉덩이를 받친다(F).

자세를 유지하며 5번 깊은 호흡을 한다

3) **날숨** 아사나를 풀고 팔꿈치를 내리며 몸을 바닥으로 낮춘다. 발로 **당긴다.** 턱을 가슴으로 당기면서 엉덩이를 발꿈치 쪽으로 가져간다.

~차크라아사나~

122~123쪽에서 선택한 방식을 따르거나, 선호하는 점프 빈야사를 행한다

드리쉬티 ~ 코

이것은 프라이머리 시리즈의 마지막 아사나다.
이렇게 프라이머리 시리즈는 아쉬탕가 '샌드위치'의 '속'을 채운다.
여기에서 208쪽의 마치는 자세로 이어진다.

설명 – 이 아사나는 각별히 조심하며 진행해야 한다! 이 자세는 목의 근력과 안정성이 요구된다. 목에 어떤 문제가 있다면, 지금은 이 아사나를 건너뛰거나, 어깨를 바닥에 댄 채로 하는 방식을 이용하는 것이 좋다. 만약 정자세에 도전해 보고 싶다면, (D)와 같이 먼저 양손으로 지지하는 연습을 하면서 자신감과 근력을 키워 본다. 인내심을 갖자. 몸이 들려주는 소리에 귀를 기울이자.

Setu Bandhasana

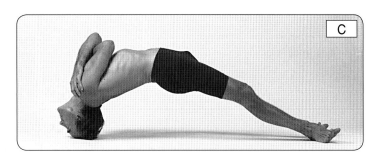

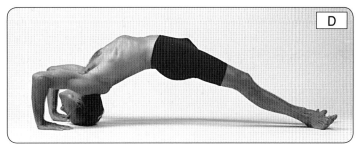

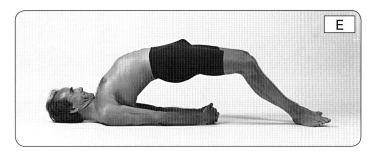

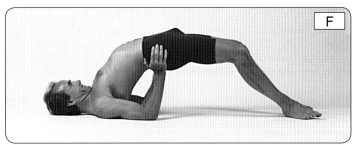

집중

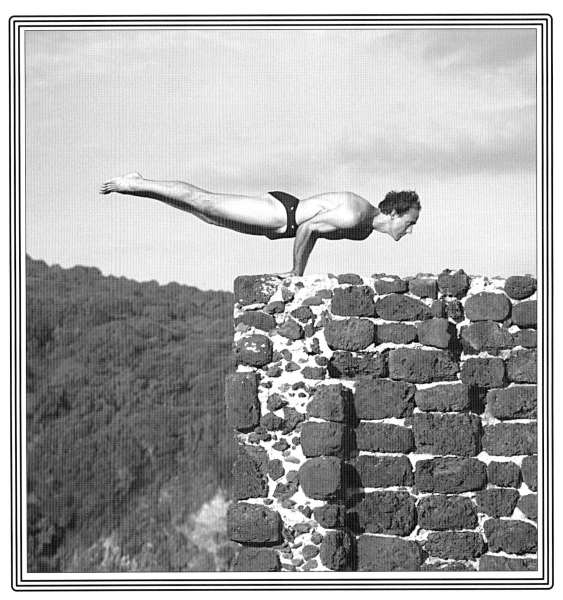

마유라아사나
인터미디어트 시리즈
데이비드 스웬슨 ~ 하와이 마우이

나디 쇼다나
'신경의 정화'

아쉬탕가 요가의 인터미디어트 시리즈를 나디 쇼다나(Nadi Shodana)라고 하는데, **'신경의 정화'**라는 뜻이다. 인터미디어트 시리즈에 **'신경의 정화'**라는 용어를 쓰는 이유는 이 시리즈가 후굴 아사나에 중점을 두기 때문이다. 우리의 척추는 신경 중추를 보호하고 있다. 척추를 구부리고 비틀어 주면, 신체적 수준에서는 유연함이 유지되고 향상되며, 미묘한 수준에서는 에너지 통로들이 열려서 프라나가 자유롭게 흐를 수 있다. 이러한 정화와 조율 작용은 아쉬탕가 요가의 네 가지 시리즈 모두에서 각각 일어난다. 인터미디어트 시리즈는 특히 척추와 골반, 엉덩관절(고관절)의 에너지 관련 부위에 중점을 둔다. 프라이머리 시리즈는 인터미디어트 시리즈로 나아가기 위한 토대를 마련하고, 인터미디어트 시리즈는 어드밴스드 시리즈를 위한 토대를 준비한다. 이런 식으로 아쉬탕가 요가의 전체 체계가 함께하여 마치 요가식 '라자냐'[3] 요리처럼 하나로 완성된다. 각 단계는 층층마다 다음 단계를 위해 수련생을 준비시킨다.

인터미디어트 시리즈에는 이 시리즈를 처음 접하는 수련생도 쉽게 시도해 볼 수 있는 아사나들이 많이 있다. 인터미디어트 시리즈를 탐험하다 보면, 아사나들이 논리적으로 배열되어 있다는 것을 알아차리게 될 것이다. 프라이머리 시리즈를 반드시 '마스터'해야만 인터미디어트 시리즈에 들어갈 수 있느냐는 질문을 가끔 받는다. 우리 중 누구도 어떤 아사나나 시리즈 또는 체계를 마스터할 수는 없다. 열흘을 수련했든 십 년을 수련했든 평생을 수련했든, 우리는 저마다 자신의 '수련'이라고 부르는 것을 행할 뿐이다. 우리가 배움을 향한 마음의 문을 닫아 버리지 않는 한, 얻을 수 있는 지식에는 한계가 없다. 만약 우리가 성장의 가능성을 차단해 버린다면, 우리는 새로운 정보나 통찰을 흡수하지 못하며, 지식은 우리의 촘촘한 외피 속으로 스며들지 못한 채 흘러내리고 말 것이다.

인터미디어트 시리즈에 처음 들어가는 수련생에게 내가 제안하는 일반적인 지침은 프라이머리 시리즈의 흐름을 충분히 숙지하고 있어야 한다는 것이다. 그래서 이 시리즈를 수련하는 동안 다음 순서의 아사나를 기억해 내기 위해 비디오나 책, 테이프나 도표와 같은 외부 정보를 참고할 필요가 없어야 한다. 그리고 당연히 전체 프라이머리 시리즈를 처음부터 끝까지 중단 없이 이어 나갈 수 있어야 한다. 아사나의 깊이보다 중요한 것은 자신의 수준에 맞게 아사나에 다가가는 방법을 아는 것이다. 이는 자신의 직관을 따르라는 뜻이다. 호흡 안에서 온전히 깨어 있는 상태를 유지하자. 자신이 요가를 하는 목적을 계속 인식하자. 만약 그러한 영역 안에 계속 머무를 수 있다면, 어떤 시리즈를 수련하든 통찰과 내적인 앎으로 가득 차게 될 것이다. 한 번의 붓질이 쌓여 그림이 완성되듯이, 수련은 한 번에 한 호흡만큼 성장한다. 수련을 하면서 하나하나의 호흡 안에서 기쁨을 발견하자. 그리고 자신의 모습이 펼쳐지는 것을 지켜보면서 즐거움을 느끼자.

---

3 여러 장의 직사각형 파스타를 속 재료와 함께 층층이 쌓아 오븐에 구워 하나의 요리로 만드는 이탈리아의 파스타 요리 — 옮긴이

주의 – 인터미디어트 시리즈에는 다운독 자세에서 앉은 자세로 연결해 들어가지 않는 빈야사가 꽤 있다. 이러한 경우들은 각각 충분히 설명되어 있다. 들어감이나 나감에 대해 따로 언급하지 않으면, 평소에 하던 빈야사를 통해 앉은 자세로 들어간 뒤 다음 아사나를 준비한다.

파샤아사나

파샤 = 올가미

'올가미 자세'

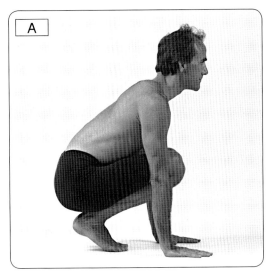 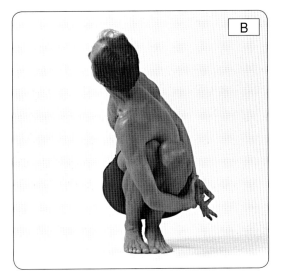

61쪽에 있는 선 자세의 마지막 자세를 마친 뒤

인터미디어트 시리즈로 들어온다

1) **들숨** 다운독 자세에서부터 숨을 들이쉰다. 양발을 앞으로 가져와 쪼그리고 앉은 자세를 취한다(A).

2) **날숨** 왼쪽 팔꿈치를 오른 무릎 바깥으로 가져와서 왼팔로 오른 무릎을 감싼다. 양손을 등 뒤에서 잡은 뒤, 발꿈치를 바닥 쪽으로 누른다(B). 만약 양발 뒤꿈치를 바닥에 댄 채로 균형을 잡을 수 없다면, 매트를 말아서 발꿈치 밑에 받친다. 등 뒤에서 양손을 잡기는 매우 어려울 것이다. 그런 경우에는 스트랩을 이용해 양손을 연결한다(C). 왼쪽 팔꿈치를 바깥쪽 다리의 바깥 으로 가져가는 대신에 무릎 사이로 넣어서 한쪽 다리만 감쌀 수도 있다(D). 또는 양발 뒤꿈치를 바닥에서 뗀 채로 왼쪽 팔꿈치 를 오른 무릎 바깥에 갖다 댄 뒤, 두 손바닥을 마주 대고 누르면서 몸을 뒤쪽으로 비튼다(E).

자세를 유지하며 5번 깊은 호흡을 한다

3) **들숨** 시선을 돌려 가운데를 응시한다.

4) **날숨** 반대 방향으로 **2단계**를 반복한다. (이 아사나의 양 방향 사이에는 빈야사가 없다).

자세를 유지하며 5번 깊은 호흡을 한다

5) **들숨** 가운데를 응시한다.

6) **날숨** 아사나를 푼다.

~빈야사~

드리쉬티 ~ 옆

Pashasana

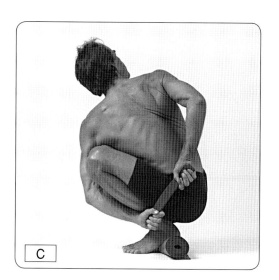

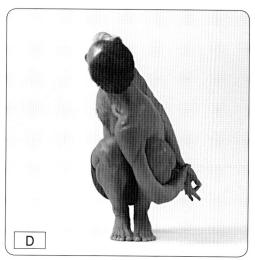

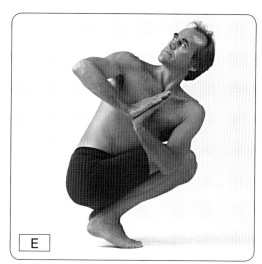

설명 – 무릎 바깥쪽과 감싸는 팔 또는 팔꿈치 사이에 반대 방향으로 작용하는 두 힘을 이용하여 척추를 길게 늘인다. 궁둥뼈 (좌골)를 아래로 떨어뜨리고 정수리까지 윗몸을 길게 늘인다. 시선은 몸을 늘여 주는 방향을 따라야 한다. 뒤쪽의 어깨 너머로 멀리 바라본다. 충분히 호흡하기 위해서는 몸통을 길게 늘이는 것이 중요하다.

크라운차아사나

크라운차 = 왜가리

왜가리 자세

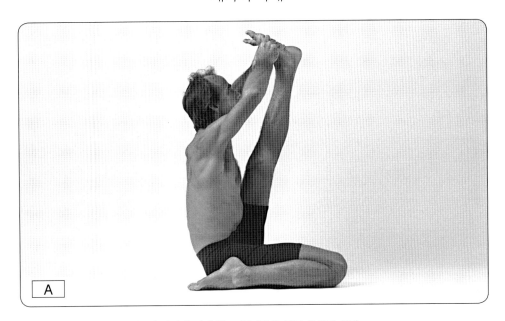

A

1) **날숨** 오른 다리를 뒤로 굽힌다. 발등이 바닥에 닿게 하고, 발가락은 뒤를 향하게 한다.

2) **들숨** 양손으로 왼발을 잡고, 다리를 곧게 펴서 위로 들어 올린다. 발가락은 위를 향하게 한다.

3) **날숨** 가슴을 들어 올리고, 정강이를 턱 쪽으로 잡아당긴다(A). 만약 다리를 곧게 펴기가 너무 힘들면, 다리를 조금 구부린 채로 자세를 취한다(B). 또는 블럭이나 방석 위에 앉아 엉덩이를 높이면, 굽힌 다리에 가해지는 압력을 줄일 수 있다(C).

자세를 유지하며 5번 깊은 호흡을 한다

4) **들숨** 팔을 앞으로 펴서 자세를 살짝 풀어 준다.

5) **날숨** 아사나를 완전히 풀고, 두 다리를 곧게 편다.

~빈야사~

왼쪽으로 1~5단계를 반복한다

~빈야사~

다운독 자세에서 다음 아사나로 들어간다

드리쉬티 ~ **발가락**

Krounchasana

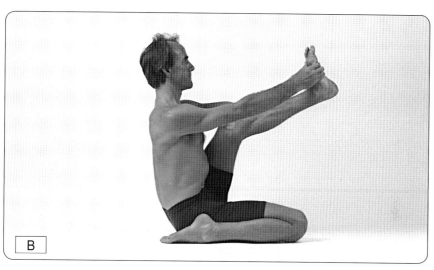

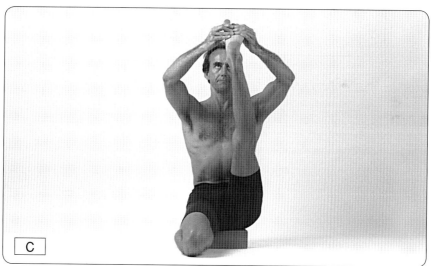

설명 – 이 자세에서는 등 아랫부분이 무너지기 쉽다. 이를 피하기 위해서는 반다들에 최대한 의식을 집중해야 한다. 아랫배 부위를 조여 주면 등 아랫부분이 계속 지지받을 것이다. 이렇게 지지하는 동작을 더 강화하려면, 양손으로는 들어 올린 발을 잡아당기면서, 양발로는 그 힘에 맞서 밀어낸다. 가슴을 들어 올려서 가슴 중앙이 발가락을 비추게 한다. 이 자세에 숙달되면, **다운독 자세**에서 오른 다리를 뒤로 굽힌 채로 점프 스루를 하여 **크라운차아사나**로 곧장 들어갈 수 있을 것이다.

샬라바아사나 A

샬라바 = 메뚜기

'메뚜기 자세'

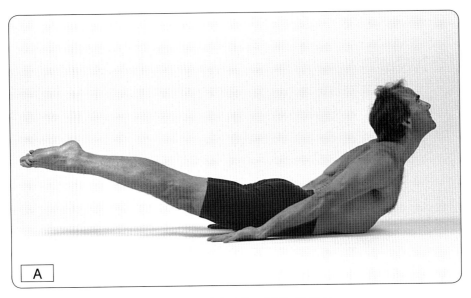

A

다음에 나올 몇 가지 자세는 다운독 자세에서,

앉은 자세로 들어가는 빈야사 없이, 바로 다음 아사나로 들어간다.

이처럼 들어가는 특별한 경우에는 그때마다 별도로 설명할 것이다.

1) **날숨** 그리고 **다운독** 자세에서 배를 바닥에 대고 엎드린다.

2) **들숨** 가슴과 양발을 들어 올린다. 손등은 바닥에 댄다. 양발은 계속 붙인다(A). 만약 가슴과 양발을 동시에 들어 올리기가 너무 어려우면, 발은 바닥에 두고 가슴만 들거나(B) 한 번에 한 발씩 번갈아 들어 올린다(C). 만약 (C) 방식을 선택한다면, 각 발을 든 채로 다섯 번 호흡을 한다.

자세를 유지하며 5번 깊은 호흡을 한다

여기에서 다음 아사나로 들어간다

드리쉬티 ~ 코

Shalabhasana A

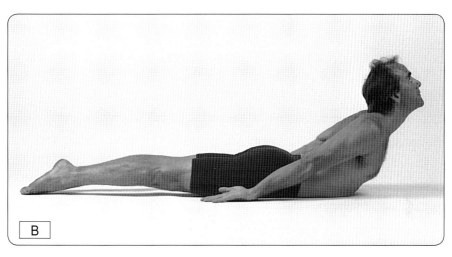

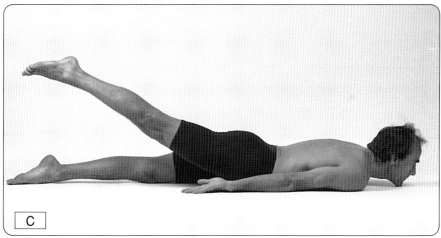

설명 – 이 아사나는 등 아랫부분을 강화하는 데 아주 좋다. 많은 물리치료사들은 등 아랫부분의 통증을 호소하는 사람들에게 이와 비슷한 자세를 처방한다. 바닥을 누르는 골반에서 불편함이 느껴지면, 골반 아래에 얇은 방석이나 수건을 깔아 주면 통증이 완화될 것이다. 손등으로 바닥을 누르면 가슴을 더 높이 들어 올릴 수 있다. 이러한 동작은 어깨도 더 들어 올려 줄 것이다. 어깨를 뒤로 당기면 가슴이 활짝 열려 있을 수 있다. 이 아사나의 가장 큰 도전 과제는 양발을 붙인 채로 있는 것이다. 양발은 흔히 서로 떨어지려 하기 때문이다. 다리 안쪽의 모음근(내전근)을 서로 모아서 양발이 붙어 있게 한다.

샬라바아사나 B

샬라바 = 메뚜기

'메뚜기 자세'

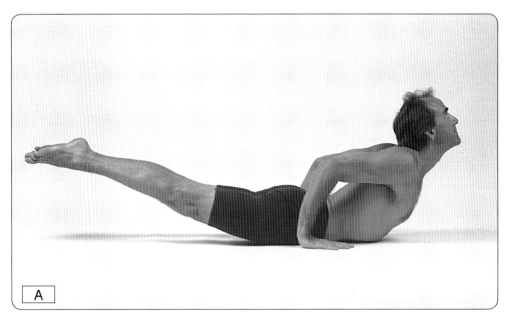

A

1) **들숨** 팔꿈치를 굽히며 양손을 허리 쪽으로 가져온다. 손바닥으로 바닥을 짚고, 손가락이 정면을 향하게 한다. 이전 아사나보다 가슴을 좀 더 높이 들어 올린다(A). 만약 양손을 허리 옆에 두기가 너무 힘들면, 팔을 앞으로 뻗어서 손을 앞쪽 바닥에 두어도 된다(B). 또는 다리를 바닥에 내려놓고, 팔뚝과 손바닥으로 앞쪽 바닥을 짚어서 지지를 강화해 줄 수도 있다(C).

자세를 유지하며 5번 깊은 호흡을 한다

2) **날숨** 가슴과 발을 바닥으로 내리고 손을 어깨 아래로 가져와서 아사나를 푼다.

~빈야사~

다운독 자세에서 다음 아사나로 들어간다

드리쉬티 ~ 코

Shalabhasana B

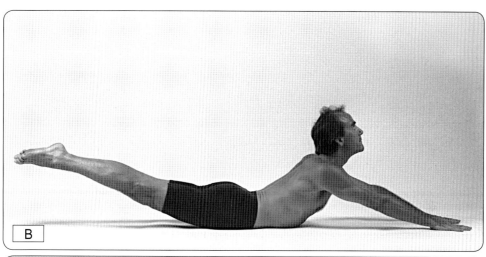

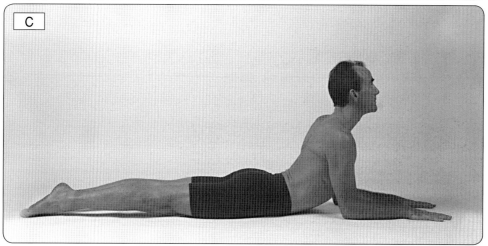

설명 – **샬라바아사나** B의 목적은 손바닥으로 엉덩이 옆 바닥을 누르는 동작을 통해 직전 아사나보다 가슴을 더 높이 들어 올리는 것이다. 가슴을 들면서 양발도 계속 들어 올린다. 양팔로 바닥을 밀면서 윗몸을 높이 들어 올리고 싶은 유혹이 들 수 있는데, 너무 밀면 윗몸이 **업독 자세** 가까이 올라간다. 그렇게 높이 올릴 필요는 없다. 이 자세에서 양손을 어깨 아래가 아니라 허리 근처에 두는 이유는 그 때문이다. 통증이 느껴지지 않는 한, 등 근육을 주요 지지 수단으로 이용한다. 하지만 통증이 느껴지면 자세를 적절히 풀어 주는 것이 좋다. 몸의 오른편과 왼편에 균등한 힘을 부여하여, 한쪽이 다른 쪽보다 더 높이 들리지 않게 한다. 필요하면 **샬라바아사나** A를 마치고 B로 들어가기 전에 몸을 바닥에 내려 쉬어 준다.

베카아사나

베카 = 개구리

'개구리 자세'

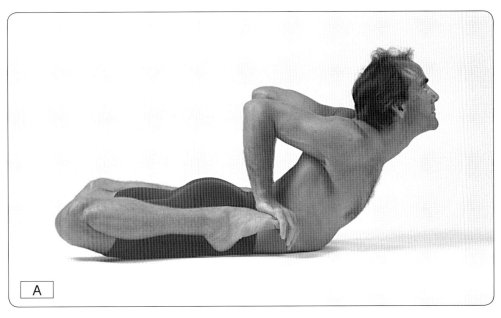

A

1) **날숨** 그리고 **다운독 자세**에서 배를 바닥에 대고 엎드린다. 무릎을 구부려 발을 엉덩이 바깥 바닥 쪽으로 당긴다. 양손으로 양발을 잡되, 손가락이 발가락처럼 앞쪽을 향하게 한다. 팔꿈치는 하늘을 향하게 하고, 발을 바닥 쪽으로 누르면서 가슴을 들어 올린다(A). 처음에는 (A)처럼 양발을 바닥 쪽으로 누르기가 몹시 힘들 것이다. 그럴 때는 (B)처럼 한 발씩 차례로 눌러 준다. 또는 동시에 양발을 잡지만, 손가락이 발가락을 향하는 대신 무릎을 향하게 하며, 양발을 바닥 쪽으로 적당히 눌러 준다 (C).

자세를 유지하며 5번 깊은 호흡을 한다

2) **날숨** 아사나를 푼다

~빈야사~
다운독 자세에서 다음 아사나로 들어간다

드리쉬티 ~ 코

Bhekasana

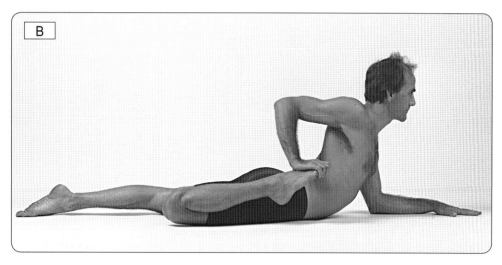

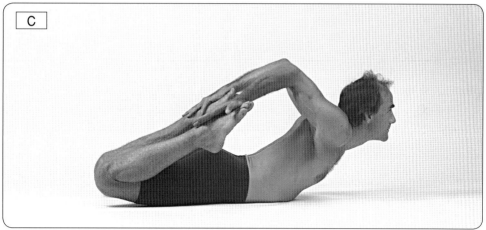

설명 – 이 아사나에서는 무릎을 조심해야 한다. 발등은 똑바로 하늘을 향하게 하면서, 발꿈치를 바닥 쪽으로 움직여야 한다. **발가락이 바깥으로 돌아가서 엉덩이와 멀리 떨어진 곳을 향하지 않도록 주의한다.** 발가락이 바깥으로 돌아가면, 무릎 안쪽이 긴장되어 부상의 위험이 따르기 때문이다. 근육의 신장은 무릎 위 넙다리 네 갈래근(대퇴사두근)과 무릎 앞쪽에서 일어나야 한다. 통증이나 불편함이 느껴지면 즉시 아사나를 풀어 준다. 자신의 몸에 가장 알맞은 방식을 선택한다. 이 아사나에서 또 하나의 동작은 가슴 부위를 들어 올리고 가슴을 여는 것이다. 손으로 발을 내리누르는 동작을 이용하여 가슴을 더 들어 올린다. 어깨는 등 뒤로 굴려 내려 준다.

다누라아사나

다누라 = 활

'활 자세'

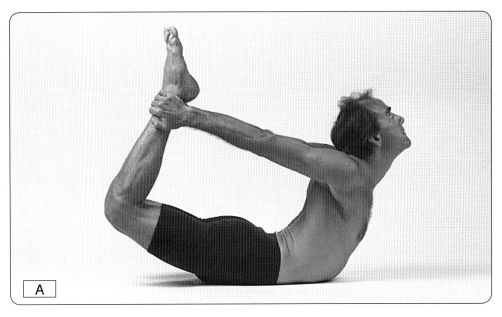

A

1) **날숨** 그리고 **다운독 자세**에서 배를 바닥에 대고 엎드린다. 무릎을 굽혀 손으로 발목을 잡는다.

2) **들숨** 두 무릎을 붙이고 양발을 모은 상태에서, 발목을 뒤로 밀어내는 동시에 팔로 발목을 잡아당기면서 가슴을 높이 들어 올린다(A). 만약 두 다리를 모으고 있기가 너무 힘들면, 편안하게 느껴질 때까지 다리를 벌려 주고, 가슴과 무릎은 바닥에서 떨어져 있게 한다(B). 또는 무릎을 바닥에 둔 상태에서 가슴만 들어 올린다(C).

자세를 유지하며 5번 깊은 호흡을 한다

여기에서 다음 아사나로 들어간다

드리쉬티 ~ 코

설명 – 이 아사나 역시 가슴을 열어 주고 등을 강화하는 데 아주 좋다. 여기에서 들어 올리기의 비결은 손과 발목 사이에서 반대 방향으로 작용하는 두 힘이 만들어 내는 역학이다. 발로 밀어내는 동시에 팔로 들어 올리면, 가슴이 저절로 열리기 시작한다. **다누라아사나**를 취하는 동안 에너지가 확장되는 것을 경험할 수 있는데, 이것은 놀라운 느낌을 선사한다. 여기에서 팔은 활시위(활줄)와 같고, 몸은 활 자체와 같다. 척추를 따라 정수리까지 뻗어 나가는 에너지는 화살과 같다. 목에 긴장이 느껴지면, 턱을 가슴 쪽으로 내려 완화해 준다. 드리쉬티는 목이 너무 뒤로 젖혀지지 않도록 도울 것이다.

Dhanurasana

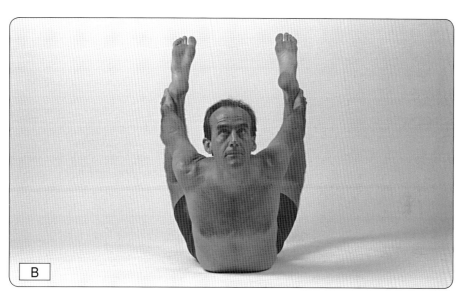

B

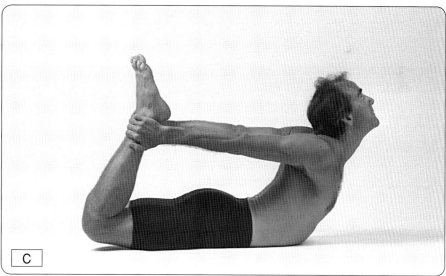

C

파르쉬바 다누라아사나

파르쉬바 = 측면   다누라 = 활

'옆으로 활 자세'

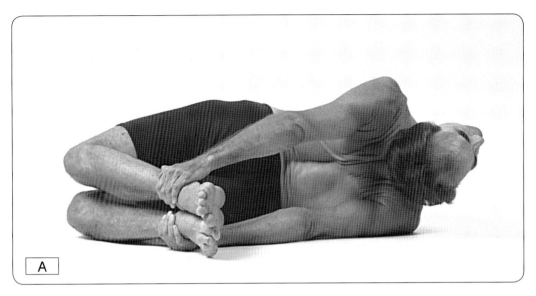

A

1) **날숨** 양쪽 발목을 잡고 있는 상태에서 오른쪽으로 굴러, 오른 어깨가 바닥에 놓이게 한다. 무릎을 포개고 가슴을 활짝 연 상태로 등을 활처럼 뒤로 구부리며 가슴을 최대한 확장한다(**A**). 무릎은 떼고 양발만 서로 닿게 할 수도 있다(**B**). 또는 왼 다리를 오른 다리 위에 얹어서 (**A**)처럼 발목이 서로 닿고 무릎이 포개지게 하지만, 발목과 손 사이에 반대 방향으로 작용하는 두 힘을 풀어 주어 활시위(활줄)를 조금 느슨하게 해 준다(**C**).

자세를 유지하며 5번 깊은 호흡을 한다

2) **들숨** 왼쪽으로 몸을 굴려 복부가 바닥에 오게 한다.

3) **날숨** 왼쪽으로 몸을 굴려 왼쪽 어깨가 바닥에 오게 한다.

자세를 유지하며 5번 깊은 호흡을 한다

4) **들숨** 오른쪽으로 몸을 굴려 복부가 바닥에 오게 하여 **다누라아사나**로 머문다.

자세를 유지하며 5번 깊은 호흡을 한다

다누아사나의 세 가지 방식 가운데 하나를 반복한다

자세를 풀어 주기 전에 자세를 유지하며 5번 호흡을 한다

5) **날숨** 아사나를 푼다.

~빈야사~

다운독 자세에서 다음 아사나로 들어간다

드리쉬티 ~ 코

Parsva Dhanurasana

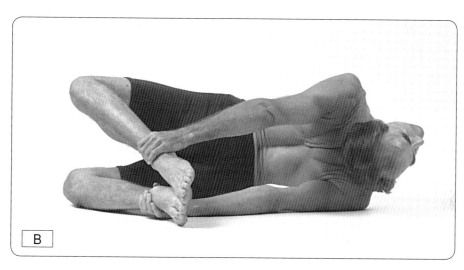

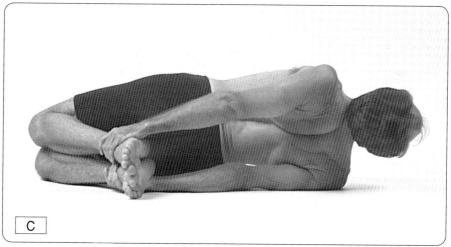

설명 – **파르쉬바 다누라아사나**에서 가장 큰 도전 과제는 **다누라아사나**에서 활짝 열었던 가슴을 그대로 유지하는 것이다. 옆으로 구르는 동안에는 들어 올린 가슴을 조금 풀어 줄 필요가 있을 것이다. 구르는 동작이 끝나면, 반대 방향으로 작용하는 두 힘을 이용해 가슴을 활짝 열어 준다. 목이 피로해지면 머리를 바닥에 대고 쉰다. 등 아랫부분에 불편함이 느껴지면 '활시위'를 느슨하게 해 준다.

우슈트라아사나
우슈트라 = 낙타
'낙타 자세'

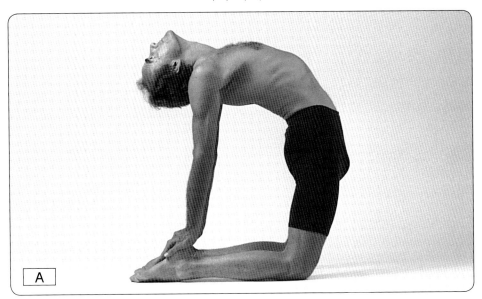

1) **들숨** 그리고 **다운독 자세**에서 무릎을 꿇고 서는 자세로 들어간다. 발등을 바닥에 대고, 발가락이 뒤를 향하게 한다.
2) **날숨** 윗몸을 뒤로 젖히고, 손을 발바닥에 댄다. 이때 손바닥 안에 발꿈치가 들어오게 하고, 손가락은 발가락을 향하게 한다. 머리를 뒤로 떨어뜨리고 가슴을 들어 올린다(A). 만약 발등을 바닥에 댄 상태에서 손을 발꿈치 위에 얹기가 너무 어려우면, 발을 세우며 발가락으로 받쳐서 발꿈치를 높이거나(B) 양손을 넓적다리 뒤에 대고 받친다(C).
자세를 유지하며 5번 깊은 호흡을 한다
3) **들숨** 윗몸을 일으키면서 아사나를 풀어 준 뒤, 양손으로 바닥을 짚으며 발꿈치 위에 앉는다.

~빈야사~
다운독 자세에서 다음 아사나로 들어간다

드리쉬티 ~ 코

설명 – 후굴로 들어갈 때, 척추의 아랫부분에서 윗부분까지 척추 전체에 움직임을 고르게 분배하는 대신, 등 아랫부분을 경첩처럼 꺾어 접듯이 이용하는 경향이 있다. 이 아사나에서 이렇게 꺾어 접는 '경첩 현상'을 피하기 위한 한 가지 방법은, 손을 발 쪽으로 뻗을 때 다리 근육을 충분히 쓰는 것이다. 심지어 손으로 발을 짚은 뒤에도 다리 힘을 계속 쓰고 있는 것이 중요하다. 이렇게 하면 등 아랫부분을 구조적으로 떠받치는 힘이 더해지기 때문이다. 몸의 앞부분, 특히 가슴 부위를 자각하는 것도 도움이 된다. 가슴은 계속해서 활짝 열려 있게 한다. 어깨는 등 쪽으로 끌어내린다. 손으로 발을 눌러 주면 떠받치는 힘이 더해져서 가슴이 더 들리게 된다.

Ushtrasana

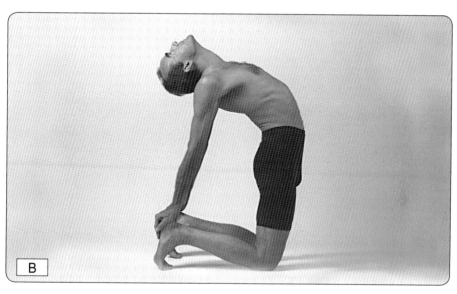

B

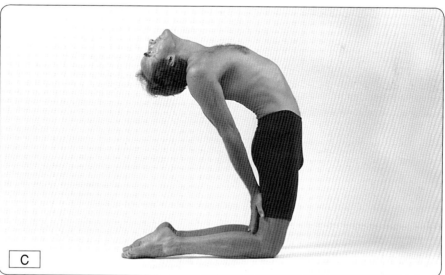

C

라구바즈라아사나

라구 = 작은   바즈라 = 벼락

'작은 벼락 자세'

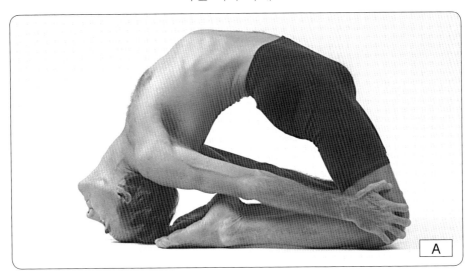

1) **들숨** 그리고 **다운독 자세**에서 무릎을 꿇고 서는 자세로 들어간다.

2) **날숨** 양손으로 양쪽 무릎을 잡고, 머리를 발을 향해 내린다(A). 만약 무릎을 잡는 것이 불가능하면, 넓적다리를 잡을 수도 있고(B) 양손을 종아리에 두고 받쳐 줄 수도 있다(C). 또는 (B)처럼 넓적다리를 잡되, 머리를 바닥 쪽으로 할 수 있는 만큼 내린 뒤 그대로 유지한다(D). **지금은 이 아사나를 생략하거나, 우슈트라아사나 자세들 가운데 하나를 반복하는 것으로 대신해도 된다.**

자세를 유지하며 5번 깊은 호흡을 한다

3) **들숨** 윗몸을 일으키면서 아사나를 풀어 준 뒤, 양손으로 바닥을 짚으며 발꿈치 위에 앉는다.

~빈야사~

다운독 자세에서 다음 아사나로 들어간다

드리쉬티 ~ 제3의 눈

설명 – 후굴 아사나는 **우슈트라아사나**에서 **라구바즈라아사나**를 거쳐, 다음에 나올 **카포타아사나**로 갈수록 자세가 점점 깊어진다. 몸이 들려주는 소리에 귀를 기울이면서, 자신만의 속도와 깊이에 맞춰 몸을 움직인다. 서두르지 않는다. 만약 이 아사나를 취하기로 선택했다면, **우슈트라아사나**처럼 다리 힘을 계속 쓰고 있는 상태를 유지해야 한다. 여기에서는 다리 힘을 계속 쓰고 있는 동작이 훨씬 긴요하다. 이 자세에서는 **우슈트라아사나**와 달리 손을 발 위에 얹어 지지해 주지 않는다. 그러므로 척추 전체가 고르게 늘어난 상태를 유지하려면 무릎 위 넙다리 네 갈래근(대퇴사두근)의 힘을 더욱 써야 한다. 손으로 넓적다리를 잡아 주는 자세의 좋은 점은 어깨를 더 충분하고 고르게 뒤로 잡아당길 수 있게 해 주어 가슴 부위가 더 잘 열리게 된다는 것이다. 자세에서 빠져나올 때는 두 다리를 이용해 윗몸을 들어 올린다.

Laghuvajrasana

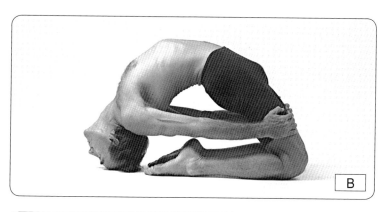

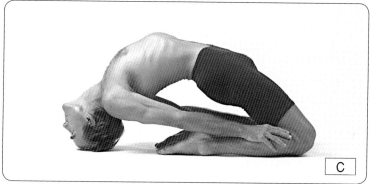

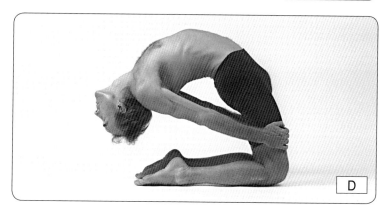

카포타아사나

카포타 = 비둘기

'비둘기 자세'

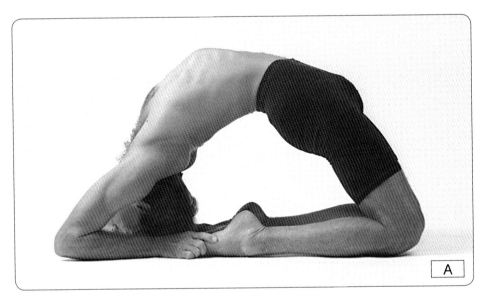

1) **들숨** 그리고 **다운독 자세**에서 무릎을 꿇고 서는 자세로 들어간다.

2) **날숨** 양팔을 머리 위로 뻗고, 양손이 뒤쪽 바닥에 닿을 때까지 몸을 뒤로 구부린다. 발이나 발꿈치를 잡는다(A). 만약 손으로 발을 잡을 수 없다면, 양손으로 발 가까운 바닥을 짚되, 불편함을 느끼지 않을 정도로만 가까이 가져간다(B). 양손을 바닥으로 가져가는 것도 너무 힘들면, 양손을 모아 합장한 채로 머리 위로 들고, 몸을 바닥 쪽으로 할 수 있는 만큼 젖힌 뒤 그대로 머무른다(C). 또는 벽을 뒤쪽에 두고 자세를 취한다. 몸을 뒤로 젖혀 손으로 벽을 짚어 지지한다. 이때 스트레칭의 깊이는 자신에게 가장 알맞게 느껴지는 정도로 한다(D). **지금은 이 아사나를 생략하거나, 우슈트라아사나나 라구바즈라아사나의 여러 자세 가운데 하나를 반복해도 된다.**

자세를 유지하며 5번 깊은 호흡을 한다

3) **들숨** 윗몸을 일으키면서 아사나를 풀어 준 뒤, 양손으로 바닥을 짚으며 발꿈치 위에 앉는다.

~빈야사~

다운독 자세에서 다음 아사나로 들어간다

드리쉬티 ~ 코

설명 – 이 세 가지 후굴 자세(우슈트라아사나, 라구바즈라아사나, 카포타아사나) 가운데 **카포타아사나**는 최대한의 유연성뿐 아니라, 다리에서도 최고 수준의 힘이 요구된다. 등 아랫부분을 조이기 전에 가슴과 등 윗부분을 먼저 열어 주어야 한다. 이렇게 하기 위해서는 양팔을 머리 위로 가져가야 하고 무릎 위 넙다리 네 갈래근(대퇴사두근)을 수축해야 한다. 바닥을 향해 몸을 뒤로 구부리기 전에 먼저 가슴을 들어 올린다. 팔로 바닥을 누르는 동안, 다리는 계속 지지대의 역할을 한다.

Kapotasana

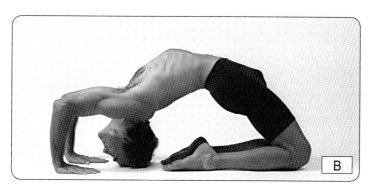

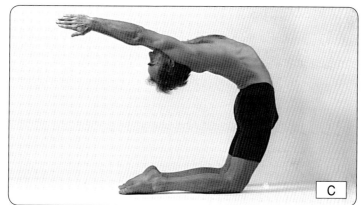

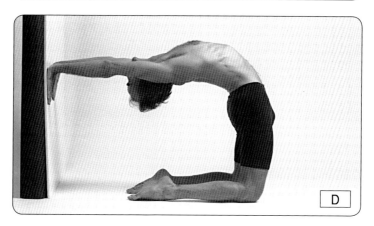

숩타 바즈라아사나

숩타 = 누운 또는 잠자는   바즈라 = 벼락

'누운 벼락 자세'

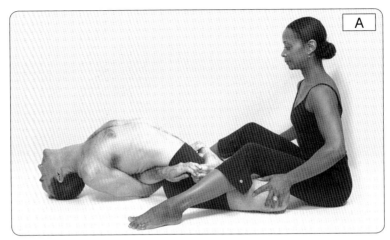

이 아사나를 완전하게 행하려면 보조자가 필요하다. 그렇지 않으면 부분적인 수련이 될 것이다.

1) **날숨** 그리고 다리를 연꽃 자세로 얹거나, '연꽃 없이' 발목만 교차한다.

2) **들숨** 양팔을 등 뒤에서 서로 교차하여 뻗는다. 연꽃 자세로 앉아 있다면, 양손으로 각각 반대쪽 발을 잡는다. 이때 위쪽에 놓인 발을 먼저 잡는다. 보조자는 당신 앞에 앉아서 자신의 두 다리를 당신의 두 다리 위에 올려놓는다. 만약 양손으로 발을 잡을 수 없다면, 대신에 보조자의 양손을 잡는다. 연꽃 자세가 너무 어려우면, 다리만 교차하여 앉는다. 또는 다리를 곧게 뻗은 상태에서 보조자가 자신의 두 다리를 당신의 두 다리 위로 올린다.

3) **날숨** 위에서 설명한 방법 가운데 하나를 취한 상태에서 윗몸을 뒤로 젖힌다. 연꽃 자세를 취한 채로 머리를 바닥에 갖다 대며, 보조자는 당신의 두 무릎을 잡고 뜨지 않게 눌러서 지지해 준다(A). 또는 연꽃 자세를 취한 상태에서, 보조자가 당신의 양손을 잡고 다리로 무릎을 눌러서 지지해 준다(B). 보조자와 함께 하면서, 다리만 교차해 줄 수도 있고(C) 다리를 곧게 펼 수도 있다(D). 보조자가 없다면, 앉은 자세에서 윗몸을 뒤로 떨어뜨리지 않고 가슴만 들어 올린다(E).

자세를 유지하며 5번 깊은 호흡을 한다

4) **들숨** 윗몸을 일으킨다. **날숨** 윗몸을 뒤로 젖힌다. 보조자가 있다면, 윗몸을 일으키고 젖히는 이 동작을 5번 반복한다.

5) **날숨** 4단계에서 다섯 번 반복한 뒤, 머리를 다시 바닥에 갖다 댄다.

자세를 유지하며 5번 깊은 호흡을 한다

6) **들숨** 앉은 자세로 돌아온다.

7) **날숨** 아사나를 풀고 다리를 곧게 편다.

~빈야사~

다운독 자세에서 다음 아사나로 들어간다

드리쉬티 ~ 코

Supta Vajrasana

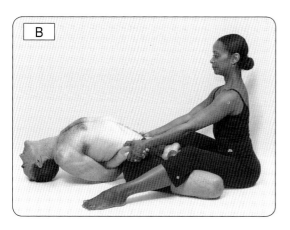

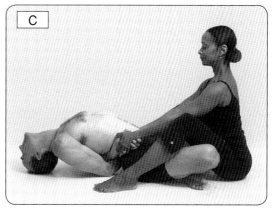

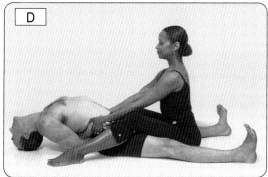

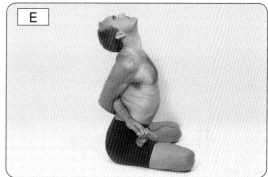

설명 – 보조자가 당신의 무릎에 지나친 압력을 가하지 않도록 대화를 잘 나눈다. 하지만 당신의 다리가 들리지 않을 만큼은 충분히 눌러 주어야 한다. **불편함이 느껴지면, 자세를 적당히 풀어 주거나 자세에서 빠져나온다.** 가슴은 계속 열려 있게 한다. 윗몸을 일으킬 때, 턱이 아니라 복장뼈(흉골)가 동작을 이끌게 한다. 들숨을 이용하여 윗몸을 일으키고, 날숨을 이용하여 윗몸을 내린다. 이 자세가 너무 힘들면, 지금은 이 아사나를 생략하고 다음 아사나로 넘어간다.

바카아사나 A와 B

바카 = 두루미 / '두루미 자세'

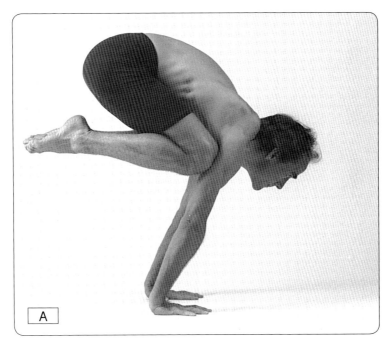

A

바카아사나 A

1) **들숨** 다운독 **자세**에서부터 숨을 들이쉬며, 양발을 손 가까이 앞쪽으로 가져온다.

2) **날숨** 두 무릎을 겨드랑이에 갖다 대거나(A) 팔을 굽힌 뒤, 두 무릎을 팔꿈치 위쪽으로 가져가거나(B) 넓적다리 안쪽을 팔꿈치 위쪽에 갖다 댄다(C).

3) **들숨** 2단계에서 선택한 방식에서부터 숨을 들이쉬며, 양발을 바닥에서 들어 올린다. 만약 발을 들어 올리기가 너무 어려우면, 그대로 바닥에 둔다(D).

자세를 유지하며 5번 깊은 호흡을 한다

~빈야사~

바카아사나 B

4) **들숨** 다운독 **자세**에서 앞으로 점프하여, **바카아사나**의 (A), (B), (C), (D) 방식 중 하나의 자세로 곧장 들어가며 다리를 갖다 댄다.

자세를 유지하며 5번 깊은 호흡을 한다

~빈야사~

드리쉬티 ~ 코

Bakasana

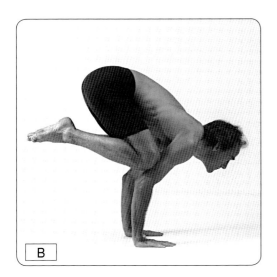

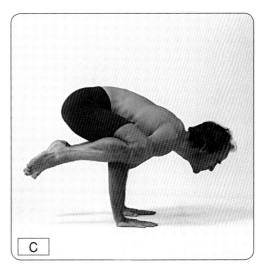

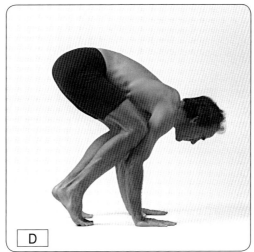

설명 – 바카아사나는 두 번 반복된다. 첫 번째 아사나는 두 번째보다 몸을 떠받치기가 용이하다. 양발을 바닥에 둔 상태에서 시작하기 때문이다. **바카아사나 B는 다운독 자세**에서 점프하여 곧장 들어가야 한다. 이 동작은 대단한 **통제력**이 필요하다. 이 때 부드럽게 착지하려면 몸이 가벼워져야 하는데, 여기에는 반다들이 중요한 역할을 한다. 무릎이 팔 위에 놓여 있을 때, 양쪽 엉덩이를 들어 올리는 동작을 유지해야 한다. 그러지 않으면 중력의 작용으로 아사나를 유지하기가 점점 더 힘들어질 것이다. 두 번째 아사나는 지도자의 감독 하에 배우는 것이 가장 좋다. 지금은 **바카아사나 B를** 생략하고 A를 두 번 반복할 수도 있다.

바라드바자아사나
바라드바자는 마하바라타에 나오는 위대한 전사다
이 자세는 바라드바자에게 헌정되었다

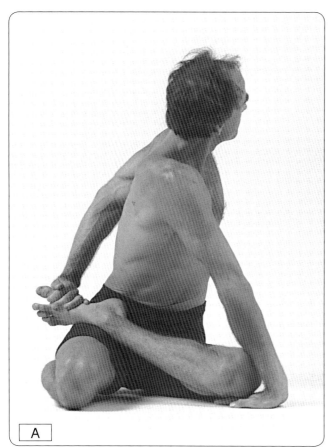

A

1) **날숨** 앉은 자세에서 오른 다리를 뒤로 접어 발등이 바닥에 닿게 하고, 발가락은 뒤쪽을 향하며, 무릎은 서로 멀리 떨어지게 한다. 왼 다리를 오른 넓적다리 위에 올려 반연꽃 자세를 취한다. 왼손을 등 뒤로 뻗어 왼발을 잡는다. 오른손은 왼 무릎 밑으로 집어넣어 바닥을 짚되, 손가락은 뒤쪽을 향하게 하면서 손바닥으로 바닥을 누른다. 윗몸을 왼쪽으로 비튼다(A). 만약 왼발을 잡을 수 없다면, 스트랩을 이용하여 잡고, 오른손은 왼 무릎 밑으로 집어넣는 대신 왼 무릎 위에 둔다(B). 앞의 두 방식이 너무 힘들면, 블록을 받쳐 엉덩이를 높이고, 왼발은 반연꽃 자세를 취하는 대신 바닥에 둔다(C).

  자세를 유지하며 5번 깊은 호흡을 한다

2) **들숨** 앞을 응시한다

3) **날숨** 아사나를 풀고 다리를 곧게 편다.

  ~빈야사~

  왼쪽으로 1~3단계를 반복한다

  ~빈야사~

  드리쉬티 ~ 어깨 너머

.

Bharadvajasana

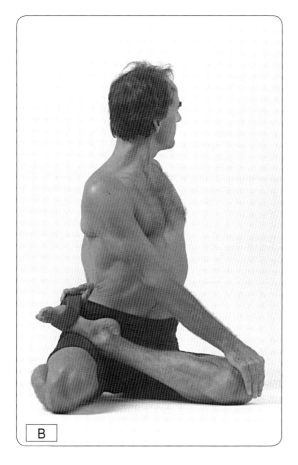

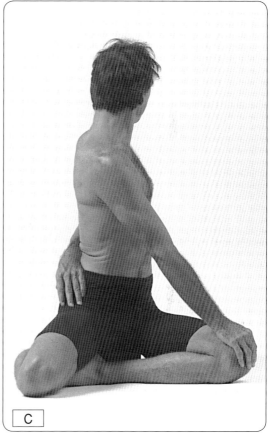

설명 – **바라드바자아사나** 안에는 여러 아사나가 존재한다. 척추 비틀기가 있고, 한쪽 다리로는 반연꽃 자세를 취하며, 다른 다리는 뒤로 접는다. 여기에서 주안점을 두어야 하는 것은 비틀기 자세다. 이 비틀기 자세는 깊은 후굴을 하고 난 뒤 척추를 중립 상태로 되돌리기 위함이다. 반대 방향으로 작용하는 두 힘을 이용하여 척추를 길게 늘여 준다. 등 뒤의 손으로는 잡아당기고, 다른 손으로는 밀어낸다. 앉아 있는 윗몸을 길게 편다. 척추의 밑바닥에서부터 정수리까지 길게 늘여 주자. 자신에게 알맞은 방식을 취하고, 호흡을 하자.

아르다 마첸드라아사나

아르다 = 절반   마첸드라 = 물고기의 왕

'반 물고기의 왕 자세'

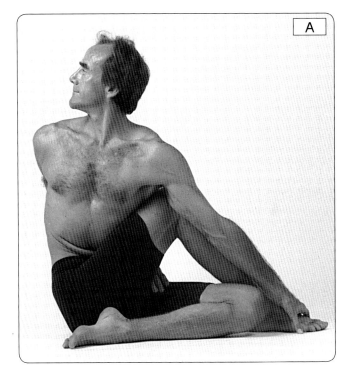

1) 날숨 왼발을 오른쪽 엉덩이 가까이 둔다. 오른발은 왼 무릎 바깥으로 가져온다. 왼팔을 오른 무릎 바깥으로 가져가서 오른 아랫다리 바깥으로 내린다. 왼손으로 오른발을 잡는다. 오른팔을 등 뒤로 가져간다. 윗몸을 오른쪽으로 비틀면서 오른손으로 왼쪽 넓적다리를 잡는다(A). 왼손을 오른발로 가져가는 대신, 왼쪽 팔꿈치를 오른 무릎 바깥에 대고, 오른손으로 뒤쪽 바닥을 짚는다(B). 만약 팔꿈치를 무릎 바깥으로 가져가기가 너무 힘들면, 양손으로 오른 무릎을 잡고 윗몸을 비틀면서 나선형 동작으로 가슴을 들어 올린다(C). 또는 오른발을 왼 무릎 바깥쪽까지 가져가는 대신에, 왼 무릎 안쪽에 둔다(D).

자세를 유지하며 5번 깊은 호흡을 한다

2) 들숨 앞을 응시한다

3) 날숨 아사나를 풀고 두 다리를 곧게 편다.

~빈야사~

왼쪽으로 1~3단계를 반복한다

~빈야사~

드리쉬티 ~ 어깨 너머

Ardha Matsyendrasana

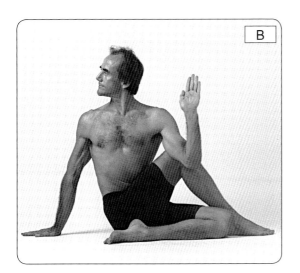

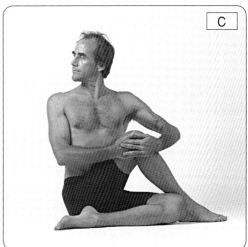

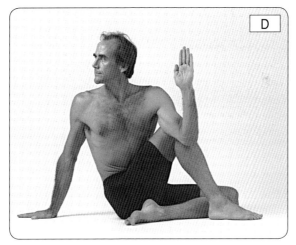

설명 – **바라드바자아사나**와 마찬가지로 여기에서도 반대 방향으로 작용하는 두 힘이 만들어 내는 동일한 역학이 적용된다. 팔꿈치 바깥쪽과 무릎이 서로 밀어내는 힘을 이용해 아사나가 더 깊어지게 한다. 어깨를 등 뒤로 끌어내려 귀와 멀어지게 한다. 윗몸은 비틀면서 나선형으로 뻗어 올린다. 뒤쪽에 있는 팔을 이용해 가슴을 더 활짝 열어 준다. 갈비뼈를 위쪽 다리의 바깥쪽으로 가져가면서 허파를 위한 공간을 만들어 준다. 윗몸을 길게 늘여 주어야 비트는 아사나가 깊어진다. 궁둥뼈(좌골)를 아래로 떨어뜨리고, 에너지를 척추에서 정수리까지 끌어올린다.

에카 파다 쉬르샤아사나 A

에카 = 하나 파다 = 발 또는 다리 쉬르샤 = 머리

'한 발 머리 거는 자세'

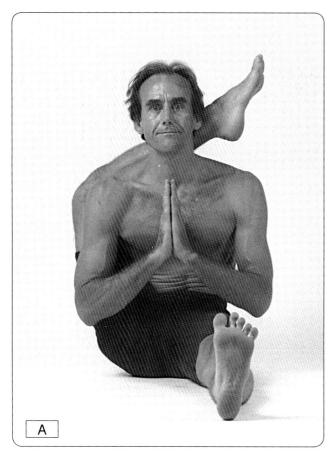

A

1) **날숨** 양손으로 오른발을 들어 올리며, 엉덩관절(고관절)을 회전시키면서 무릎을 구부려 발을 목 뒤쪽으로 가져가, 오른 다리를 머리 뒤에 걸친다. 양손은 가슴 앞에서 합장한다. 똑바로 앉아서 왼 다리를 쭉 펴고, 발가락은 몸 쪽으로 당긴다(A). 만약 다리를 머리 뒤로 가져갈 수는 있지만 양손을 놓으면 그 자세가 유지되지 않는다면, 양 손바닥으로 턱을 받쳐 지지하여 목에 가해지는 압력을 줄여 준다(B). 다리를 완전히 머리 뒤로 가져가는 것은 너무 어려울 수 있다. 그럴 때는 다른 대안 자세로, 오른 다리를 어깨 뒤쪽으로 가져가서 곧게 펴고, 발바닥은 하늘을 향하게 한다. 왼손으로 오른발을 잡고 들어 올린다. 오른쪽 어깨로는 오른 다리를 계속 눌러 지지하거나(C). 오른 다리를 어깨 뒤쪽으로 가져가고, 다리는 굽은 상태로 둔다(D). 다음은 **에카 파다 쉬르샤아사나**를 위한 유용한 준비 동작이다. 뒤쪽 다리는 곧게 펴고, 앞쪽 다리는 90도로 굽힌 상태로 선다. 오른팔을 오른 무릎 아래로 가져가서 발목을 바깥에서부터 잡는다. 왼손은 오른발 안쪽 바닥에 두고, 머리는 오른쪽 엉덩관절(고관절)이 적절히 스트레칭 된다고 느껴질 때까지 오른 발목 쪽으로 가져간다. 그 자세를 유지한다(E). 또는 똑바로 앉아서 오른발은 왼쪽 팔꿈치 안으로, 오른 무릎은 오른쪽 팔꿈치 안으로 가져간다(F).

자세를 유지하며 5번 깊은 호흡을 한다
방향을 바꾸기 전에 여기에서
다음 아사나로 들어간다

드리쉬티 ~ 코

Eka Pada Sirsasana A

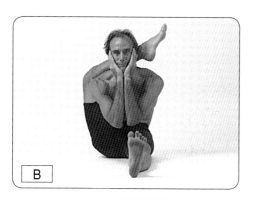

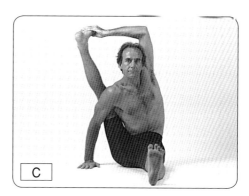

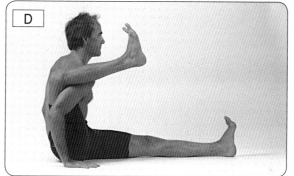

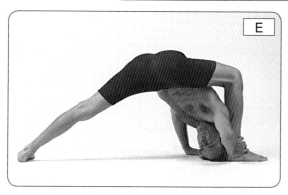

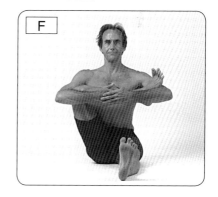

설명 – 이 아사나는 인터미디어트 시리즈에서 가장 힘든 도전 과제 중 하나다. 조급해하지 말고, 위에 제시된 대안 자세들 가운데 하나를 선택하여 꾸준히 수련하면, 엉덩관절(고관절)과 오금줄(햄스트링)의 유연성이 꾸준히 향상되는 것이 느껴질 것이다. 이 자세에서는 엉덩관절과 오금줄이 반드시 먼저 열려야만 한다. 그래야 무릎이 지나치게 늘어나는 것이 방지되기 때문이다. 어깨를 이용하면, 들어 올린 다리가 제자리에 머무는 데 도움이 된다. 등 아랫부분이 무너지지 않도록 가슴을 들어 올린다.

에카 파다 쉬르샤아사나 B

에카 = 하나   파다 = 발 또는 다리   쉬르샤 = 머리

'한 발 머리 거는 자세'

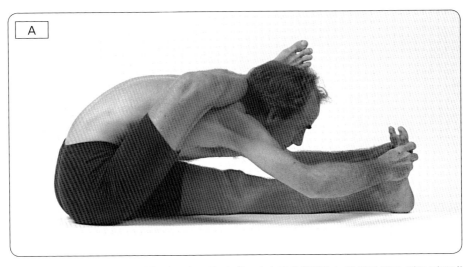

1) **날숨** 몸을 앞으로 접는다. 양손으로 왼발을 잡는다. 오른 다리는 머리 뒤에 완전히 놓여 있게 하고, 양쪽 팔꿈치는 들어 올린 상태를 유지한다(A). 만약 오른 다리를 머리 뒤에 계속 두기가 너무 힘들면, 다리를 어깨 위에 걸치고 윗몸을 앞으로 기울인다. 팔꿈치를 굽혀 양손으로 바닥을 짚고, 오른발은 계속 들어 올린다(B). 또는 오른 무릎은 어깨 뒤에 두고, 윗몸을 앞으로 기울일 때 오른발을 공중에 떠 있게 하는 대신 바닥으로 가져간다(C). 아니면, 가슴을 가로지르는 오른 다리를 잡고 있는 자세인 **에카 파다 쉬르샤아사나** A의 (F) 방식을 취한 상태에서, 알맞게 느껴지는 정도로만 윗몸을 앞으로 기울인다(D).

2) **들숨** 위의 자세 가운데 하나를 유지하면서 머리를 들어 올린다.

3) **날숨** 몸을 앞으로 접어 **에카 파다 쉬르샤아사나** B로 들어간다.

자세를 유지하며 5번 깊은 호흡을 한다
방향을 바꾸기 전에 여기에서 다음 아사나로 들어간다

드리쉬티 ~ 코

설명 – **에카 파다 쉬르샤아사나** B와 C는 A보다 훨씬 많은 통제력이 필요하다. **에카 파다 쉬르샤아사나** A를 편안하게 할 수 있을 때까지 기다렸다가 B와 C로 들어가는 편이 더 효과적이다. 몸에 압박이 가해진다고 느껴지면, 잠시 물러났다가 평정을 되찾으면 다시 도전한다. **만약 에카 파다 쉬르샤아사나** B를 생략하게 되면, A가 끝난 뒤 빈야사를 하고 A를 왼쪽으로 반복한다. 호흡은 당신의 지표다. 만약 호흡이 제약을 받거나 억지로 이루어지고 있다면, 너무 무리를 하고 있다는 표시다. 억지로 자세를 만들려 하지 마라. 호흡을 따르는 길은 느리지만 더 안정된 길이다. 시간이 흐르면서 점차 자세가 깊어지게 하자. **에카 파다 쉬르샤아사나** B를 시도할 때는 반다들을 충분히 통제하는 상태를 유지해야 한다. 등 아랫부분보다는 어깨를 이용하여 자세에 안정감을 부여한다. 왼 다리는 쭉 뻗은 채로 근육을 조인다.

Eka Pada Sirsasana B

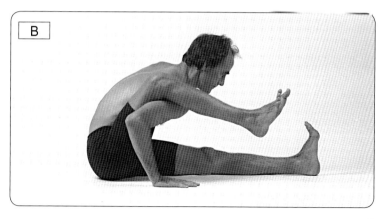

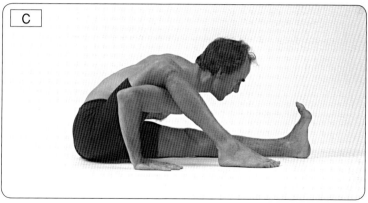

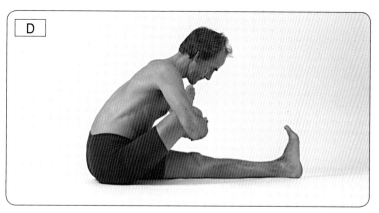

에카 파다 쉬르샤아사나 C

에카 = 하나　파다 = 발 또는 다리　쉬르샤 = 머리

'한 발 머리 거는 자세'

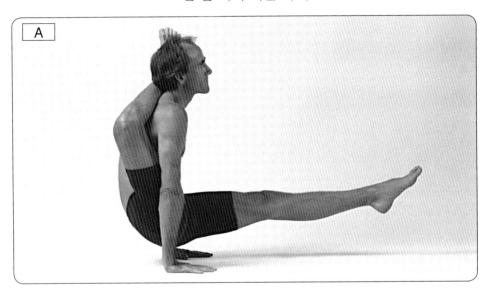

1) **들숨** 윗몸을 일으켜 앉는다.

2) **날숨** 양손으로 바닥을 짚는다.

3) **들숨** 오른 다리를 목 뒤에 걸친 채로 몸을 바닥에서 들어 올린다. 왼 다리는 바닥과 평행하게 들어 올리며, 발등은 곧게 펴고 발가락을 모은다(A). 또는 오른 다리를 구부려 무릎을 어깨 뒤에 걸치고, 왼 다리는 바닥과 평행하게 들어 올린다(B). 아니면, 오른 다리를 구부려 어깨 위에 걸치고, 왼 다리는 곧게 뻗은 채로 발을 바닥에 대고 엉덩이만 들어 올린다(C).

자세를 유지하며 5번 깊은 호흡을 한다

~빈야사~

에카 파다 쉬르샤아사나 A, B, C의 모든 단계를 왼쪽으로 반복한다

~빈야사~

드리쉬티 ~ **발가락**

Eka Pada Sirsasana C

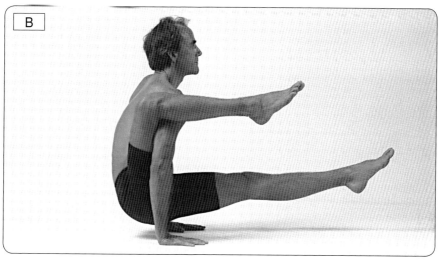

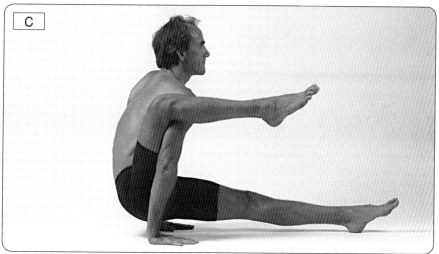

설명 – 에카 파다 쉬르샤아사나 C가 너무 힘들면, 지금은 건너뛰어도 된다. **만약 에카 파다 쉬르샤아사나 C를 생략한다면, A와 B가 끝난 뒤 빈야사를 하고 A와 B를 왼쪽으로 반복한다.** 에카 파다 쉬르샤아사나 C에서 몸을 들어 올릴 때는 양팔을 완전히 쭉 뻗은 상태를 유지해야 한다. 팔을 쭉 뻗으면, 팔을 굽혔을 때보다 더 적은 노력으로 훨씬 더 많은 무게를 떠받칠 수 있다. 들어 올리는 힘은 윗몸의 힘보다는 반다들과 아랫배 근육의 수축에서 나온다. 이 두 가지는 뻗은 다리의 근육을 충분히 조여 주고 넙다리 네 갈래근(대퇴사두근)을 무릎 위로 끌어올리는 데에도 도움이 된다. 양손으로 바닥을 누르면, 가슴 부위도 들리고 가슴도 열리게 된다. 곧게 편 다리를 바닥에서 들어 올릴 때에는 다리가 위를 향하지 않고 땅과 평행하게 한다. 다리가 위를 향하게 하는 아사나는 어드밴스드 A에 나온다.

드위 파다 쉬르샤아사나 A

드위 = 둘   파다 = 발 또는 다리   쉬르샤 = 머리

'두 발 머리 거는 자세'

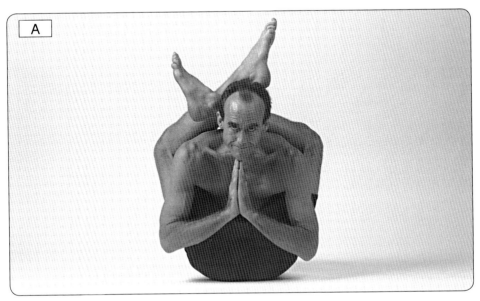

1) 날숨 두 다리를 머리 뒤에 건다. 먼저 한쪽 다리를 머리 뒤에 얹고, 다른 다리를 먼저 올린 다리의 발목 뒤에 건다. 양손을 합장하고, 그 자세로 몸의 균형을 잡는다(A). 만약 두 다리를 머리 뒤에 걸기가 너무 힘들면, 두 다리가 팔꿈치를 끼고 가슴 앞에서 발목이 교차되게 하며, 양손은 발 뒤에서 합장을 한다(B). 또는 앞의 자세와 똑같이 하되, 발목은 교차하지 않고 공중에 떠 있게 한다(C).

자세를 유지하며 5번 깊은 호흡을 한다
여기에서 다음 아사나로 들어간다

드리쉬티 ~ 코

설명 – 드위 파다 쉬르샤아사나는 에카 파다 쉬르샤아사나 A, B, C보다 두 배로 힘든 도전이 될 것이다. 이 아사나에서 어려운 점 가운데 하나는 두 다리를 머리 쪽으로 가져오는 동안 가슴 부위가 열려 있는 상태를 유지하는 것이다. 두 다리를 올려 놓을 공간을 마련하기 위해 어깨가 굽는 경향이 있다. 어깨가 약간 굽는 것은 괜찮지만, 그 정도가 심해지면 빗장뼈(쇄골)가 눌리면서, 몸통이 **들숨**을 충분히 수용할 수 있는 공간을 잃게 된다. 만약 호흡이 제약을 받거나 가슴이 아래로 무너지는 것 같다면, 아사나에서 빠져나와 강도를 낮춰 다시 시도하거나 지금은 이 자세를 생략한다. 팔꿈치와 어깨는 가슴이 열려 있게 하는 데 중요한 역할을 한다. 어깨를 뒤로 눌러 주면, 가슴과 척추를 들어 올릴 수 있을 것이다. 여기에서 또 하나의 도전 과제는 균형이다. 일단 두 다리를 들어 올리면, 오로지 궁둥뼈(좌골)에 의지해 위태롭게 균형을 잡을 수밖에 없다. 어깨와 다리 사이에 반대 방향으로 작용하는 두 힘을 이용하고 가슴을 들어 올려, 저항이 가장 적은 균형점을 찾아보자.

Dwi Pada Sirsasana A

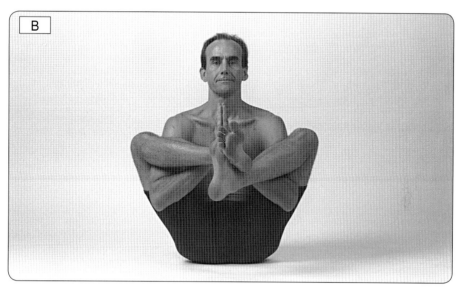

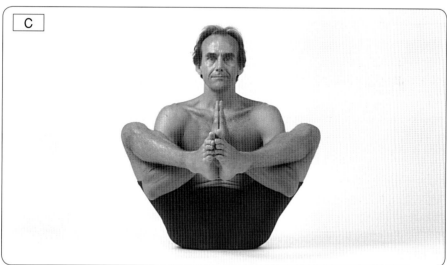

드위 파다 쉬르샤아사나 B

드위 = 둘   파다 = 발 또는 다리   쉬르샤 = 머리

'두 발 머리 거는 자세'

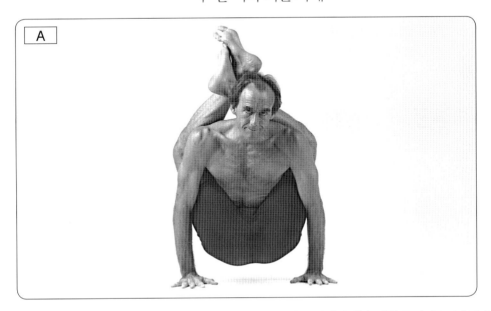

1) 들숨 두 다리를 머리 뒤에 걸고 있는 상태에서, 손으로 바닥을 짚고 몸을 들어 올린다(A). 만약 두 다리를 머리 뒤에 걸기가 너무 힘들면, 무릎을 어깨 뒤에 얹고서 다리를 최대한 쭉 편다. 이때 발가락이 위를 향하게 하고, 엉덩이는 바닥 쪽으로 떨어뜨린다(B). 또는 다리를 굽혀 위팔 위쪽에 걸치고, 팔꿈치를 구부린다. 아랫다리는 바닥과 평행하게 하고, 엉덩이는 떨어뜨린 상태를 유지한다(C).

자세를 유지하며 5번 깊은 호흡을 한다

~빈야사~

드리쉬티 ~ 코

설명 — 상반되는 두 힘을 이용하면 몸의 '이륙'에 도움이 된다. 양손을 아래로 누르는 동작은 몸을 들어 올리기 위한 첫 번째 단계다. 다음에는 아래로 내려오는 몸의 움직임을 상쇄시키는데, 몸의 중간 부분을 위로 들어 올리는 움직임과 반다들의 적용을 결합시켜 그렇게 한다. 두 팔은 안정적인 비행을 할 수 있는 토대가 된다. **에카 파다 쉬르샤아사나** C에서처럼 어깨와 다리 사이의 역동성은 반대 방향으로 작용하는 두 힘이 작용하는 또 하나의 지점으로서, 자세를 취하는 데 도움이 되도록 활용할 수 있을 것이다. 어깨를 뒤로 눌러 가슴을 더 많이 열어 주면, 몸을 들어 올리는 데 추가적인 도움이 될 것이다. 최종적으로, **드위 파다 쉬르샤아사나** B에서 빠져나오기 위한 빈야사는 몸을 들어 올린 자세에서 바로 시작한다. 먼저 양발을 풀고 두 다리를 앞으로 곧게 뻗어 바닥과 평행이 되게 한다(D). 그리고 양발이 뒤로 향하도록 다리를 굽혀(E) 발사의 탄력을 얻은 뒤, 다리를 뒤로 발사하듯 던진다. 이처럼 뒤로 점프하여 빠져나오는 방법은 꽤 어려우므로 지도자에게 직접 감독을 받으며 배울 때 더 쉽게 익힐 수 있다. 따라서 바닥에 앉아서 다리를 푼 뒤, 선호하는 빈야사 방법을 선택하여 다음 아사나로 들어가도 된다.

Dwi Pada Sirsasana B

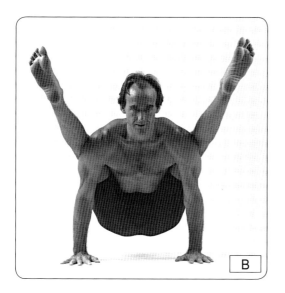

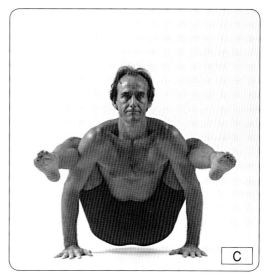

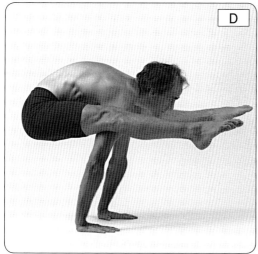

전환 자세. 이 자세로 머물지 않는다.

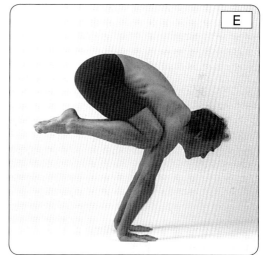

전환 자세. 이 자세로 머물지 않는다.

요가니드라아사나

니드라 = 잠자는

'요기의 잠자는 자세'

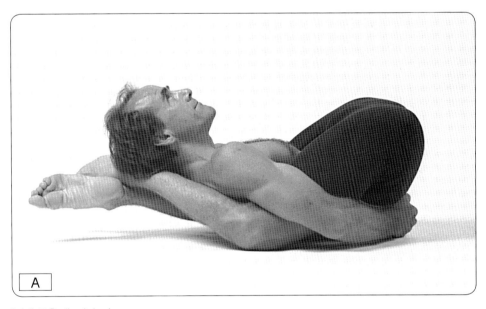

A

1) **날숨** 바닥에 등을 대고 눕는다.

2) **들숨** 양발을 들어 올리고 무릎을 구부려, 아사나로 들어갈 준비를 한다.

3) **날숨** 두 다리를 머리 뒤로 가져가서 발목을 교차한 뒤, 그 위에 머리를 얹는다. 양팔을 넓적다리 위로 뻗어 양손을 등 뒤에서 맞잡는다(A). 만약 양발을 머리 뒤로 가져가기가 너무 힘들면, 양 무릎을 구부리고 양팔을 넓적다리 위로 가져가서 양손을 등 뒤에서 맞잡는다. 양발은 교차하지 않은 채 공중에 떠 있게 하고, 머리는 바닥에 둔다(B). 또는 양 무릎을 구부리고 발바닥이 하늘을 향하게 한다. 양손으로 한쪽 발날씩 잡고 아래로 잡아당겨 무릎이 바닥과 가까워지게 한다(C).

자세를 유지하며 5번 깊은 호흡을 한다

~차크라아사나~

122~123쪽에서 자신이 선택한 방식이나 자신이 선호하는 점프 빈야사를 적용한다

드리쉬티 ~ 제3의 눈

설명 – 이 아사나는 누워 있는 모습 때문에 '요기의 잠'으로 불린다. 파타비 조이스는 이 아사나를 취하고 있는 수련생을 도우면서 "베개는 어디 있지?"라며 농담을 건네곤 했다. 여기에서 '베개'란 목 바로 밑에 있는 다리를 가리킨다. 양손을 등 뒤에서 잡고 있을 때, 다리는 머리를 누일 수 있는 받침대의 역할을 해야 한다. 이러한 지점들을 이용해서, 반대 방향으로 작용하는 두 힘을 만들어 이 자세를 충분히 표현해 보자. 위에 제시된 다른 변형 자세들에서도 양팔과 넓적다리, 또는 양손과 양발 사이에 반대 방향으로 작용하는 두 힘의 균형을 맞추어 이용할 수 있다. 이 모든 방식에서 어깨를 다리 사이로 더욱 밀어 넣어야 가슴을 펼 수 있다. 자세를 취하는 동안 얼굴은 꿈을 꾸고 있는 듯이 편안히 이완한다.

Yoganidrasana

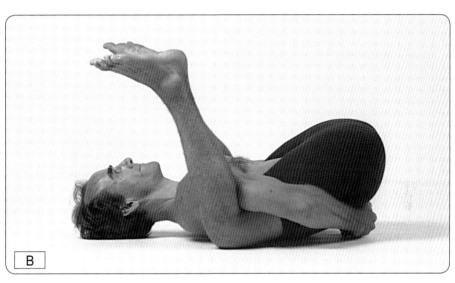

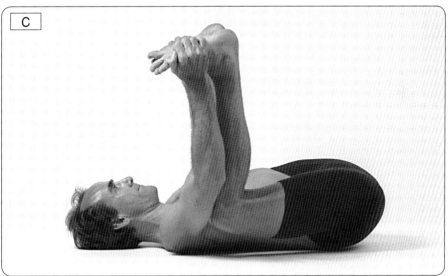

티띠바아사나 A

티띠바 = 곤충

'곤충 자세'

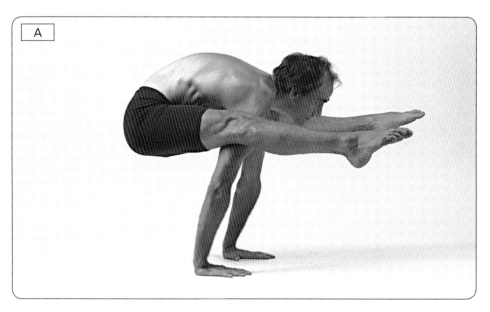

1) **들숨 다운독 자세**에서 점프하여, 두 다리를 위팔 바깥쪽에 갖다 댄다. 양팔을 곧게 펴고 엉덩이를 들어 올리면서, 두 다리를 쭉 펴고 발등은 곧게 편다(A). 이처럼 점프해서 곧바로 들어가는 자세는 대단한 통제력이 필요하므로 자격 있는 지도자에게 직접 감독을 받으며 배워야 한다. 더 안전하게 제어하면서 접근하는 방법은 아사나로 들어가기 전에 양발을 양손 바깥 바닥으로 점프하는 것이다(B). 이 자세에서 엉덩이를 낮추고, 넓적다리 뒤쪽이 위팔에 얹힐 때까지 팔꿈치를 굽힌다. 그 다음, 양발을 앞으로 조금씩 움직인 뒤 바닥에서 들어 올린다. 다리를 쭉 뻗고 발등을 곧게 펴 주며, 양팔을 곧게 편다(A). 만약 양팔을 곧게 편 상태를 유지할 수 없다면, 양팔을 살짝 굽히고, 넓적다리 뒤쪽을 팔꿈치 위에 얹는다(C). 다리를 곧게 펴기가 너무 어려우면, 굽은 상태로 놓아둔다(D).

자세를 유지하며 5번 깊은 호흡을 한다

여기에서 다음 아사나로 들어간다

드리쉬티 ~ 코

Tittibhasana A

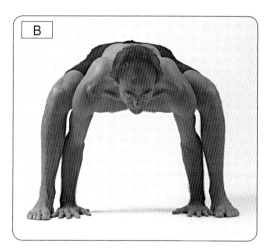

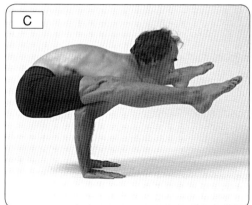

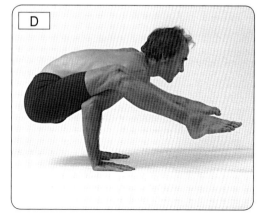

설명 – 여기에서 자세로 들어가는 정식 방법은 **다운독 자세**에서 점프하여 바로 아사나로 들어가는 것이다. 하지만 통제력을 키우기 위해서는 먼저 걷거나 점프하여 양발을 양손 바깥쪽 바닥으로 가져간 뒤 아사나로 들어가는 것이 가장 좋은 방법이다. 점프해서 바로 들어오든, 아니면 걸은 뒤 천천히 다리를 얹든, 일단 다리를 팔 위쪽에 갖다 댄 뒤의 단계는 똑같다. 발을 바닥에서 높이 들어 올리려면 무릎 위 넙다리 네 갈래근(대퇴사두근)의 힘을 충분히 써 주어야 한다. 이와 동시에, 반대 방향으로 작용하는 힘을 충분히 얻으려면, 엉덩이도 양발과 같은 높이만큼 들어 올려야 한다. 이 아사나에서 양팔은 지렛대 받침의 역할을 한다. 올라가려는 양발과 내려가려는 엉덩이 사이에 무게를 균등하게 분배한다면, 양팔에 최소한의 에너지를 쓰면서도 아사나를 유지할 수 있을 것이다.

티띠바아사나 B

티띠바 = 곤충

'곤충 자세'

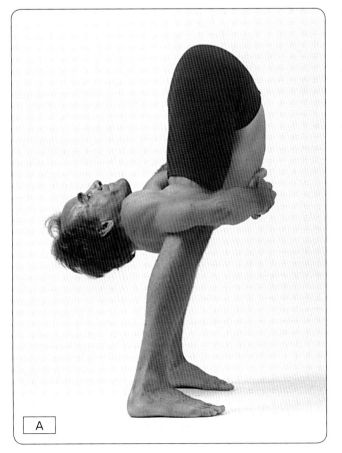

A

1) **날숨** 티띠바아사나 A 자세에서부터 숨을 내쉬며, 양발을 내려 양손 바깥쪽 바닥에 둔다.

2) **들숨** 양팔을 두 다리 안쪽에서부터 바깥으로 돌려 넓적다리를 감싼다. 등 뒤에서 양손을 맞잡고, 다리를 쭉 편다(A). 만약 양손은 잡을 수 있지만 다리를 쭉 펴는 것이 너무 힘들면, 무릎을 살짝 굽힌 상태를 유지한다(B). 양손을 맞잡을 수 없다면, 스트랩을 이용해 양손을 연결하거나(C) 양팔을 동시에 다리 바깥으로 돌리는 대신, 한쪽 팔만 돌리고 다른 팔은 다리를 감싸지 않고 뒤로 뻗어서 양손을 맞잡는다. 다섯 번 호흡하는 동안 이 자세를 유지한 뒤, 반대쪽으로 반복한다(D). 또는 양손을 등 뒤로 뻗는 대신, 다리를 살짝 구부린 상태에서 양손으로 양쪽 발목을 잡고 가슴을 내민다(E).

자세를 유지하며 5번 깊은 호흡을 한다
여기에서 다음 아사나로 들어간다

드리쉬티 – 코

설명 – 사진 A와 같이 이 자세를 완전히 취하려면 오금줄(햄스트링)이 대단히 유연해야 한다. 다리 뒤쪽이 지나치게 늘어나지 않게 하려면, 좀 더 쉬운 대안 자세들로 먼저 수련하면서 천천히 접근하는 것이 좋다. 무릎 위 넙다리 네 갈래근(대퇴사두근)을 충분히 조이면, 다리를 안정적으로 유지할 수 있으며 가슴을 두 다리 사이로 가져오기가 용이해진다. 두 다리를 쭉 뻗어 주는 동시에 어깨로 두 다리를 눌러 주면, 상반되는 두 힘이 균형을 이룰 수 있다. 만약 등 아랫부분에 불편함이 느껴지거나 오금줄(햄스트링)이 너무 많이 당기면, 두 다리를 조금 구부린다. 이렇게 하면 오금줄(햄스트링)이 느슨해져서 당기는 강도가 줄어들 것이다. 양 발바닥 전체에 몸무게가 고르게 분배되는 지점을 찾아본다. 호흡에 귀를 기울인다.

Tittibhasana B

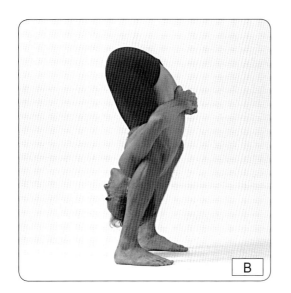

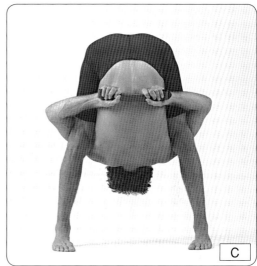

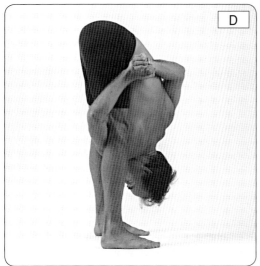

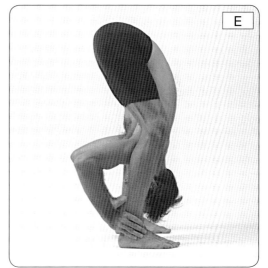

티띠바아사나 C

티띠바 = 곤충

'곤충 자세'

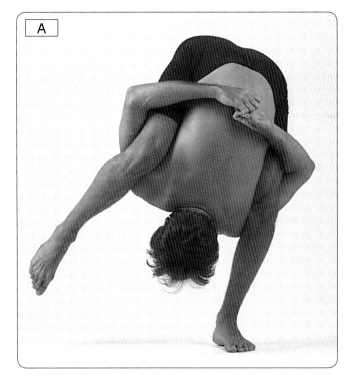

1) **들숨** 양손을 등 뒤에서 맞잡은 상태에서, 오른발을 들어 한 걸음 앞으로 나간다.

2) **날숨** 오른발을 바닥으로 내린다.

3) **들숨** 왼발을 들어 한 걸음 앞으로 나간다. 양손은 등 뒤에서 맞잡은 상태를 유지한다.

4) **날숨** 왼발을 바닥으로 내린다.

이와 같은 방법으로 다섯 걸음 앞으로 걸어간다

그 후 뒤로 다섯 걸음 걸어서 출발했던 위치로 돌아온다

최종적으로는 발을 들어 올리고 내리는 동안 양손은 등 뒤에서 맞잡은 상태를 유지해야 한다(A). **티띠바아사나 B**에서 스트랩을 이용하고 있다면, 앞뒤로 걸을 때 스트랩을 잡은 상태를 유지한다(B). 양 발목을 잡고 있다면, 그 자세를 유지하면서 앞뒤로 걷는다(C).

여기에서 다음 아사나로 들어간다

드리쉬티 ~ 코

Tittibhasana C

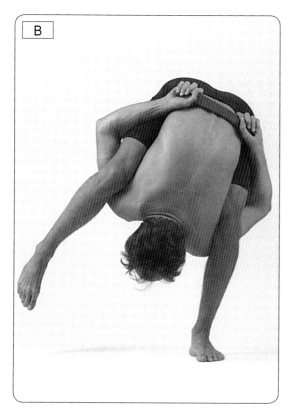

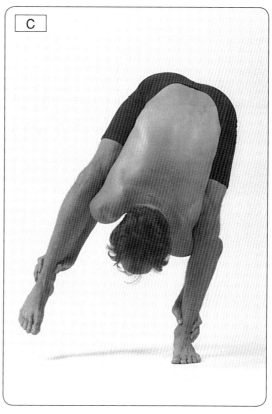

설명 – 이 아사나의 독특한 특징은 몸이 묶여 있는 상태에서 움직인다는 것이다. 여기에서 걷기의 비결 중 하나는 걸음을 시작할 때마다 호흡을 활용하는 것이다. 들숨에 발을 들고, 날숨에 발을 내린다. 발을 들 때마다 몸을 조금씩 회전하여 앞이나 뒤로 나아간다. 처음에는 발을 너무 높이 들려고 하지 않는다. 그저 앞이나 뒤로 발을 옮길 수 있을 정도의 높이로만 들어 준다. 만약 이 아사나가 너무 힘들거나 생소하면, 지금은 이 자세를 생략하고 시간을 두고 꾸준히 연습해 본다. 이 아사나는 꽤 장난스럽고 우스꽝스러워 보인다. 그러나 일단 요령을 터득하고 나면, 균형감과 통제력, 그리고 자신감이 향상될 것이다. 이 자세의 정식 드리쉬티는 코다. 하지만 처음에는 양발 사이를 바라보는 것이 좋다는 것을 알게 될 것이다.

티띠바아사나 D

티띠바 = 곤충

'곤충 자세'

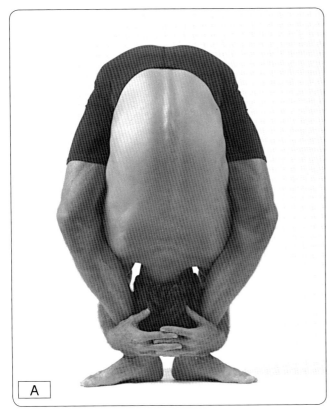

A

1) **들숨** 등 뒤에서 양손을 푼다. 무릎을 구부린다. 양쪽 발꿈치를 서로 가까이 붙이며, 발가락은 바깥을 향하게 한다.

2) **날숨** 양손으로 양쪽 발목을 잡는다. 어깨를 두 다리 사이로 당기고, 턱을 가슴에 끼워 넣는다. 발목을 풀어 준다. 양손으로 양쪽 발목의 바깥을 감싼다. 머리 뒤에서 양손을 깍지 낀다(A). 만약 양쪽 발꿈치를 모으기가 너무 힘들면, 적당한 거리만큼 벌려도 된다. 머리 뒤에서 양손을 깍지 끼기가 너무 힘들면, 손목을 이용해 어깨를 두 다리 사이로 당기면서 양손의 손가락이 점차 서로 가까워지게 한다(B). 또는 양팔을 두 다리 사이로 가져가 양쪽 발목을 잡아도 된다(C).

자세를 유지하며 5번 깊은 호흡을 한다

3) **들숨** 머리를 들어 앞쪽을 바라본다.

4) **날숨** 양손으로 바닥을 짚는다. 엉덩이를 내리고 팔꿈치를 구부린다.

5) **들숨** 발을 들어 **티띠바아사나** A로 들어간다(D). 무릎을 굽히면서 발을 뒤로 보내 **바카아사나로** 들어간다(E).

6) **날숨** 뒤로 점프한다.

5, 6단계가 너무 어려우면,
4단계를 마친 뒤 자신이 할 수 있는 수준에 맞추어 빈야사를 한다.

~빈야사~
다운독 자세에서 다음 아사나로 들어간다

드리쉬티 ~ 코

Tittibhasana D

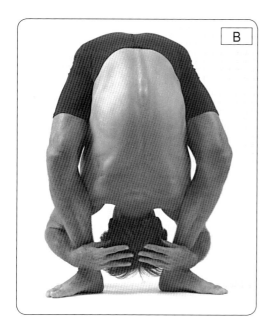

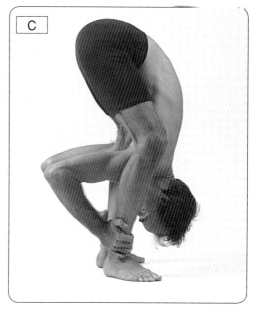

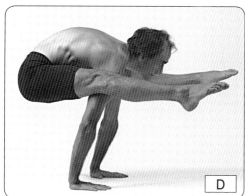

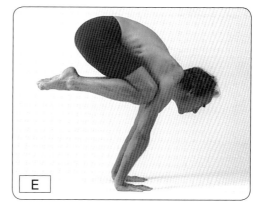

설명 – 양발이 찰리 채플린처럼 45도를 이루며 바깥을 향하도록 돌린다. 무릎을 굽힐 때는 무릎도 발가락과 같은 방향으로 바깥을 향해야 한다. 이렇게 해야 무릎이 보호되고, 두 다리 사이에 어깨가 들어갈 공간이 생길 것이다. 발에 실린 몸무게의 분배를 느껴 본다. 양발에 몸무게가 고르게 분배되어 있어야 몸이 앞이나 뒤로 기울어지지 않는다. 일단 두 다리가 올바른 자리에 놓여 있다면, 두 팔을 이용해 윗몸을 다리 사이로 끼워 넣을 수 있을 것이다. 이 아사나에서는 무릎 위 넙다리 네 갈래근(대퇴사두근)을 매우 강하게 써야 함을 알게 될 것이다. 깊이 호흡한다. 만약 호흡이 제약을 받는다고 느껴지면, 잠시 그만두고 호흡이 다시 순조롭게 흐를 때까지 기다린다. 5와 6단계에 머무르지 않는다. 빈야사의 전환 단계이기 때문이다.

핀차 마유라아사나

핀차 = 깃털　마유라 = 공작

'공작 깃털 자세'

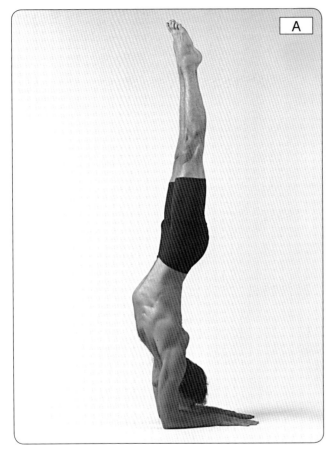

A

1) **들숨** 무릎을 꿇는 자세로 들어간다.

2) **날숨** 아래팔을 바닥에 댄다. 손바닥은 아래로 향하게 한다.

3) **들숨** 양발로 뛰어 다리를 위로 들어 올린다. 다리를 곧게 펴고, 양발을 모아 발등을 곧게 편다(A). 만약 방 한가운데에서 균형을 잡기가 너무 어려우면, 매트를 벽 가까이 가져간다. **벽에는 그림이나 못, 또는 다른 장애물이 없어야 한다.** 2번에서 설명한 대로 아래팔을 바닥에 댈 때는 손가락 끝이 벽에서 약 30센티 정도 떨어지게 한다. 한 발씩 위로 차올린 뒤, 두 발을 모아 준다. 발이 벽에 너무 세게 부딪히지 않도록 통제력을 이용한다. 균형을 잡아 자세를 유지한다(B). 또는 매트 끝부분에 의자를 얹고, 의자가 미끄러지지 않도록 의자의 뒤쪽 다리를 벽에 붙인다. 의자가 뒤에 있도록 자세를 취한 뒤, 아래팔을 바닥에 댄다. 발을 의자에 얹고 다리를 곧게 편다(C). 근력과 자신감을 키우고 나서 더 어려운 자세로 들어가고 싶다면, 발을 바닥에 둔 상태에서 엉덩이만 들어 올린다(D).

자세를 유지하며 5번 깊은 호흡을 한다

4) **날숨** 양발을 바닥으로 내린다.

~빈야사~

다운독 자세에서 다음 아사나로 들어간다

드리쉬티 ~ 코

Pincha Mayurasana

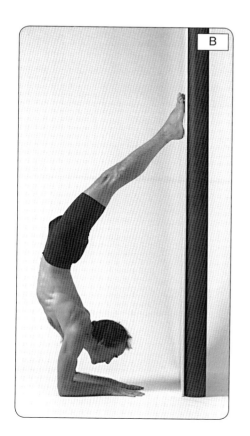

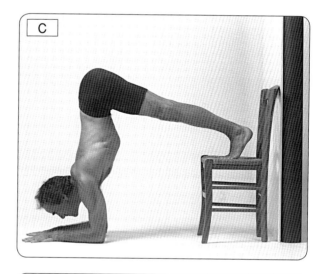

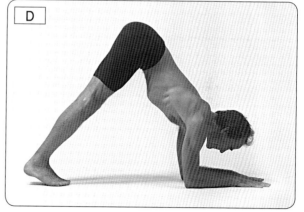

설명 – 이 아사나는 역동적이며 많은 노력이 필요하지만, 일단 자신 있게 아래팔로 몸무게를 떠받칠 수만 있다면, 생각만큼 어렵지는 않다. 오직 양팔로만 몸무게를 떠받쳐야 하는 이런 유형의 역자세(거꾸로 서는 자세)를 취할 때는 본능적으로 두려움을 느낀다. (C)와 (D)처럼 몸을 좀 더 지지해 주는 자세로 수련을 한 후 (A)나 (B)에 도전해 보자. 이 자세의 (A)나 (B) 방식은 처음부터 혼자 연습하는 것보다는 자격 있는 요가 지도자의 지도를 받으면서 배우는 것이 가장 좋다. 아래팔에서 손바닥까지 몸무게가 고르게 분배됨을 느껴 본다. 손가락 끝을 이용해 균형을 섬세하게 조정한다. 두 다리의 힘을 계속 느끼면서 양발은 모아 준다. 발등을 펴서 발가락이 하늘을 향하게 한다. 반다들을 충분히 적용한다. 가슴을 바닥에서 멀리 들어 올린다.

카란다바아사나
카란다바 = 오리의 일종
'오리 자세'

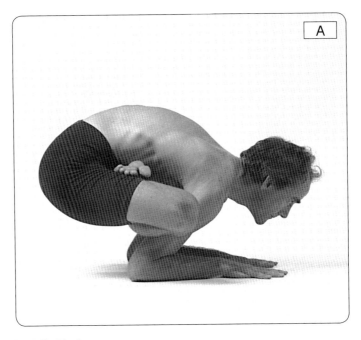

A

1) **들숨 다운독 자세**에서 무릎을 꿇는다.

2) **날숨** 손바닥을 아래로 향하게 하여 아래팔을 바닥에 댄다.

3) **들숨** 양발로 점프해 다리를 들어 올린다. 다리를 곧게 편다. 양발은 모으고 발등은 편다.

4) **날숨** 두 다리로 연꽃 자세를 취한 뒤, 다리를 내려 위팔에 올려놓는다. 이때 머리와 가슴은 들어 올린 상태를 유지한다(A). 만약 **핀차 마유라아사나**에서 균형을 유지하며 두 다리로 연꽃 자세를 만들 수는 있지만, 두 다리를 양팔까지 내리는 동작이 너무 어려우면, 할 수 있는 만큼만 다리를 내리고 그 자세를 유지한다(B). 거꾸로 선 자세에서 연꽃 자세를 취하기가 너무 힘들면, 두 다리를 교차하되 할 수 있는 만큼만 양팔을 향해 내린다(C). 또는 연꽃 자세로 바닥에 앉은 뒤, 아래팔을 바닥에 짚은 채로 윗몸을 앞으로 기울이며, 다리를 팔 위로 미끄러지듯 들어 올려 자세를 취하거나(A), 다리를 팔꿈치 위에 올린다(D).

자세를 유지하며 5번 깊은 호흡을 한다

5) **들숨** 양 다리를 들어 올리고 연꽃 자세를 푼다.

6) **날숨** 그리고 양발을 바닥으로 내린다.

~빈야사~
다운독 자세에서 다음 아사나로 들어간다

드리쉬티 ~ **코**

Karandavasana

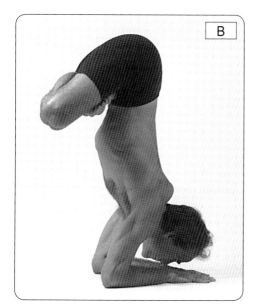
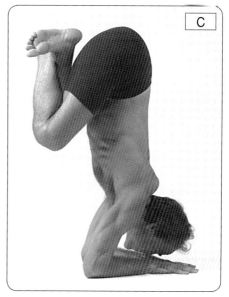

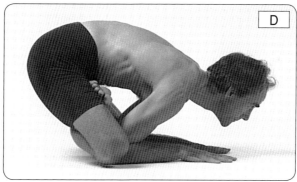

설명 – 거꾸로 선 자세에서 연꽃 자세를 취하려면, 왼 다리를 뒤로 조금 젖혀서 내린 뒤 오른발을 왼쪽 넓적다리에 올린다. 그 다음 왼 다리를 조금 구부려 오른발이 왼 다리를 누르게 하면서, 오른발을 다리 위쪽으로 조금씩 내려 자세가 깊어지게 한다. 이제 오른쪽 엉덩관절(고관절)을 열고 오른 무릎을 뒤로 움직여서, 왼발을 오른 넓적다리 위로 올릴 수 있는 공간을 만든다. 왼발을 올린 뒤 조금씩 깊숙이 내려 연꽃 자세를 취한다. 다음의 도전 과제는 다리를 내리는 것이다. 이때는 들어 올리기와 내리기라는 상반되는 두 힘을 동시에 유지해야 한다. 이는 다리를 내리면서 동시에, 그보다는 조금 적은 노력으로, 들어 올려야 한다는 뜻이다. 이렇게 하면 내려오는 동작을 통제할 수 있다. 반다들을 이용해 몸을 지지한다. 일단 두 다리가 양팔에 닿으면, 들어 올리는 힘과 내리는 힘이 균형을 이루어야 한다. 만약 이 시점에 몸무게가 가라앉게 되면, 다시 위로 올라가는 것은 불가능할 것이다. 위로 올라가려면, 들어 올리는 방향으로 에너지를 더하고, 가라앉는 힘을 줄인다.

브리쉬치카아사나

브리쉬치카 = 전갈

'전갈 자세'

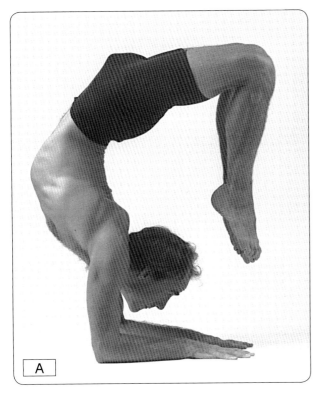

A

1) **들숨** 다운독 자세에서부터 숨을 들이쉬며 무릎을 꿇는다.

2) **날숨** 아래팔을 바닥에 댄다.

3) **들숨** 핀차 마유라아사나처럼 양발로 점프해 다리를 들어 올린다. 양발을 모으고 발등을 편다.

4) **날숨** 무릎을 구부려 발을 머리 쪽으로 내리며, 발등을 펴서 발가락이 바닥을 향하게 한다. 엉덩이가 양발을 따라가게 하면서, 등을 활처럼 구부리고 가슴을 연다(A). 만약 양발을 머리 쪽으로 내리기가 너무 어려우면, 무릎을 구부리되, 엉덩이는 내리지 않거나 등을 활처럼 구부리지 않는다(B). 균형을 유지하기가 너무 힘들면, **핀차 마유라아사나**처럼 벽 가까이에서 수련해도 된다. **벽에는 아무 장애물도 없게 한다.** 이번에는 손가락 끝이 벽에서 45~60센티미터가량 떨어지게 하여 시작한다. 양발로 점프해 다리를 위로 들어 올린 뒤, 발이 벽에 닿을 때까지 무릎을 구부린다. 양발로 걸어 천천히 벽을 타고 내려와서, 최대한 스트레칭 할 수 있는 지점까지 내려와서 멈춘다(C).

자세를 유지하며 5번 깊은 호흡을 한다

5) **들숨** 양발을 다시 들어 올린다

6) **날숨** 발을 내려 **차투랑가 단다아사나**로 들어간다.

~빈야사~

**수리야 나마스카라 A를 마칠 때처럼
이 빈야사를 선 자세까지 연결한다**

드리쉬티 ~ 코

Vrishchikasana

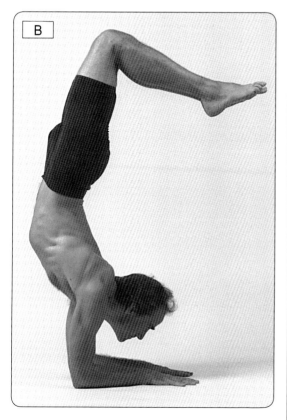

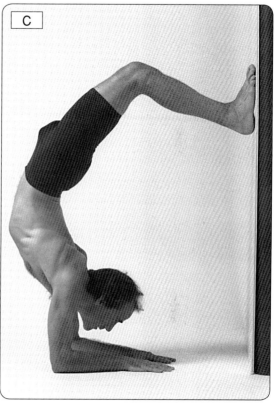

설명 – 두 발이 머리 위에 떠 있을 때 균형을 찾는 비결은 반대 방향으로 작용하는 두 힘이 같아지는 효과를 활용하는 것이다. 이 아사나에서는 가슴을 여는 동작과 양발을 내리는 동작에서 상반되는 힘을 찾을 수 있다. 이러한 동작은 무게를 고르게 분배해 주어 더 잘 통제할 수 있게 한다. 양발이 아래로 떨어질 때, 그 내려오는 힘을 상쇄하기 위해 가슴을 확장해 주지 않는다면, 몸무게가 뒤로 쏠리면서 몸이 뒤로 넘어갈 수 있다. **카란다바아사나**처럼 이 아사나에서도 반대 방향으로 작용하는 두 힘이 동시에 유지되어야 한다. 즉, 양발이 내려올 때, 동시에 양발을 계속 들어 올려야 하는 것이다. 머리가 바닥 쪽으로 가라앉지 않도록 계속 들어 준다. 머리를 들어 올리면, 가슴과 등 윗부분을 여는 데 도움이 될 것이다. 팔꿈치에서 아래팔을 따라 손가락 끝까지 몸무게가 고르게 분배되게 한다. 균형을 유지하기 위한 주된 요소는 가슴과 엉덩관절(고관절) 그리고 양발의 움직임이지만, 손가락 끝을 사용하면 균형을 섬세하게 조정할 수 있다.

마유라아사나

마유라 = 공작 / '공작 자세'

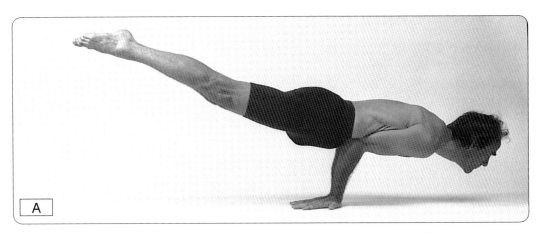

수리야 나마스카라 A를 마칠 때처럼 다운독 자세에서 선 자세로 들어간다

1) **들숨** 선 자세에서 시작하며, 양팔을 머리 위로 올리고, 양발을 조금 벌린다.

2) **날숨** 몸을 앞으로 굽히며, 손바닥은 위를 향하게 한다(D). 양손을 양발 사이 바닥에 내리되, 손가락이 뒤를 향하게 하여 손바닥으로 바닥을 짚는다(E).

3) **들숨** 위를 바라본다.

4) **날숨** 양손은 뒤를 향한 상태를 유지하며, 뒤로 점프한다.

5) **들숨** 업독 자세로 들어간다.

6) **날숨** 다운독 자세로 들어간다.

7) **들숨** 점프를 해서 무릎을 꿇는 자세로 들어간다. 이때 양 무릎을 양손 바깥으로 가져간다.

8) **날숨** 팔꿈치를 아랫배 쪽으로 당긴다. 머리를 바닥 쪽으로 내린다. 무릎을 굽힌다.

9) **들숨** 뒤쪽으로 걸어서 양발을 뒤로 보낸다. 머리를 들고 등을 구부린다. 양발을 바닥에서 들어 올리거나(A) 한쪽 다리만 들어 올리고, 다른 다리는 바닥에 둔다(B). 또는 양발을 모두 바닥에 둘 수도 있다(C).

자세를 유지하며 5번 깊은 호흡을 한다

10) **날숨** 양발을 바닥으로 내린다.

11) **들숨** 양손은 뒤를 향한 상태를 유지하며, **업독 자세**로 들어간다.

12) **날숨** 양손을 그대로 유지하며 **다운독 자세**로 들어간다.

13) **들숨** 앞으로 점프한다. 이때 양발을 양손 바깥에 둔다. 양손은 여전히 뒤를 향한 상태다. 시선을 들어 올린다.

14) **날숨** 양손을 그대로 둔 상태에서, 몸을 앞으로 접는다.

15) **들숨** 윗몸을 일으켜 선 자세로 들어간다. 양팔을 머리 위로 들어 올려 손바닥을 맞닿게 한다.

16) **날숨** 양팔을 옆으로 내리고, 양발을 모아 다음 아사나를 준비한다.

드리쉬티 ~ 코

Mayurasana

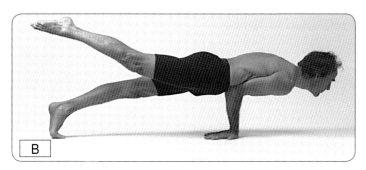

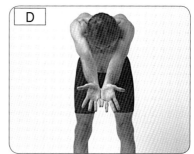

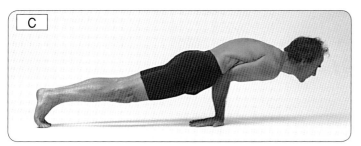

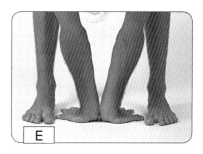

설명 – **마유라아사나**와 앞으로 나올 세 가지 자세는 모두 선 자세에서 들어간다. 빈야사는 **수리야 나마스카라 A**를 수련할 때와 똑같이 시작한다. 양손을 머리 위로 들어 올려 손바닥을 맞닿게 한 다음, 첫 번째 변화가 시작된다. 날숨에 몸을 앞으로 굽히기 시작하자마자 양발을 조금 벌려 주어야 한다. 이와 동시에 양손을 돌려 손바닥이 위를 향하게 하고, 손날이 서로 맞닿게 하며, 엄지손가락은 양옆을 향하게 한다(D). 양손이 바닥에 닿을 때, 손꿈치는 앞을 향하고 손가락은 뒤를 향하게 한다(E). 양손은 아사나를 하는 동안이나 빈야사 순서를 진행하는 동안에도 이 상태로 유지되어야 한다. 이 손의 위치는 선 자세로 돌아온 뒤에만 풀어 준다. 이것은 **마유라아사나**만의 독특한 빈야사 방법이다. 이처럼 양손이 뒤를 향하는 상태에서 일련의 전체 동작을 해내는 것은 매우 어렵다. 손목에 대단한 힘과 유연성이 필요하기 때문이다. 만약 이 자세가 너무 어렵게 느껴지면, 손을 뒤로 향하지 않은 채로 **수리야 나마스카라**를 수련하는 것처럼 이 자세로 들어가도 된다.

발과 머리를 바닥에서 들어 올리는 비결은 양 팔꿈치의 적절한 위치다. 양 팔꿈치를 몸의 중심으로 더 가까이 가져가면, 양발을 들어 올리기가 더 쉬울 것이다. 목표로 하는 지점은 바로 두덩뼈(치골)다. 만약 양 팔꿈치를 두덩뼈(치골) 바로 앞으로 가져갈 수 있다면, 몸의 균형을 잡을 수 있는 이상적인 지렛대 받침을 갖게 될 것이다. 이 자세에서 양 팔꿈치는 서로 멀어지려는 경향이 있다. 양 팔꿈치를 최대한 가까이 붙인 상태를 유지하도록 주의를 기울여야 한다. 이 아사나에서 아랫배의 수축은 안정감을 찾는 데 중요한 역할을 한다. 이를 위해 반다들을 충분히 적용해야 한다. 다리는 곧게 편 상태에서 양발이 바닥에 있다면, 발가락으로 바닥을 부드럽게 밀어내면서 동시에 가슴과 머리를 들어 올린다. 양발을 모으고 발등을 편 상태에서 두 다리를 쭉 뻗는다. 이 모든 자세가 너무 어렵게 느껴지면, 지금은 이 아사나를 생략한 뒤 시간을 두고 연습한다.

나크라아사나

나크라 = 악어

'악어 자세'

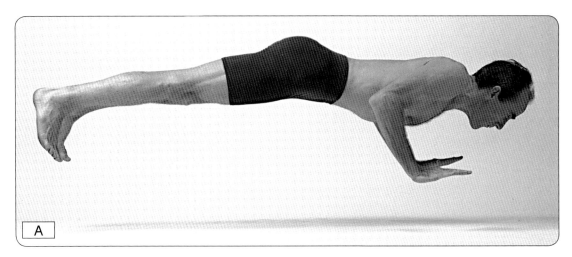

A

선 자세에서 이 아사나로 들어간다

1) **들숨** 양팔을 머리 위로 들어 올린다.

2) **날숨** 몸을 앞으로 접는다. 양손을 내려 양발 바깥쪽 바닥에 짚는다. 머리를 내린다.

3) **들숨** 고개를 들어 위를 바라본다.

4) **날숨** 뒤로 점프하여 **차투랑가 단다아사나**로 들어간다.

5) **들숨** 양손과 양발로 바닥을 민다. 점프하여 몸을 공중으로 띄우면서 조금씩 앞으로 이동한다(A). 만약 몸 전체를 공중으로 띄우며 앞으로 이동하기가 너무 어려우면, 양손은 바닥에 둔 상태에서 앞으로 나아가는 동작 없이 양발만 점프하여 공중으로 띄우거나(B) 양손과 양발을 바닥에 둔 상태에서 엉덩이만 들어 올린다(C).

6) **날숨** 착지한 뒤 자세를 낮춰 **차투랑가 단다아사나**로 들어간다.

5~6단계를 네 번 더 반복하여 총 다섯 번 앞으로 뛴다

그 뒤 같은 방법으로 뒤로 다섯 번 뛰어 처음 시작했던 자리로 돌아온다

7) **들숨** 윗몸을 들어 **업독 자세**로 들어간다.

8) **날숨** **다운독 자세**로 들어간다.

9) **들숨** 앞으로 점프한다. 시선을 들어 올리고 척추를 길게 늘인다.

10) **날숨** 몸을 앞으로 접는다.

11) **들숨** 선 자세로 올라온다. 양팔을 머리 위로 들어 올린다.

12) **날숨** 양팔을 옆으로 내리고 다음 아사나를 준비한다.

드리쉬티 ~ 코

Nakrasana

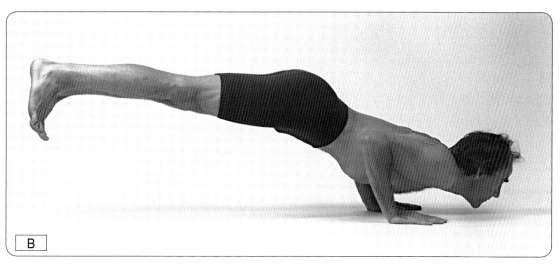

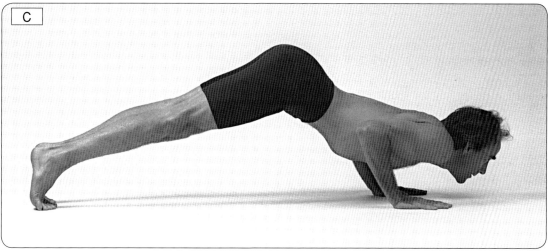

설명 – 이 아사나는 몸 전체가 조화롭게 협력하여 움직여야 한다. 모든 손가락과 발가락은 몸을 튀어 오르게 하는 용수철의 역할을 한다. 엉덩이는 튀어 오르는 움직임을 이끈다. 양팔과 양발, 두 다리는 추가로 밀어 올리는 힘을 제공한다. **(B)** 방식에서는 양손을 바닥에 고정시킨 상태에서 엉덩이와 발가락에 집중한다. **(C)** 방식은 몸을 바닥에서 튀어 오르게 할 수 있는 힘을 키우는 데 아주 좋은 방법이다. **(B)**나 **(C)** 방식을 선택했다면 그 동작을 다섯 번 반복한다. 그 뒤 빈야사를 거쳐 선 자세로 돌아온다.

바타야나아사나

바타야나 = 말 / '말 자세'

선 자세에서 이 아사나로 들어간다

1) **들숨** 오른발을 들어 반연꽃 자세를 취한다. 선 자세를 유지한다.

2) **날숨 아르다 밧다 파드모따나아사나**처럼 오른손을 등 뒤로 뻗어 오른발을 잡는다.

3) **들숨** 왼팔을 머리 위로 들어 올린다.

4) **날숨** 몸을 앞으로 접는다. 오른발에서 손을 놓되, 반연꽃 자세는 유지한다. 양손으로 바닥을 짚는다.

5) **들숨** 시선을 들어 지평선을 바라보면서 척추를 길게 늘인다.

6) **날숨** 뒤로 점프하여 **차투랑가 단다아사나**로 들어간다. 오른발은 여전히 왼쪽 넓적다리 위에 올려놓는다.

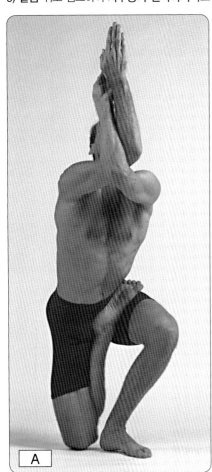

A

7) **들숨** 업독 자세로 들어간다. 오른 무릎은 바닥에 닿지 않게 한다.

8) **날숨** 다운독 자세로 들어간다.

9) **들숨** 왼발을 앞으로 점프하여 양손 사이로 가져간다. 시선을 들어 올리고, 척추를 길게 늘인다.

10) **날숨** 오른 무릎을 왼발 뒤꿈치 근처 바닥으로 내린다.

11) **들숨** 양손을 바닥에서 들어 올린다. 오른팔이 위로 가도록 양팔을 꼰다. 손바닥이 맞닿고 손가락이 위를 향하게 하면서 양쪽 팔꿈치를 구부린다(A). 만약 오른 무릎을 왼발 뒤꿈치 가까이 가져가기가 너무 힘들면, 불편하지 않을 정도로 왼발을 좀 더 벌린다(B). 또는 덜 힘들면서 더 쉽게 균형을 잡으려면, 오른발을 반연꽃 자세로 올리는 대신 바닥에 둔다(C).

자세를 유지하며 5번 깊은 호흡을 한다

12) **날숨** 양손을 내려 바닥을 짚는다.

13) **들숨** 오른 다리는 계속 반연꽃 자세를 취한 채로, 왼 다리를 곧게 뻗고, 지평선을 응시한다.

14) **날숨** 오른 다리는 계속 반연꽃 자세를 취한 채로, 뒤로 점프한다.

15) **들숨** 업독 자세로 들어간다. 오른 무릎은 바닥에 닿지 않게 한다.

16) **날숨** 다운독 자세로 들어간다. 오른발을 풀어 바닥으로 내린다.

17) **들숨** 왼발을 들어 반연꽃 자세를 취한다.

18) **날숨** 몸을 낮춰 **차투랑가 단다아사나**로 들어간다.

19) **들숨** 업독 자세로 들어간다. 왼 무릎은 바닥에 닿지 않게 한다.

20) **날숨** 왼 다리는 반연꽃 자세를 취한 채로, **다운독 자세**로 들어간다.

21) **들숨** 왼발은 반연꽃 자세를 취한 채로, 오른발을 앞으로 점프한다.

22) **날숨** 왼 무릎을 바닥으로 내린다.

23) **들숨** 양손을 바닥에서 들어 올린다. **11단계**에서 자신에게 가장 알맞은 방식의 자세를 취한다.

Vatayanasana

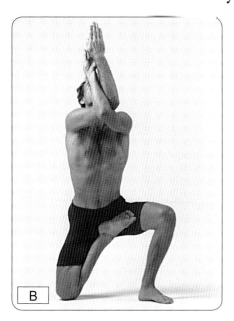

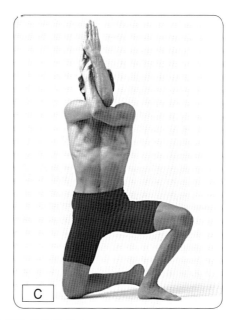

자세를 유지하며 5번 깊은 호흡을 한다

24) **날숨** 양손을 내려 바닥을 짚는다.

25) **들숨** 왼 다리는 계속 반연꽃 자세를 취한 채로, 오른 다리를 곧게 뻗고, 지평선을 응시한다.

26) **날숨** 왼 다리는 계속 반연꽃 자세를 취한 채로, 뒤로 점프한다.

27) **들숨 업독 자세**로 들어간다. 왼 무릎은 바닥에 닿지 않게 한다.

28) **날숨 다운독 자세**로 들어간다.

29) **들숨** 오른발로 앞으로 점프한다. 시선을 들어 지평선을 응시하면서 척추를 길게 늘인다.

30) **날숨** 몸을 앞으로 접는다. 왼손을 등 뒤로 돌려 왼발을 잡는다.

31) **들숨** 반연꽃 자세로 왼발을 잡은 상태에서 일어선다. 오른팔을 머리 위로 들어 올린다.

32) **날숨** 왼발을 풀어 바닥으로 내리면서, 양팔을 옆으로 내린다.

드리쉬티 ~ **하늘**

설명 - 무릎을 조심하자! 자신에게 가장 알맞은 방식을 선택한다. 만약 한쪽 발로 반연꽃 자세를 취한 상태에서 이 빈야사를 하는 것이 너무 힘들면, 양발로 일반적인 빈야사를 하고 앞으로 점프한다. 그런 다음 한쪽 발로 반연꽃 자세를 취하여 동작을 이어 간다. 무릎을 발꿈치로 더 가까이 가져갈수록 스트레칭은 더욱 강해진다. 조심하면서 동작을 진행하고, 몸이 들려주는 소리에 귀를 기울인다. 또 하나의 도전 과제는 양손을 위로 들어 올릴 때 필요한 균형이다. 여기에는 섬세한 조정이 필요하다. 양손과 몸통을 들어 올릴 때, 엉덩이를 앞으로 당겨서 몸무게가 고르게 분배되게 해야 한다. 몸무게를 이동하면서 균형이 깨지면 몸이 뒤로 넘어가기 쉽다. 가슴과 양팔을 들어 올릴 때 엉덩이가 뒤로 빠지면 이런 현상이 일어난다.

파리가아사나
파리가 = 빗장 / '빗장 자세'

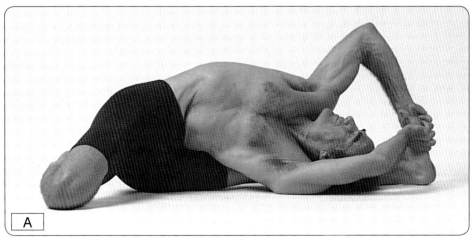

이 아사나는 바타야나아사나를 마치는 자세인 선 자세에서 들어간다.

1) **들숨** 양팔을 머리 위로 들어 올리고, 엄지손가락을 바라본다.

2) **날숨** 몸을 앞으로 접어 머리를 내린다.

3) **들숨** 고개를 들어 지평선을 바라본다. 척추를 길게 늘인다.

4) **날숨** 뒤로 점프하여 **차투랑가 단다아사나**로 들어간다.

5) **들숨** 윗몸을 들어 **업독 자세**로 들어간다.

6) **날숨 다운독 자세**로 들어간다.

7) **들숨** 앞으로 점프하면서 오른 다리를 뒤로 접어 착지한다. 오른발은 오른 엉덩이 뒤에 둔다. 왼 다리를 옆으로 곧게 뻗는다. 양손은 양쪽 넓적다리 사이 바닥에 둔다.

8) **날숨** 왼 어깨를 왼 무릎 안쪽으로 내린다. 가슴을 하늘 쪽으로 돌려서 열어 준다. 먼저 오른손을 뻗어 왼발을 잡은 뒤, 왼손도 함께 뻗어 양손으로 왼발을 잡는다(A). 만약 양손으로 왼발을 잡을 수 없다면, 오른손으로만 왼발을 잡고 왼팔은 왼 다리와 직각을 이루게 하여 바닥에 둔다(B). 또는 가슴을 위쪽으로 돌려 열어 준 뒤, 왼 다리 위로 윗몸을 기울인다. 왼팔은 왼 다리와 평행하게 바닥에 두고, 오른팔은 오른쪽 귀 옆으로 가져가되 손바닥은 바닥을 향하게 하며 손가락 끝까지 쭉 뻗는다(C).

자세를 유지하며 5번 깊은 호흡을 한다

9) **들숨** 발을 풀고 자세에서 나온다.

~빈야사~
이것은 일반적인 방법의 빈야사다. 선 자세까지 연결하지 않는다. 왼쪽으로 7~8단계를 반복한다
~빈야사~
다운독 자세에서 다음 아사나로 들어간다

드리쉬티 ~ 하늘

Parighasana

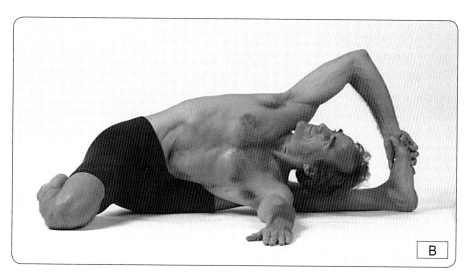

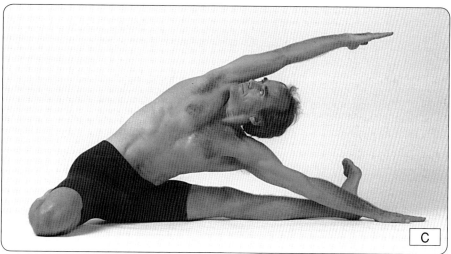

설명 – 척추를 길게 늘이고, 몸통을 위쪽으로 회전한다. 어깨를 무릎 안쪽으로 가져간다. 어깨와 무릎 안쪽을 서로를 향해 눌러 주면 비트는 동작이 강화된다. 만약 어깨를 무릎으로 가져가기가 너무 힘들면, 팔꿈치까지만 가져간다. 곧게 뻗은 다리는 활성화한 상태를 유지한다. 뒤에 있는 발은 넓적다리 가까이 붙이고, 발꿈치는 위를 향하게 한다.

고무카아사나 A

고무카 = 소 얼굴
'소 얼굴 자세'

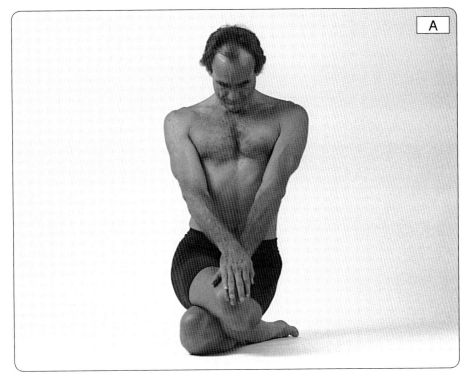

1) **들숨 다운독 자세**에서 점프하면서, 오른 다리가 왼 다리 위로 오도록 교차하되, 무릎을 뒤로 접은 상태로 착지한다. 발등을 펴서 발가락이 뒤를 향하게 한다.

2) **날숨** 발등을 바닥에 댄 채로 양쪽 발꿈치를 가까이 모으며, 발가락은 계속 뒤를 향하게 한다. 발꿈치 위에 앉는다. 오른손을 왼손 위에 포개어 양손을 무릎 위에 얹는다. 손가락은 바닥을 향하게 한다. 턱은 가슴 쪽으로 내린다(A). 만약 양쪽 발꿈치를 가까이 모으기가 너무 힘들면, 왼쪽 발꿈치 위에 앉고, 오른발은 조금 옆으로 이동한다(B). 또는 양발이 적당히 벌어지게 한 뒤, 양발 사이 바닥에 앉는다(C).

자세를 유지하며 5번 깊은 호흡을 한다
여기에서 다음 아사나로 들어간다

드리쉬티 ~ 코

설명 - 양손으로 무릎을 누른다. 어깨를 등 쪽으로 끌어내린다. 가슴을 연다. 반다들을 적용하고 골반을 살짝 앞으로 기울여서, 등 아랫부분이 뒤로 무너지지 않게 한다. 턱을 가슴 쪽으로 끌어당길 때, 동시에 윗몸이 구부정해지지 않게 한다.

Gomukhasana A

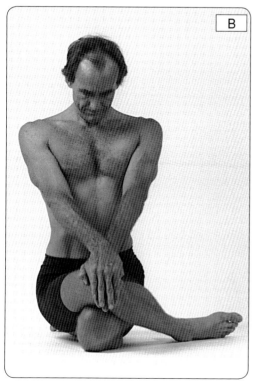

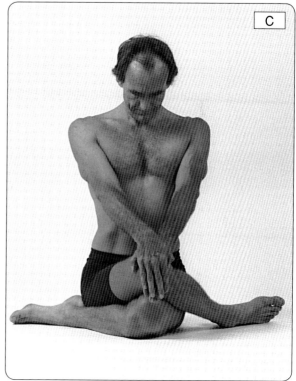

✻

"요가는 마음의 동요가 멈추는 것이다."

파탄잘리

고무카아사나 B

고무카 = 소 얼굴

'소 얼굴 자세'

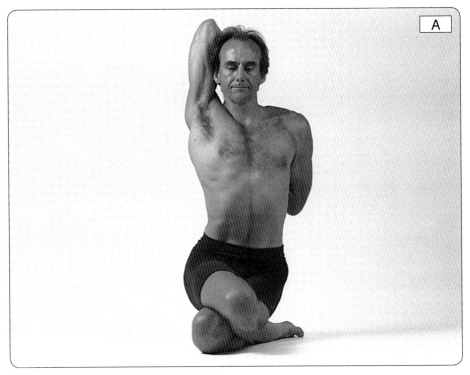

1) **들숨** 무릎 위에 놓인 양손을 들어 올린다. **고무카아사나 A**의 앉은 자세는 그대로 유지한다. 오른손을 오른 어깨 너머로 뻗는다. 왼팔을 등 뒤로 가져가서 양손을 맞잡는다(A). 만약 양쪽 발꿈치를 모아서 앉을 수는 있지만 양손을 맞잡을 수는 없다면, 스트랩을 이용해 양손을 연결한다(B). 또는 양쪽 발꿈치 사이 바닥에 앉아서 스트랩을 이용해 잡는다(C).

자세를 유지하며 5번 깊은 호흡을 한다

2) **날숨** 양손을 풀어 바닥에 내린다.

왼쪽으로 고무카아사나 A와 B를 반복한다

~빈야사~

드리쉬티 ~ 코

설명 – 위로 올린 팔의 어깨는 바깥으로 회전하여 팔꿈치가 하늘을 가리켜야 한다. 목은 길게 늘인 상태를 유지한다. 양손 사이에 반대 방향으로 작용하는 두 힘을 이용하여, 양팔에 균등한 스트레칭이 이루어지게 한다. 만약 몸에 너무 많은 무리가 간다고 느껴지면, 지금은 이 아사나를 생략하고 다음에 다시 도전하는 편이 좋다.

Gomukhasana B

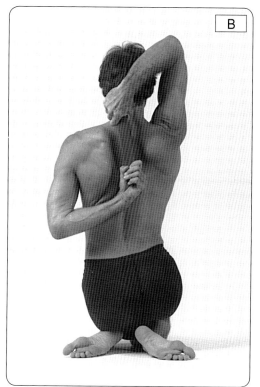

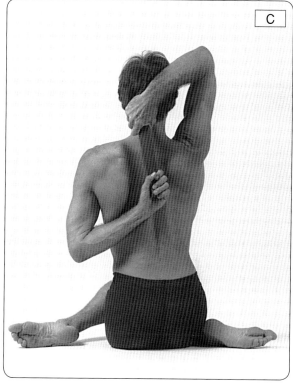

✱

"수련이 최고의 가르침이다."

아리스토텔레스

숩타 우르드바 파다 바즈라아사나

숩타 = 잠자는   우르드바 = 들어 올린   파다 = 발   바즈라 = 벼락

'발 들어 올린 잠자는 벼락 자세'

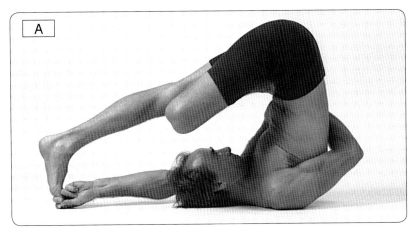

전환 자세. 이 자세에 머물지 않는다.

1) **날숨** 등을 대고 바닥에 눕는다. 어깨를 대고 뒤로 굴러, 양발을 머리 뒤쪽 바닥에 내린다. 오른발로 반연꽃 자세를 취한다. 오른팔을 등 뒤로 뻗어 오른발을 잡는다. 왼손의 두 손가락으로 왼발의 엄지발가락을 잡는다. 왼 다리는 쭉 편다(A).

2) **들숨** 등으로 굴러 올라온다. 왼 다리를 뒤로 접으며 굴러서 앉은 자세로 착지한다. 왼발은 왼쪽 엉덩이 바깥에 두고, 오른발은 반연꽃 자세를 유지한다. 왼손은 잡고 있던 왼발을 놓고 오른 무릎 밑으로 손가락을 집어넣되, 손바닥이 바닥에 놓이고 손가락은 무릎 밑에서 뒤를 향하게 한다. 손꿈치로는 바닥을 누른다. 양 무릎을 가까이 붙이고, 몸을 오른쪽으로 비튼다(B). 반연꽃 자세로 놓인 발을 잡을 수 없다면, 스트랩을 이용한다(C). 손가락을 무릎 아래로 가져갈 수 없다면, 손으로 무릎을 잡는다(D).

자세를 유지하며 5번 깊은 호흡을 한다

~빈야사~

왼쪽으로 반복한다

~빈야사~

다운독 자세에서 다음 아사나로 들어간다

드리쉬티 ~ 코

설명 – 이 아사나로 들어가는 빈야사에서는 등 뒤에 있는 팔 위로 굴러야 한다. 이 동작이 너무 힘들면, 뻗은 발만 잡고 굴러 올라온 뒤에 반연꽃 자세의 발을 잡아도 된다. 반연꽃 자세의 발을 잡은 채로 구를 때는 팔꿈치 바로 밑, 즉 아래팔 윗부분의 '살이 많은' 부분을 바닥에 대고 구른다. 뻗은 다리를 손으로 잡는 위치는 구르는 도중에 바꾸어 주는데, 처음에는 엄지발가락을 잡지만 도중에는 나머지 발가락의 윗부분을 감싸며 잡아 준다. 이렇게 하면 그 발이 엉덩이 바깥으로 움직이면서 착지하도록 손으로 도울 수 있다. 이 아사나의 앉은 단계에서는 양손을 이용해 몸통을 비틀면서 상승하는 나선형 동작을 만들어 보자.

Supta Urdhva Pada Vajrasana

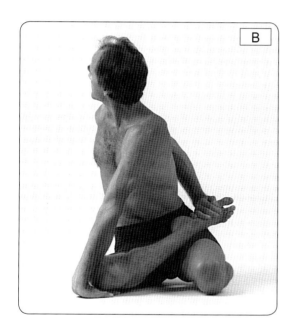

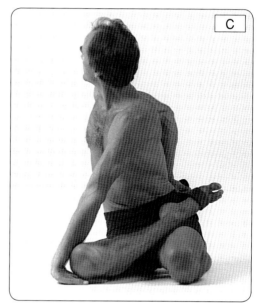

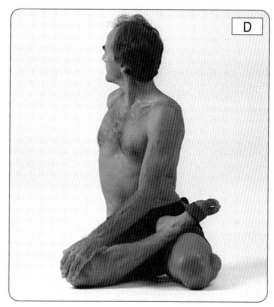

일곱 가지 머리서기 들어가기
'지지대 찾기'

슙타 우르드바 파다 바즈라아사나에 이어 인터미디어트 시리즈의 마지막 일곱 가지 아사나로 들어간다. 이 아나사들은 머리서기의 다양한 변형 자세로 이루어져 있으며, 크게 두 그룹으로 나뉜다. 첫 번째 그룹은 **밧다 하스타 쉬르샤아사나 A, B, C, D**로 이루어지는데, 팔의 다양한 지지 각도를 이용하는 머리서기의 네 가지 변형 자세. 두 번째 그룹은 **묵타 하스타 쉬르샤아사나 A, B, C**로 이루어지며, 최소한의 양팔 지지만이 필요한 세 가지 추가 머리서기 변형 자세. 앞으로 이 일곱 가지 머리서기 자세에 대해 자세히 설명할 것이다.

밧다 하스타 쉬르샤아사나 A는 가장 많이 지지되는 자세다. 이 자세는 프라이머리 시리즈부터 어드밴스드 시리즈 A와 B에 이르기까지 모든 시리즈의 마치는 자세에 포함된다. 마치는 자세에서는 간단히 '**쉬르샤아사나**'라고 부른다. 우선 이 자세에서 안정감을 얻어야만 더 어려운 동작으로 들어갈 수 있다. 만약 어떤 머리서기 변형 자세가 너무 어렵게 느껴지면, 그 자세 대신에 **밧다 하스타 쉬르샤아사나 A**를 반복하는 편이 좋다. 내가 인터미디어트 시리즈의 여섯 가지 추가 머리서기 자세를 위한 대안 자세를 따로 제시하지 않는 것은 그 때문이다.

팔의 지지대 역할이 점점 줄어듦에 따라 올바른 정렬을 유지하는 일은 더욱더 중요해진다. 목뼈(경추)는 고르게 층층이 쌓여 있어야 한다. 그래야 목뼈 사이를 이어 주는 척추사이원반(추간판, 디스크)에 가해지는 과도한 압력을 피할 수 있다. 이를 위해서는 자세에 대한 높은 수준의 자각이 필요하다. 턱이 목 쪽으로 꺾여도 안 되고, 머리가 뒤로 기울어져도 안 된다. 다시 말해, 목의 자세는 마치 양발을 딛고 선 채로 머리에 책을 올려놓고 균형을 잡으면서 정면을 바라보고 있을 때와 같은 상태여야 한다. 머리서기 자세를 취하는 동안 갈비뼈는 안으로 끌어당긴다. 양발은 엉덩관절(고관절) 바로 위에 정렬되어 있어야 한다. 이렇게 정렬되어 있지 않으면, 등 아랫부분이 무너지기 쉽다. 이처럼 정렬이 잘못되어 있을 때는 옆에서 볼 때 몸이 '바나나'처럼 보인다고 표현한다. 이런 자세에서는 목뼈(경추)의 뒤쪽에 가해지는 압력이 배가되고, 척추사이원반(추간판)에 과도한 압력이 가해질 위험성이 증가한다. 내가 **밧다 하스타 쉬르샤아사나 A**를 충분히 익힌 뒤에 다른 변형 자세로 나아가기를 권하는 것은 바로 이런 이유 때문이다.

밧다 하스타 쉬르샤아사나 A는, 마치는 자세에서 지시되듯이, 25번 호흡을 하는 동안 편안한 상태로 유지할 수 있어야 한다. 그러고 나서 인터미디어트 시리즈의 나머지 머리서기 자세들을 시도하는 것이 좋다. 자격 있는 아쉬탕가 요가 지도자에게 직접 감독을 받으며 이 자세를 배우는 것이 가장 좋다. 228~231쪽의 마치는 자세에서는 **밧다 하스타 쉬르샤아사나 A**에 대해 자세히 설명한다. 머리서기 자세의 안정성은 바닥에서부터 얼마나 안정감 있게 쌓아 올리느냐에 달려 있다. 자기 몸의 중심부를 관통하는, 추를 매달고 있는 가상의 줄을 상상해 보자. 이 줄이 지지대가 된다. 그 추를 매달고 있는 줄을 따라 몸을 똑바로 세우다 보면 균형을 잡을 수 있을 것이다. 몸의 정렬이 이루어지면, 에너지가 자유롭게 흐르면서 신체적인 노력이 최소화된다.

밧다 하스타 쉬르샤아사나 A

밧다 = 묶은   하스타 = 손   쉬르샤 = 머리

'묶은 손 머리서기 자세'

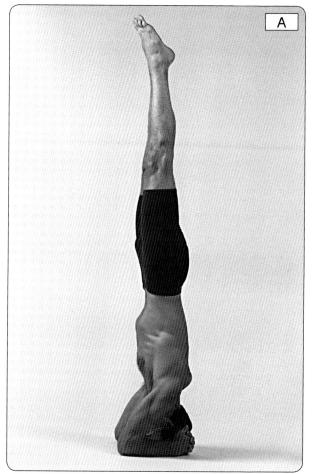

A

1) **들숨** 그리고 다운독 자세에서 무릎을 꿇는 자세로 들어간다.

2) **날숨** 아래팔의 바깥쪽 가장자리를 바닥에 댄다. 머리를 바닥으로 내린다. 양 팔꿈치를 어깨 너비만큼 벌린다. 양손은 깍지를 끼고, 정수리를 양손 사이 바닥에 대며, 양손으로 뒤통수를 가볍게 감싼다.

3) **들숨** 다리를 곧게 펴고, 두 발로 얼굴을 향해 걸어간다. 몸무게가 발에서 머리로 이동하는 것이 느껴지면, 무릎을 구부리고 발을 바닥에서 들어 올린다. 두 다리를 쭉 펴면서 들어 올린다. 몸이 바닥과 직각을 이루게 한다. 양발을 모으고, 발등을 펴서 발가락이 하늘을 향하게 한다. (**밧다 하스타 쉬르샤아사나 A**의 추가 변형 자세들은 228~231쪽에서 보여 준다.)

자세를 유지하며 5번 깊은 호흡을 한다

4) **날숨** 발을 바닥으로 내린다.

~빈야사~

다운독 자세에서 다음 아사나로 들어간다

드리쉬티 ~ 코

설명 – 이 아사나는 인터미디어트 시리즈의 일곱 가지 머리서기 자세 중에서 지지를 가장 많이 받는 자세다. 양팔의 위치를 잘 이용한다. 양쪽 손과 손목, 아래팔, 팔꿈치의 바깥쪽 가장자리를 따라 몸무게를 고르게 분배한다. 이 부분은 완벽한 삼각형의 토대를 이룬다. 몸무게의 일부는 정수리에 싣되, 오직 머리로만 지지하지는 않게 한다. 아마 지금쯤이면 당신은 이 머리서기 자세를 얼마간 연습했을 것이다. 마치는 자세에 반드시 포함되기 때문이다. 자신의 지지대를 찾자. 그 중심선을 따라 몸의 중심부를 정렬하자. 저항이 가장 적은 지점을 찾자. 몸을 길게 늘이자!

밧다 하스타 쉬르샤아사나 B

밧다 = 묶은   하스타 = 손   쉬르샤 = 머리

'묶은 손 머리서기 자세'

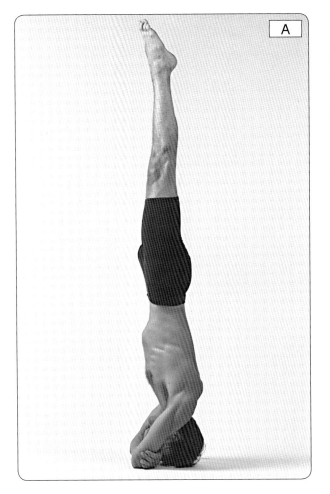

A

1) **들숨** 그리고 **다운독** 자세에서 무릎을 꿇는 자세로 들어간다.

2) **날숨** 아래팔을 바닥에 댄다. 양손의 손가락으로 맞은편 팔꿈치 바깥쪽을 감싼다. 정수리를 바닥에 내리되, 아래팔이 얼굴 앞에 놓이게 한다.

3) **들숨** 다리를 곧게 펴고, 두 발로 얼굴을 향해 걸어간다. 발을 바닥에서 들어 올리고, 몸이 바닥과 직각을 이룰 때까지 다리를 들어 올린다. 양발을 모으고. 발등을 펴서 발가락이 하늘을 향하게 한다.

자세를 유지하며 5번 깊은 호흡을 한다
이 아사나가 너무 어려우면
이전의 변형 자세들 중 하나를 반복하거나
마치는 자세로 들어간다.

4) **날숨** 발을 바닥으로 내린다.

~빈야사~
다운독 자세에서 다음 아사나로 들어간다

드리쉬티 ~ 코

설명 – 여기서부터는 양팔에 실리는 몸무게가 줄어들기 시작한다. 몸무게가 오로지 머리에만 실리지 않도록 아래팔로도 적절히 받쳐 준다. 자신의 중심선을 느끼는 일이 점점 더 중요해진다. 발끝이 하늘을 향하고 있고 팔이 시선을 가리고 있는 상태에서는 머리서기를 하는 것이 어려운 일이다. 신체 내부의 느낌을 잘 알아차리면서 동작을 진행한다. 아주 작은 움직임에도 몸무게가 미세하게 이동하는 것을 느껴 본다. 반대 방향으로 작용하는 두 힘을 이용한다. 당신을 대지로 끌어당기는 중력을 느끼면서, 그 힘을 이용해 몸을 길게 늘이고 그 힘을 통해 하늘을 향해 뻗어 가자.

밧다 하스타 쉬르샤아사나 C

밧다 = 묶은   하스타 = 손   쉬르샤 = 머리

'묶은 손 머리서기 자세'

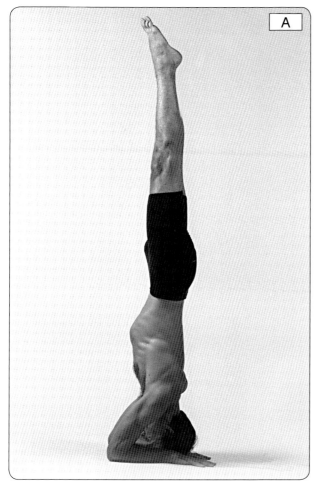

A

1) **들숨** 그리고 **다운독 자세**에서 무릎을 꿇는 자세로 들어간다.

2) **날숨** 양쪽 아래팔을 서로 평행하게 하여 바닥에 댄다. 손바닥은 아래를 향하게 한다. 정수리를 내려 손목 사이 바닥에 댄다.

3) **들숨** 다리를 곧게 펴고, 두 발로 얼굴을 향해 걸어간다. 발을 바닥에서 들어 올리고, 몸이 바닥과 직각을 이룰 때까지 다리를 들어 올린다. 양발을 모으고, 발등을 펴서 발가락이 하늘을 향하게 한다.

자세를 유지하며 5번 깊은 호흡을 한다
만약 이 아사나가 너무 어려우면
이전의 변형 자세들 중 하나를 반복하거나
마치는 자세로 들어간다.

4) **날숨** 발을 바닥으로 내린다.

~빈야사~
다운독 자세에서 다음 아사나로 들어간다

드리쉬티 ~ 코

설명 – 이 자세에는 앞서 인터미디어트 시리즈에서 수련했던 **핀차 마유라아사나**와 매우 비슷한 역학이 적용된다. 아래팔과 팔꿈치, 손바닥과 손가락에도 몸무게가 실리게 한다. 이 자세에서는 핀차 마유라아사나와 달리 머리를 계속 바닥에 댄다. 머리서기의 다른 자세들과 마찬가지로, 양팔은 머리와 목을 추가로 지지할 수 있는 방식으로 놓아야 한다. 아래팔과 손목으로 바닥을 누른다. 손목이 들리는 경향이 있는데, 그렇게 되면 지지하는 힘이 약해진다. **목에 지나친 압력이 느껴지면 즉시 다리를 내린다.**

밧다 하스타 쉬르샤아사나 D

밧다 = 묶은   하스타 = 손   쉬르샤 = 머리

'묶은 손 머리서기 자세'

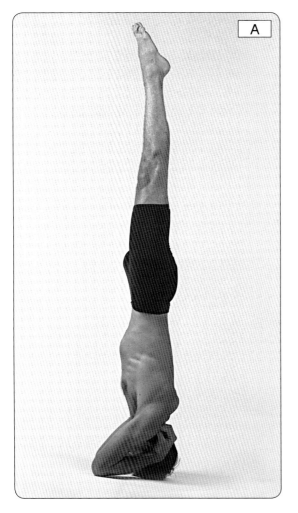

A

1) **들숨** 다운독 자세에서 무릎을 꿇는 자세로 들어간다.

2) **날숨** 손바닥이 위를 향하게 하여 아래팔을 바닥에 댄다. 정수리를 내려 손목 사이 바닥에 댄다. 팔꿈치는 바닥에 댄 채로 양손을 들어 어깨에 댄다. 다섯 손가락 끝을 오므리고 한데 모아 포도송이처럼 만든 뒤, 어깨 위 조금 옴폭한 곳에 갖다 댄다(**A**). 만약 이 자세가 너무 어려우면, 아래의 작은 사진처럼 손가락을 펴서 어깨 뒤에 댄다: **다른 손 자세**

3) **들숨** 두 다리를 곧게 펴고, 발을 바닥에서 들어 올린다. 두 다리를 완전히 들어 올려 몸이 바닥과 직각을 이루게 한다. 양발을 모으고 발가락이 위를 향하게 한다.

자세를 유지하며 5번 깊은 호흡을 한다
이 아사나가 너무 어려우면
이전의 변형 자세들 중 하나를 반복하거나
마치는 자세로 들어간다.

4) **날숨** 발을 바닥으로 내린다.

~빈야사~
다운독 자세에서 다음 아사나로 들어간다

드리쉬티 ~ 코

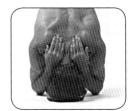

다른 손 자세

설명 – **밧다 하스타 쉬르샤아사나**의 마지막 자세다. 이 아사나에서 양쪽 팔꿈치와 정수리는 삼각대를 이룬다. 이 아사나의 네 가지 자세는 몸을 정렬하고 균형을 잡기 위해 크게 의존했던 양팔에 의한 지지가 점점 줄어드는 방향으로 진행되었다. 어떤 손 자세를 선택하든지, 손목으로 머리를 살짝 누르면 도움이 된다는 것을 알게 될 것이다. 이러한 동작은 이 아사나를 배울 때 더 많은 안정감을 주며, 나중에는 손목으로 머리를 누르지 않아도 된다. 목은 반드시 알맞은 자세로 유지해야 한다. **몸이 들려주는 소리에 귀를 기울이자! 몸에 문제가 있다고 느껴지면, 즉시 빠져나오자!**

묵타 하스타 쉬르샤아사나 A

묵타 - 자유로운   하스타 = 손   쉬르샤 = 머리

'자유로운 손 머리서기 자세'

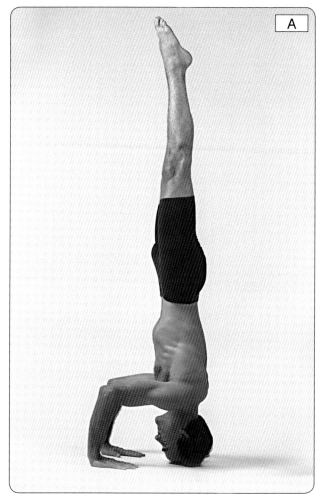

A

1) **들숨 다운독 자세**에서 앞으로 점프하여 손바닥과 무릎을 바닥에 댄다. 양손은 어깨 너비로 벌린다.

2) **날숨** 정수리를 내려 양손 앞쪽 바닥에 댄다. 손으로는 계속 바닥을 짚고, 손가락은 정면을 향하게 한다. 머리와 손 사이의 간격과 양손 사이의 간격이 같아지게 한다. 그러면 이 세 지점이 정삼각형을 이룰 것이다.

3) **들숨** 다리를 곧게 펴고, 두 발로 얼굴을 향해 걸어간다. 발을 바닥에서 들어 올리고, 몸이 바닥과 직각을 이룰 때까지 다리를 들어 올린다. 양발을 모으고, 발등을 펴서 발가락이 하늘을 향하게 한다.

자세를 유지하며 5번 깊은 호흡을 한다
이 아사나가 너무 어려우면
이전의 변형 자세들 중 하나를 반복하거나
마치는 자세로 들어간다.

4) **날숨** 발을 바닥으로 내린다.

~빈야사~
다운독 자세에서 다음 아사나로 들어간다

드리쉬티 ~ 코

설명 – **묵타 하스타 쉬르샤아사나**의 첫 번째 자세다. 이전의 자세들에 비해 손과 팔이 머리에서 더 멀어지고 있다. 이 자세에서도 역시 양손과 머리의 위치로 만들어지는 삼각형의 토대가 상당한 안정감을 제공한다. 하지만 이러한 안정감에 현혹되어, 목뼈(경추)가 제대로 정렬되지 않은 상태에서 머리서기를 유지할 수도 있다. **척추뼈는 고르게 쌓여 있어야 함을 명심하자.** 정수리에 실리는 몸무게를 느껴 보자. 양손은 어깨 너비만큼 벌리고, 팔꿈치는 손목 바로 위에 오게 하여 아래팔이 바닥과 직각을 이루게 한다.

묵타 하스타 쉬르샤아사나 B

묵타 = 자유로운   하스타 = 손   쉬르샤 = 머리

'자유로운 손 머리서기 자세'

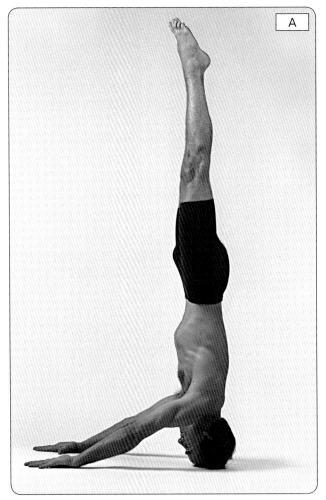

A

1) **들숨** 다운독 자세에서 앞으로 점프하여 손바닥과 무릎을 바닥에 댄다.

2) **날숨** 정수리를 내려 바닥에 댄다. 양팔을 얼굴 앞쪽으로 쭉 편다. 손바닥은 위로 향하게 하고, 양손은 어깨 너비만큼 벌리며, 양쪽 엄지손가락이 서로 가리키게 한다.

3) **들숨** 두 다리를 곧게 펴고, 발을 바닥에서 들어 올린다. 두 다리를 완전히 들어 올려 몸이 바닥과 직각을 이루게 한다. 양발을 모으고 발가락이 위를 향하게 한다.

자세를 유지하며 5번 깊은 호흡을 한다
이 아사나가 너무 어려우면
이전의 변형 자세들 중 하나를 반복하거나
마치는 자세로 들어간다.

4) **날숨** 발을 바닥으로 내린다.

~빈야사~
다운독 자세에서 다음 아사나로 들어간다

드리쉬티 ~ 코

설명 – 이 아사나에서도 역시 머리와 양손 사이에 삼각형 토대가 만들어진다. 삼각형의 양변은 이전 아사나에 비해 길어지지만, 밑변의 너비는 동일하다. 이 자세에서는 더 많은 몸무게가 머리에 실리게 되므로 몸의 정렬에 더 많은 주의를 기울여야 한다. 균형은 저항이 가장 적은 지점, 즉 몸의 중심부 또는 중심선과 가장 가까운 부위에서 찾을 수 있다. 앞에서도 이 점에 대해 설명했지만, 난이도 높은 머리서기 아사나로 나아갈수록 정렬은 더욱더 중요해진다. 손등을 바닥에 대고 눌러 주면, 몸을 더 높이 들어 올리고 더 많은 안정감을 얻을 수 있다. 호흡에 귀를 기울이자. **자세가 너무 힘들면, 즉시 빠져나오자!**

묵타 하스타 쉬르샤아사나 C

묵타 = 자유로운　하스타 = 손　쉬르샤 = 머리

'자유로운 손 머리서기 자세'

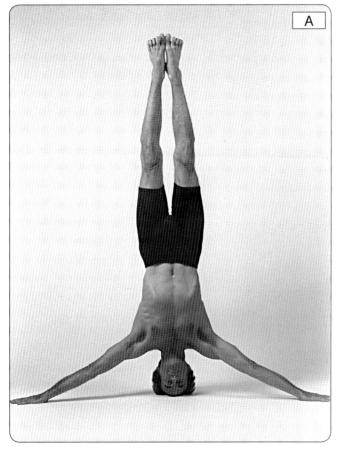

A

1) **들숨** 다운독 **자세**에서 앞으로 점프하여 손바닥과 무릎을 바닥에 댄다.

2) **날숨** 정수리를 내려 양손 앞쪽 바닥에 댄다. 양팔을 옆으로 쭉 편다. 손으로 바닥을 짚고, 엄지손가락은 뒤쪽을 향하게 한다. 양쪽 귀에서 시작해 각각 반대 방향으로 바닥을 따라 뻗어 가는 가상의 선을 그어 보자. 양손은 그 선보다 조금 앞쪽에 두어, 시선의 바깥쪽 범위에 겨우 들어올 수 있게 한다.

3) **들숨** 다리를 곧게 펴고, 두 발로 얼굴을 향해 걸어간다. 발을 들어 올린다. 몸이 바닥과 직각을 이룰 때까지 다리를 들어 올린다. 양발을 모으고, 발등을 펴서 발가락이 하늘을 향하게 한다.

자세를 유지하며 5번 깊은 호흡을 한다
이 아사나가 너무 어려우면
이전의 변형 자세들 중 하나를 반복하거나
마치는 자세로 들어간다.

4) **날숨** 발을 바닥으로 내린다.

~빈야사~
이 빈야사를 통해 앉은 자세로 들어간다

드리쉬티 ~ 코

설명 – 일곱 가지 머리서기 자세 중 지지를 가장 적게 받는 자세다. 따라서 머리에 실리는 몸무게가 늘어난다. 이 아사나를 배울 때는 팔꿈치를 살짝 굽히거나 손을 조금 앞으로 이동하면 자세가 안정되는 데 도움이 된다. 일단 이 일곱 가지 자세를 모두 취할 수 있게 되면, 자세들 사이에 내려오지 않고 바로 다음 자세로 들어갈 수 있도록 수련해 볼 수 있을 것이다. 그러기 위해서는 더 많은 통제력이 필요하다. 그러므로 각각의 자세를 안정적으로 취할 수 있게 되기 전에는 연속해서 이어 가는 수련을 시도하지 않아야 한다.

서두르지 말자! 때가 되면 지구력과 근력이 생길 것이다!

마치는 자세 들어가기
'집중을 이어 가기'

마치는 자세는 아쉬탕가 **'샌드위치'**를 만드는 두 번째 **'빵'** 조각이다. 태양경배 자세와 선 자세는 첫 번째 빵 조각이고, 프라이머리 시리즈와 인터미디어트 시리즈는 그 빵 사이에 들어가는 **'속'**이다. 나는 여기에서 마치는 자세의 독특한 역학에 대해 몇 가지 일반적인 지침을 제공하고자 한다. 마치는 자세는 세 번의 후굴 자세로 시작하며, 이를 상쇄해[4] 주는 전굴 자세가 바로 다음에 이어진다.

뒤로 구부리기 & 앞으로 늘이기

뒤로 구부리는 후굴 자세를 할 때는 몸의 앞면도 함께 늘어난다는 것을 기억하면 도움이 된다. 후굴 자세를 효과적으로 취하려면, 몸의 앞면을 들어 올리면서 늘이는 법을 배워야 한다. 이러한 들어 올리기와 늘이기는 양손과 양발로 강한 토대를 마련할 때 가능해진다. 바로 이 네 지점에서부터 후굴과 앞으로 들어 올리기가 일어난다. 이어지는 210~211쪽에는 다양한 후굴 방식이 제시되어 있다. 이 가운데 하나를 선택하기 전에, 양손과 양발의 단단한 접지점을 찾는 것이 중요하다. 많은 수련생이 두 다리를 활용하지 않은 채 양팔과 등 아랫부분에만 의존하여 후굴을 시도하는 실수를 저지른다. 이는 등 아랫부분에 통증을 일으키는 원인이 된다. 두 다리와 양발의 작용은 양팔, 양손의 작용과 조화롭게 결합되어야 한다.

각 발바닥의 삼각형 토대도 이 자세에 기여해야 한다. 후굴 자세로 들어갈 때는 마치 **'찰리 채플린'**처럼 발가락이 바깥으로 도는 경향이 있다. 그럴 때 우리는 후굴 자세로 깊이 들어가고 있는 것처럼 느끼게 되지만, 실제로는 발이 바깥으로 돌게 되면 허리뼈(요추) 부위에 과도한 압력이 가해진다. 양발은 서로 평행하게 두는 것이 가장 좋다. 또한 각 손의 전체 표면에 몸무게가 고르게 실리게 하면, 손목에 과도한 압박이 가해지는 것을 방지할 수 있다.

후굴 아사나는 척추를 유연하고 건강하게 유지해 주는 탁월한 수단이다. 척추 안에는 척수라는 신경다발이 있다. 척추를 유연한 상태로 유지하면, 신경 신호가 이동하는 통로들이 더 깨끗해진다. 자신의 필요에 가장 부합되는 방식을 선택하자. 인내하면서 수련하고, 호흡과 함께 움직이자. 너무 힘든 자세를 너무 빨리 취하려는 마음에 자신을 무리하게 밀어붙이다가 좌절할 바에는, 지금은 그 자세를 생략하거나 지도자의 감독 하에 나중에 다시 시도하는 편이 현명할 것이다. 후굴 자세의 즐거움을 발견해 보자. 척추가 활처럼 휘면서 가슴이 열리고 프라나가 몸속을 흐를 때의 기분 좋은 흥분을 느껴 보자. 가슴의 열림을 기뻐하자!

업독 자세 다음에는 언제나 다운독 자세가 뒤따르듯, 후굴 자세는 언제나 전굴 자세에 의해 상쇄된다. 이로써 우리의 몸은 중립 상태로 돌아온다.

거꾸로 뒤집기

이제는 삶을 다른 시각으로, 즉 반대로 뒤집어서 바라볼 때다. 거꾸로 서는 자세는 어깨서기로 시작하여 머리서기로 이어진다. 몸을 거꾸로 뒤집을 때, 우리는 세상을 새로우면서도 조금은 당황스러운 시각으로 보게 된다. 이런 시각에는 본능적인 두려움

---

4 counter. 앞의 자세와 반대되는 자세를 하여 중립 상태로 만들어 주는 것―옮긴이

마치는 자세 들어가기
'집중을 이어 가기'

이 따르기 마련이다. 어디가 오른쪽이고 왼쪽인지, 앞이고 뒤인지를 구별하기가 힘들어진다. 이러한 시각의 혼란이, 떨어질지도 모른다는 느낌과 결부되면 두려움이 자리하게 된다. 이것은 미지에 대한 두려움이다. 어떤 두려움은 우리의 삶에 꼭 필요하다. 우리를 생존하게 해 주는 두려움이 있고, 진정한 삶을 누리는 데 방해가 되는 두려움도 있다. 우리에게 해가 되는 위험을 피하게 해 주는 두려움은 건강하다. 그러나 어떤 두려움은 우리가 멋진 경험을 할 기회를 막아 버린다. 우리에게 익숙한 삶의 영역에만 완고히 머무른다면, 우리는 자신의 잠재력에 한참 못 미치는 지점에 한계선을 긋게 된다. 이러한 유형의 두려움은 우리가 두려움이 없었다면 충분히 누릴 수 있었을 삶을 살지 못하도록 가로막는다. 이를 피하기 위한 방법은 두려움의 유형을 식별하는 것이다. 우리는 균형을 찾아야 한다.

나는 고소공포증이 있다. 예전 그리스에 있을 때, 높은 절벽에서 바다로 뛰어내리는 모험에 도전을 해 보았다. 미리 그곳에 대해 충분히 조사를 했기 때문에 물이 깊다는 것은 알고 있었다. 그때 내 곁에 있던 친구는 그곳에서 수많은 점프를 한 경험이 있었다. 그는 내게 유익한 조언들을 해 주었고 여러 가지 말로 용기를 북돋아 주었다. 그럼에도 불구하고 나는 몇 시간 동안이나 나의 두려움과 씨름을 해야 했고, 마침내 뛰어내렸다. 점프를 해낸 뒤에는 얼마나 신나고 흥분되었는지 모른다. 그렇게 결국 두려움을 극복했지만, 인간이 다치지 않고 안전하게 뛰어내릴 수 있는 높이에는 한계가 있다는 것도 알게 되었다. 우리는 저마다 자신의 한계를 파악하고 그것을 존중해야 한다. 자신이 두려워하는 것들을 극복하겠다며 끊임없이 찾아다니는 것은 바람직하지 않다. 하지만 가끔 도전 과제가 주어질 때 그것을 정면으로 마주하면, 우리는 두려움의 일부를 극복하여 자신감을 키울 수 있다. 이러한 자신감은 우리의 일상생활에 곧바로 스며들 것이다.

만약 당신이 거꾸로 서는 자세(역자세)를 아무 두려움 없이 수련할 수 있다면, 이런 얘기는 당신에게는 해당되지 않는 이야기일 것이다. 만약 거꾸로 서는 자세가 너무 힘들 것 같아서 주저한다면, 나는 당신에게 용기를 북돋아 주고 싶다. 그리고 각각의 거꾸로 서는 자세마다 안전하고 효과적인 접근법을 제시하고, 달리 선택할 수 있는 다양한 대안 자세도 함께 제공할 것이다. **필요하면 언제든 어떤 아사나를 건너뛸 수 있다는 것을 기억하자.** 시간을 두고 서서히 자신감을 쌓아 가자. 새로운 아사나를 배울 때는 되도록 지도자의 도움을 받는 것이 가장 좋다. 그럴 수 없는 상황이라면, 서서히 다가가면서 몸이 들려주는 소리에 귀를 기울여 보자. 호흡을 계속 이어 가면서 마음을 편안히 이완하자. 거꾸로 서는 자세는 여러 가지로 유익하며 건강에 이로운 점들이 아주 많다. 하지만 고혈압이나 망막 질환 같은 특정한 문제들이 있는 사람이라면 피하는 것이 좋다. **의심되는 점이 있다면, 거꾸로 서는 자세를 수련하기 전에 의사와 상담하는 것이 가장 좋다.**

거꾸로 서는 자세의 열쇠는 균형점을 찾는 것이다. 이에 대해서는 선 자세의 도입 부분에서 이야기한 바 있다. 같은 원리가 거꾸로 서는 자세에도 적용된다. 여기에는 뿌리내리는 힘과 들어 올리는 힘이라는 두 가지 상반되는 힘이 있지만, 세상이 거꾸로 뒤집히면 이 힘을 어떻게 적용해야 할지 혼동될 수 있다. 이 자세에서는 일반적으로 갈비뼈를 안으로 끌어당긴 상태에서 두 다리를 하늘을 향해 힘 있게 쭉 뻗는다. 자신이 대지와 연결되어 있음을 느껴 보고, 거기에서부터 나무처럼 위로 자라나 보자. 드리쉬티와 반다들을 이용해 자세를 더욱 안정시켜 보자. '결승선'에 빨리 도착하고 싶은 마음에, 수련의 마지막을 향해 급하게 달려가지는 말자. 시작이 곧 끝이다. 알아차리면서 호흡하고, 집중하자. 마음을 자유롭게 하자. 순간을 즐기자. 매 호흡 안에 있는 삶의 마법을 포착하자. 의식의 경이로움과 요가 수련의 즐거움을 느껴 보자.

한 번에 한 호흡으로 수련을 완성하라

우르드바 다누라아사나

우르드바 = 위로 향한   다누라 = 활

'위로 향한 활 자세'

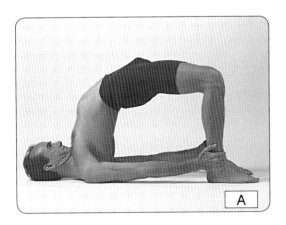

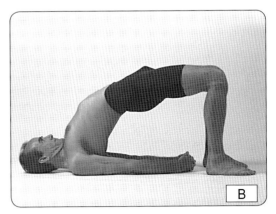

1) **날숨** 등을 바닥에 대고 눕는다. 무릎을 구부리고, 양발을 엉덩이 너비로 벌려 엉덩이 가까이 가져온다.

2) **들숨** 양손을 뻗어 양쪽 발목을 잡는다. 어깨는 바닥에 댄 채로, 마치 배꼽을 천장에 닿게 하려는 것처럼, 엉덩이를 위로 밀어 올린다(A). 만약 손으로 발목을 잡을 수 없다면, 손을 바닥에 내려놓은 채로 양손을 깍지 끼거나(B) 양손으로 엉덩이를 받친다(C). 후굴에 익숙한 사람이라면, 양손을 어깨 아래에 놓고(D) 골반을 하늘을 향해 밀어 올린다. 머리는 뒤로 내린다. 양 발바닥을 바닥에 밀착시키거나(E) 발꿈치를 들어 올린다(F).

자세를 유지하며 5번 깊은 호흡을 한다

3) **날숨** 몸을 바닥으로 내린다. 이 상태에서 한 번 완전한 호흡을 한다. **들숨** 그리고 **날숨**.

2~3단계를 두 번 더 반복한다

4) **들숨** 무릎을 가슴 쪽으로 가져와 양팔로 무릎을 둘러 양손을 맞잡는다.

5) **날숨** 무릎을 꼭 끌어안는다.

6) **들숨** 등으로 굴러 앉은 자세로 올라온다.

여기에서 다음 아사나로 들어간다

드리쉬티 ~ 코

설명 – 등 아랫부분의 척추에 과도한 압박감이 느껴지면, 자세를 푼다. 이런 느낌이 생기는 원인은 척추 전체를 고르게 늘이는 대신 등 아랫부분을 경첩처럼 사용하기 때문이다. 어깨를 등 쪽으로 끌어내려 가슴을 활짝 열어 준다. 두 다리의 근육을 최대한 써서 양발을 평행하게 한다. 발바닥의 위쪽 불룩한 부분이 바닥을 누르는 것을 느낀다. 양 발바닥으로 단단히, 고르게 바닥을 눌러서 가슴을 열어 준다. 등에 집중하기보다는, 몸의 앞면이 길게 늘어나는 것을 느껴 본다. 그렇게 들어 올릴 때 척추가 고르게 신장된다. 자신에게 가장 편안한 방식을 선택하여 수련하자. 이 아사나는 세 번 반복되므로 한 가지 이상의 방식을 이용해도 된다.

Urdhva Dhanurasana

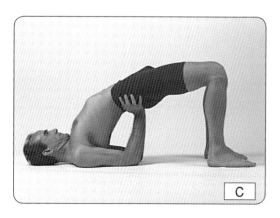

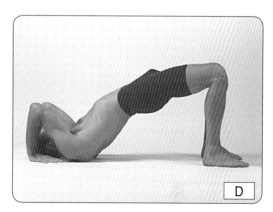

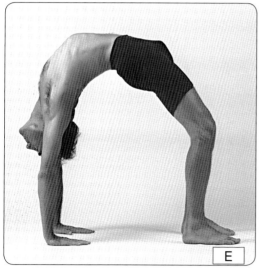

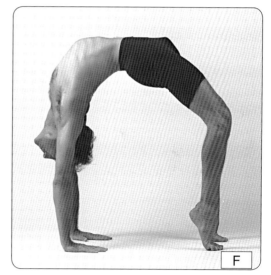

파스치모따나아사나 A

파스치마 = 서쪽의   우따나 = 강하게 늘인

'등을 강하게 늘인 자세'

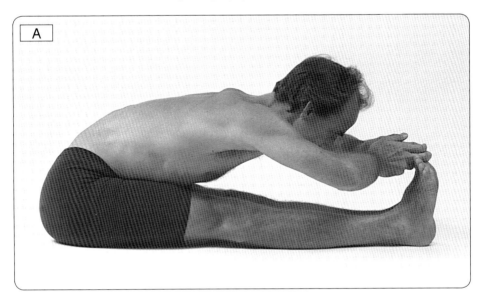

1) **날숨** 몸을 앞으로 접어, 양손으로 발이나 발목을 잡는다.

2) **들숨** 척추를 길게 늘인다. 지평선을 바라본다. 가슴을 연다.

3) **날숨** 몸을 앞으로 접어, 양손의 두 손가락으로 각각 양쪽 엄지발가락을 잡는다(A). 만약 몸을 앞으로 뻗는 것이 너무 어려우면, 양손으로 발목이나 정강이를 잡는다. 다리는 곧게 뻗고 척추는 길게 늘인다(B). 또는 무릎을 구부리고 발가락이나 발목을 잡는다(C).

자세를 유지하며 5번 깊은 호흡을 한다

4) **들숨** 척추를 길게 늘이면서 지평선을 바라본다.

5) **날숨** 아사나를 푼다.

~빈야사~

드리쉬티 ~ **발가락**

설명 – 이 자세는 앞서 프라이머리 시리즈에서 수련한 것과 같은 아사나다. 여기에서는 세 가지 후굴 자세를 상쇄하기 위한 스트레칭으로 활용되고 있다. 자신에게 가장 알맞은 방식으로 몸을 앞으로 접고, 호흡을 통해 자세가 더 깊어지게 하자. 바로 앞에 나온 **우르드바 다누라아사나**가 첫 번째 후굴 자세로 지정되어 있기는 하지만, 실제로 수련을 하다 보면 후굴 동작을 취해야 하는 순간들이 많다. 빈야사를 하는 동안, **업독 자세**를 취할 때마다 우리는 들숨과 함께 후굴을 하게 된다. 그리고 이어지는 **다운독 자세**는 우리의 몸을 중립 상태로 되돌린다. 후굴 자세를 마치고 **파스치모따나아사나**를 수련하는 동안, 몸의 뒷면이 길게 늘어나는 것을 느껴 보자.

Paschimottanasana A

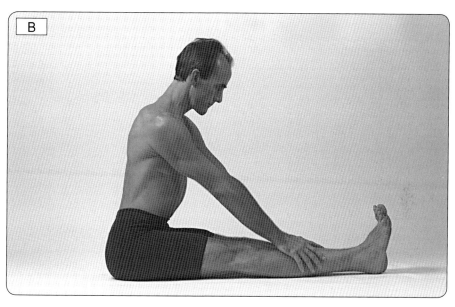

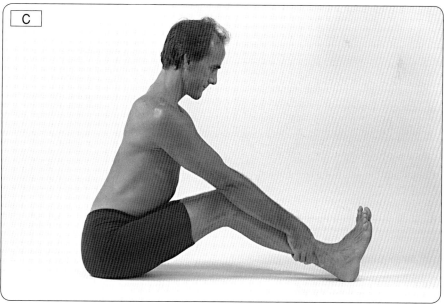

살람바 사르방가아사나

살람바 = 지지하는   사르바 = 모든 또는 전체   앙가 = 가지 또는 몸

'온몸 지지하는 자세'

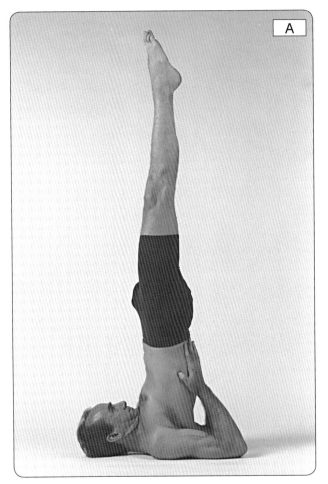

A

1) **날숨** 어깨를 바닥에 댄 채로 몸을 위로 굴려 발을 높이 들어 올린다.

(다음은 어깨서기의 준비 동작이다. 똑바로 누운 자세에서 양발을 들어 머리 뒤쪽 바닥을 향해 넘긴다. 등 뒤에서 양손을 깍지 낀다. 뒤쪽 바닥에 놓인 양팔을 쭉 편다. 몸을 좌우로 흔들면서 어깨로 바닥을 받쳐 주며, 양발을 위로 들어 올린다. 이렇게 하면 목이 바닥에서 떨어지는 데 도움이 된다.)

2) **들숨** 양발을 하늘을 향해 쭉 뻗고, 발등은 곧게 펴서 발끝이 위를 향하게 한다. 양 손바닥을 척추 가까이 대고 등을 받쳐 준다. 몸이 바닥과 직각을 이루게 한다. 바닥에서부터 하늘을 향해 몸을 뻗는다(A). 몸을 수직으로 들어 올리는 것은 너무 힘들 수 있다. 그럴 때는 양손으로 엉덩이를 받치고, 등을 더 높이지 않는다(B). 또는 엉덩이를 바닥에 두고, 다리만 들어 올리며, 발가락은 위를 향하게 한다(C).

이 자세를 유지하며 15번 깊은 호흡을 한다
(또는 불편함을 느끼지 않는 한 길게)
여기에서 다음 아사나로 들어간다

드리쉬티 ~ 코

✱

어떤 일을 끈질기게 계속하면 점점 더 쉬워진다.
그 일의 성질이 바뀌었기 때문이 아니라,
그 일을 하는 우리의 능력이 향상되었기 때문이다.

랄프 왈도 에머슨

Salamba Sarvangasana

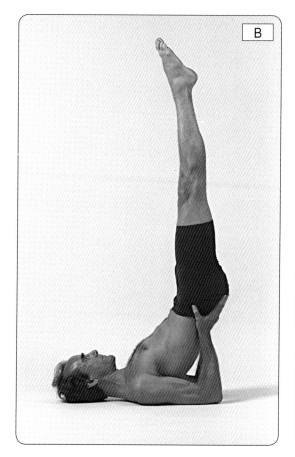

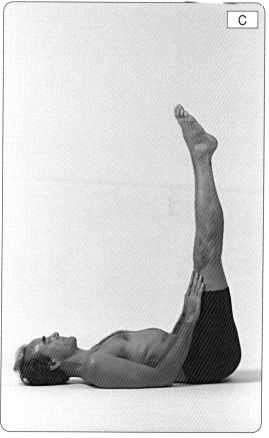

설명 – 이 아사나를 흔히 '**어깨서기**'라고 부른다. '**일곱 번째 목뼈서기**'는 결코 아닌 것이다. 몸무게의 대부분은 어깨와 위팔, 팔꿈치 전체에 고르게 분배되어야 하며, 목뼈(경추)는 바닥에서 떨어진 상태로 있어야 한다. 양 어깨를 중앙으로 모아 주는 준비 동작을 통해 목을 들어 올려 공간을 만들어 주는 것은 그러한 이유 때문이다. 자세를 취하는 동안 자연스러운 목의 만곡이 유지되어야 한다. **목에 불편함이 느껴지면, 자세를 완화하거나 자세에서 빠져나온다.** 몸을 완전히 들어 올리지 않아도 이 자세의 혜택을 충분히 얻을 수 있다. 만약 담요를 이용하여 받쳐 주는 데 익숙하다면, 어깨와 목 아랫부분에 담요를 깔아서 목에 가해지는 몸무게를 덜어 낼 수 있다. 양손으로 등을 받쳐서 척추를 길게 늘여 준다. 어깨와 위팔, 팔꿈치 전체에 몸무게가 고르게 분배되게 한다.

할라아사나

할라 = 쟁기

'쟁기 자세'

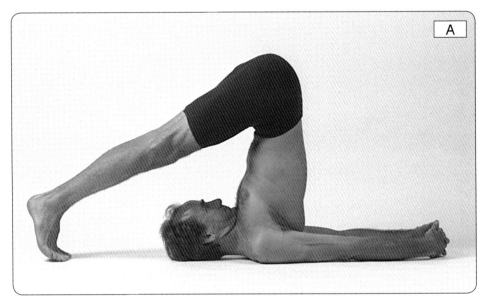

1) 날숨 양발을 모은 채로 머리 뒤쪽 바닥으로 내린다. 다리를 곧게 펴고, 양손을 깍지 낀다. 양팔을 쭉 펴고, 양손을 등 뒤쪽
바닥으로 끌어내린다(A). 만약 발을 바닥까지 내리기가 너무 힘들면, 머리 위쪽에 의자를 놓고 그 위에 발을 올려놓거나(B) 발
을 바닥으로 할 수 있는 만큼만 내리고, 양손으로 엉덩이를 받친다(C).

자세를 유지하며 5번 깊은 호흡을 한다

2) 들숨 깍지를 풀고, 손바닥을 바닥에 붙인다.

여기에서 다음 아사나로 들어간다

드리쉬티 ~ 코

설명 - 만약 할라아사나와 그 변형 자세들이 너무 어렵게 느껴지면, 살람바 사르방가아사나에서 나와 224~225쪽의 마츠
야아사나로 들어가도 된다. 만약 **할라아사나**를 계속 진행한다면, **살람바 사르방가아사나**와 같이 척추를 계속 들어 올린다.
양 어깨를 가운데로 모아 주어 목이 바닥에서 들린 상태를 유지한다. (A) 방식으로 수련하고 있다면, 발가락을 바닥으로 밀면
서 궁둥뼈(좌골)를 들어 올린다. 이 두 가지 동작은 척추를 길게 늘여 줄 것이다. 또는 척추를 몸 앞쪽으로 잡아당기고 있다고
상상해도 좋다. 척추를 길게 늘일수록, 호흡이 더욱 자유롭게 흐를 것이다. **호흡이 제한되거나 목에 불편함이 느껴지면, 아사
나에서 빠져나온다.** 모든 어깨서기 자세에서 세 가지 반다를 모두 적용할 수 있다.

Halasana

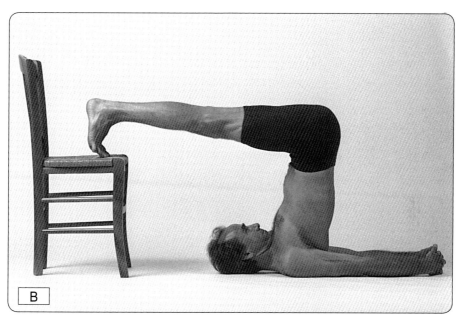

B

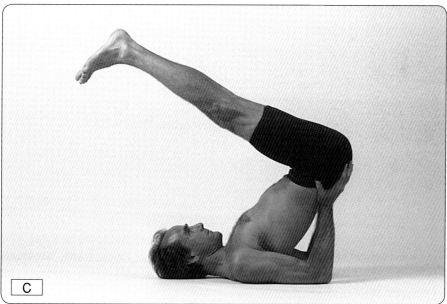

C

카르나피다아사나

카르나 = 귀   피다 = 누르기

'귀 누르는 자세'

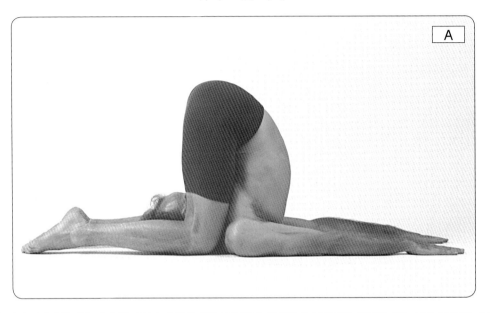

1) 날숨 이전 자세에서 나올 때 숨을 내쉰다. 무릎을 바닥으로 내려 귀 옆으로 가져간다. 양팔은 계속 곧게 펴 주며, 손바닥이 바닥에 놓인 상태로 뒤로 쭉 펴 주어야 한다(A). 만약 무릎을 바닥까지 내리기가 너무 힘들면, 바닥을 향해 적당히 내린 뒤 양 손으로 등을 받친다나(B). 또는 엉덩이를 양손으로 받치고, 무릎을 구부려 가슴 쪽으로 끌어당긴다(C). 만약 지금은 이 세 가지 방식 중에 자신에게 알맞은 자세가 하나도 없다면, 이전의 자세들 가운데 하나를 선택해 반복하거나, 자세에서 빠져나와 224~225쪽의 **마츠야아사나**로 바로 넘어간다.

자세를 유지하며 5번 깊은 호흡을 한다
여기에서 다음 아사나로 들어간다

드리쉬티 ~ 코

설명 – 만약 (A) 방식을 취하고 있고 무릎이 바닥에 닿으면, 무릎으로 부드럽게 귀를 눌러 준다. 이 아사나의 이름이 '귀 누르는 자세'인 것은 이 때문이다. 이 아사나는 건강에 좋은 여러 가지 효능이 있는데, 그중에서 귀를 누르는 동작은 귀의 통증을 완화해 주는 것으로 여겨진다. 어떤 방식을 선택하든, 무릎을 바닥 쪽으로 내릴 때는 주의해야 한다. **무릎을 억지로 내리 누르면 안 된다.** 지나치게 내리누르면 목에 압박이 가해질 수 있다. **목에 통증이나 불편함이 느껴지면, 즉시 자세에서 빠져나온다.** 호흡은 수련의 상태를 보여 주는 지표다. 들숨과 날숨을 통해 아사나가 더욱 깊어지게 하자. 만약 호흡이 제약을 받고 있다면, 압박감 없이 호흡을 충분히 할 수 있을 때까지 자세를 조금 풀어 준다. 양 어깨를 가운데로 모아 주어, 목이 바닥에서 떨어진 상태를 유지하자.

Karnapidasana

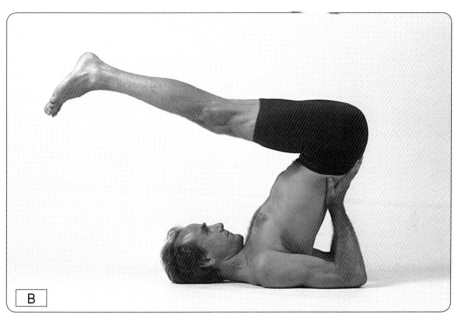

B

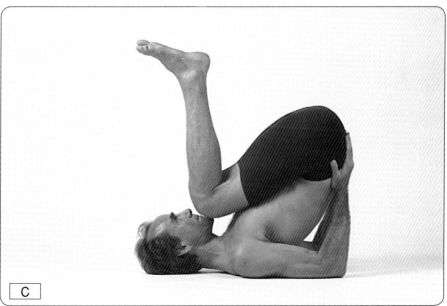

C

우르드바 파드마아사나
우르드바 = 위로 향한   파드마 = 연꽃
'위로 향한 연꽃 자세'

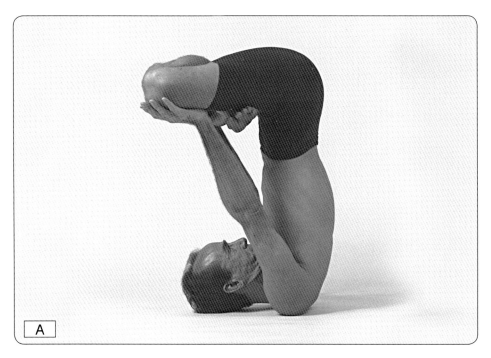

A

1) **들숨** 양발을 하늘을 향해 들어 올려, **어깨서기 자세**로 돌아간다.

2) **날숨** 두 다리로 연꽃 자세를 취한다. 양손으로 양쪽 무릎을 받친다. 양팔을 곧게 편다(A). 또는 연꽃 자세는 취하지 않고 다리만 교차한다(B). 만약 양손으로 무릎을 받치는 것이 너무 어려우면, 양손으로 등 아랫부분을 받치되 두 다리로 연꽃 자세를 취하거나(C) 그냥 두 다리만 교차한다(D). 위의 방식들이 모두 적합해 보이지 않으면, 이전의 어깨서기 자세들 가운데 하나를 선택하여 반복하거나, 자세에서 빠져나와 224~225쪽에 있는 **마츠야아사나**로 바로 넘어간다.

자세를 유지하며 5번 깊은 호흡을 한다

여기에서 다음 아사나로 들어간다

드리쉬티 ~ 코

설명 – 만약 위의 자세들 가운데 하나를 선택하여 수련하고 있다면, 양팔은 두 개의 기둥처럼 위로 뻗어 내고, 무릎을 손 쪽으로 눌러 줄 때 등을 더 많이 들어 올릴 수 있을 것이다. 이렇게 반대 방향으로 작용하는 두 힘은 척추를 들어 올려 길게 늘여 줄 것이다. 이렇게 척추를 늘이면, 허파가 확장될 수 있는 공간이 더 많아져서 방해받지 않고 깊은 호흡을 유지할 수 있다. 양어깨를 가운데로 모아 주어, 목이 바닥에서 들린 상태를 유지한다.

Urdhva Padmasana

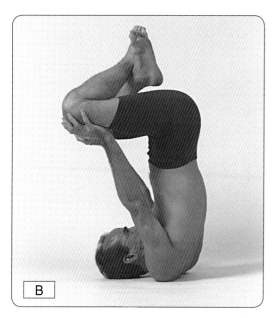

B

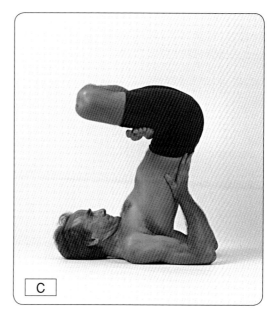

C

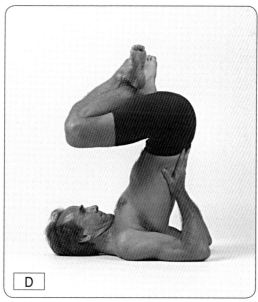

D

핀다아사나

핀다 = 태아

'태아 자세'

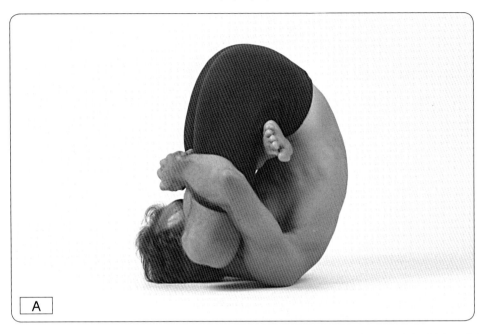

A

1) 날숨 이전 아사나에서 어떤 방식을 선택했든, 그 자세에서 두 다리를 가슴 쪽으로 내린다. 연꽃 자세를 취하고 있다면, 양팔로 넓적다리 바깥을 둘러 감싼 뒤, 다리 뒤에서 양손을 맞잡는다(A). 연꽃 자세를 취하고 있지 않고 양손을 맞잡을 수 없다면, 다리를 교차하여 양손으로 발목을 잡는다(B). 또는 양손으로 엉덩이나 등 아랫부분을 받친다(C). 만약 지금은 이 아사나를 생략하겠다면, 자세에서 빠져나와 224~225쪽의 **마츠야아사나**로 바로 넘어간다.

자세를 유지하며 5번 깊은 호흡을 한다

여기에서 다음 아사나로 들어간다

드리쉬티 ~ 코

설명 - 몸이 충분히 유연하다면, 두 다리를 이마 위에 올려놓을 수도 있다. 목은 항상 조심해야 한다. 어딘가 불편함이 느껴지면 자세에서 나온다. 호흡이 제한되지 않도록 한다. 이 아사나에서는 마치 태아가 자궁 속에서 웅크리고 있는 것처럼 몸을 최대한 작게 만들어야 한다. 몸이 머리 쪽으로 지나치게 넘어가지 않도록 주의한다. 목이 압박될 수 있기 때문이다. 어깨 전체에 몸무게를 고르게 분배한다. **목이 불편하거나 호흡이 제한한다고 느끼면, 자세에서 빠져나온다.**

Pindasana

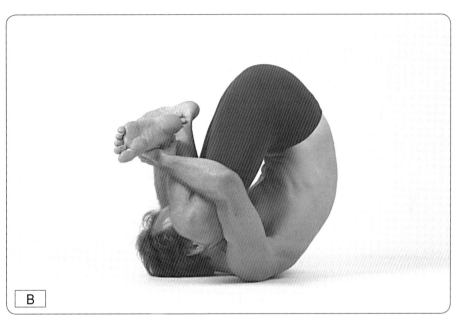

B

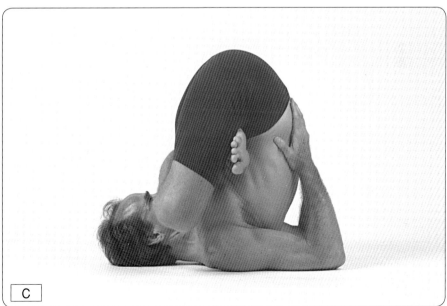

C

마츠야아사나
마츠야 = 물고기
'물고기 자세'

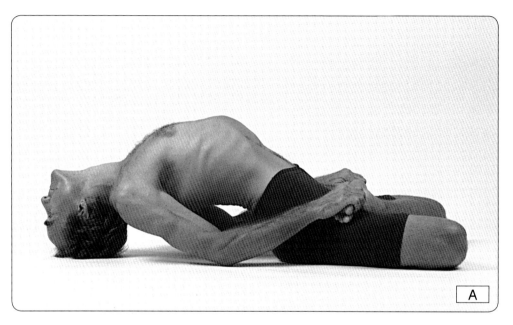

1) **날숨** 양손을 등 뒤 바닥에 내려 양팔을 쭉 뻗으며, **핀다아사나**에서 빠져나온다. 이때 손바닥은 바닥을 향하게 한다. 엉덩이와 다리를 바닥으로 내리되, 복부 근육을 이용해 버티면서 천천히 척추를 굴려 내린다. 만약 연꽃 자세를 취하고 있다면, 양손으로 양발을 잡는다. 양쪽 팔꿈치를 바닥 쪽으로 당기되, 바닥에 닿지는 않게 한다. 가슴을 들고 머리를 뒤로 내려 정수리를 바닥에 댄다(A). 연꽃 자세를 취하고 있지 않다면, 두 다리를 교차하고 넓적다리를 잡은 상태에서 팔꿈치를 바닥 쪽으로 누르거나(B) 다리를 곧게 뻗고, 손을 엉덩이 아래에 둔다(C). 만약 머리를 바닥에 대기가 너무 힘들면, 머리를 부분적으로만 뒤로 젖힌다(D).

자세를 유지하며 5번 깊은 호흡을 한다
여기에서 다음 아사나로 들어간다

드리쉬티 ~ 코

설명 – 앞에 나온 거꾸로 서는 자세들은 턱을 가슴 쪽으로 끌어내리고 **잘란다라 반다**를 적용했는데, 이 아사나는 그런 자세들을 상쇄하여 중립 상태로 만들어 주는 대응 자세다. 이처럼 턱을 들어 올리고 머리를 뒤로 젖히면, 많은 양의 혈액이 목구멍 부위로 흘러간다. 그러면 갑상선에 유익하다. 가슴이 충분히 확장되므로 호흡도 원활해진다. 생명력의 너울이 척추를 따라 움직이는 것을 느껴 보자.

Matsyasana

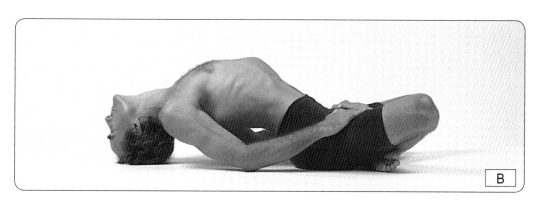

B

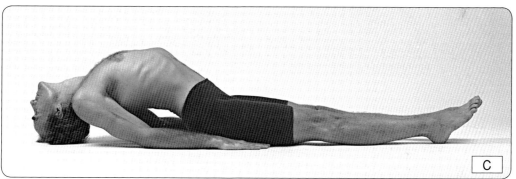

C

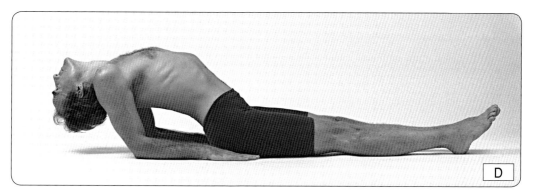

D

우따나 파다아사나

우따나 = 뻗은   파다 = 다리 또는 발

'뻗은 다리 자세'

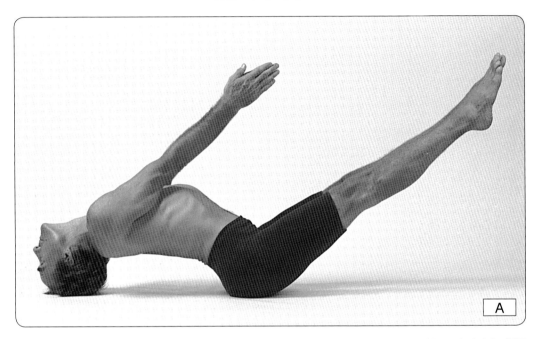

1) 들숨 두 다리를 바닥에서 45도 들어 올리면서 쭉 뻗는다. 양발을 모으고 발등을 곧게 편다. 양팔을 들어 다리와 평행을 이루게 하고, 양손바닥을 붙인다(A). 만약 다리와 팔을 동시에 들어 올리기가 너무 어려우면, 손은 엉덩이 밑에 두고 다리만 들거나(B) 다리는 바닥에 두고 팔만 들어 올린다(C).

자세를 유지하며 5번 깊은 호흡을 한다

~차크라아사나~

122~123쪽에 있는 차크라아사나의 여러 방식 가운데 하나를 선택한다

다운독 자세에서 다음 아사나로 들어간다

드리쉬티 ~ 코

설명 – 두 다리를 들어 올릴 때는 복부의 반다를 적용하는 것이 중요하다. 이 반다가 등 아랫부분을 지지해 줄 것이다. 두 다리는 충분히 뻗은 상태에서, 발바닥 위쪽 불룩한 부분과 발가락까지 쭉 뻗어 준다. 팔을 들어 올릴 때는 어깨에서부터 손가락 끝까지 완전히 뻗어 준다. 과도한 몸무게가 목에 실리지 않도록 가슴을 들어 올린다. 두 발을 단단히 붙이고, 양손바닥도 계속 붙인다.

Uttana Padasana

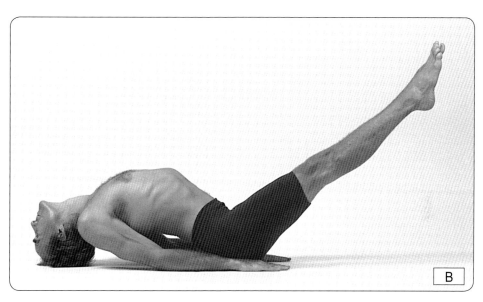

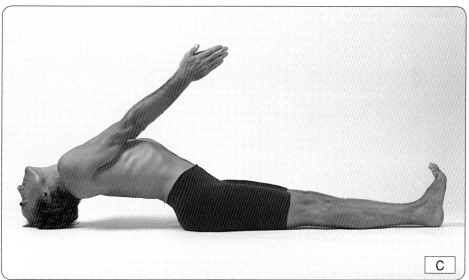

머리서기 들어가기
'자신감을 가지고 지지하기'

이제 머리서기로 들어갈 때가 되었다. 나는 머리서기를 위한 몇 가지 준비 동작을 보여 주고, 이 아사나의 독특한 역학에 대해 조언을 하고 싶다. **쉬르샤아사나**로 들어가기 전에 아래의 단계들을 충분히 숙고해 보기를 권한다. 앞서 '**마치는 자세 들어가 기**'라는 장에서, 거꾸로 서는 자세에는 두려움을 주는 요소가 있다고 얘기한 바 있다. 머리서기 자세는 어깨서기 자세보다 좀 더 두렵게 느껴지는 경향이 있다. 우리는 자신감을 가지고 몸을 지지하는 법을 배워야 한다. 최소한의 에너지로 가장 안정되 게 머리서기를 수련하기 위한 열쇠는 견고한 토대를 만드는 것이다. 이제 이를 위한 다양한 제언과 사진을 보여 줄 것이다. **쉬 르샤아사나**는 모든 시리즈 중에서 가장 역동적인 자세 가운데 하나! 나는 저항이 가장 적은 최적의 지점을 발견할 때면 기 분 좋은 흥분을 느낀다. 이러한 균형 지대는 우리 몸의 중심부에 자리한다. 가상의 수직선이 있으며, 우리는 그 수직선에 맞추 어 머리서기를 할 수 있다. **쉬르샤아사나**는 머리서기라고 불리기는 하지만, 사실은 팔로 균형 잡는 자세라고 볼 수 있다. 우리 몸무게의 대부분이 양팔에 분배되어 실리기 때문이다. 다음은 머리서기의 견고한 토대를 만들기 위한 단계별 과정이다.

토대 만들기
1) 무릎 꿇는 자세로 들어간다. 양 팔꿈치를 바닥에 내려 어깨 너비만큼 벌린다.
2) 양손으로 서로 반대편 위팔의 바깥쪽을 감싼다(A). 양 팔꿈치는 이 정도 거리를 유지해야 한다. 양 팔꿈치는 서로 멀어지려 는 경향이 있다. 그러니 수련하는 동안 팔꿈치의 간격을 유지하기 위해 노력한다.
3) 양손을 깍지 낀다. 양손의 새끼손가락 쪽이 바닥에 닿게 한다(B).
4) 정수리를 바닥에 대고, 양손으로 뒤통수를 부드럽게 감싼다(C).

발이 하늘을 향해 올라가기 시작한다
5) 두 다리를 쭉 편다. 두 발로 얼굴을 향해 걸어간다. 엉덩이를 든다. 척추를 길게 늘인다(D). **머리서기를 해 본 적이 한 번도 없다면 이 단계에 머물러 있어도 되며, 그래도 거꾸로 서는 자세의 효과를 볼 수 있다.**
6) 양발을 바닥에서 들어 올리려면, 몸무게를 자신의 뒤쪽으로 이동할 필요가 있다. 이러한 동작을 할 때는 순간적으로 균형을 잃은 상태가 되지만, 이런 불균형이 양발을 위로 끌어올리게 해 줄 것이다. 여기에서의 요령은 양발을 들어 올리는 순간, 살짝 뒤로 가 있는 엉덩이를 중심선으로 다시 가져오는 것이다. 이렇게 하지 않으면 발을 들어 올려 주는 몸무게가 또한 몸 전체를 뒤로 넘어지게 만드는 원인이 되어 버릴 것이다. 관건은 거꾸로 선 상태에 익숙해지고 몸무게의 이동을 느끼는 것이다. 엉덩 이를 뒤로 이동하기 시작할 때, 몸무게가 발에서 팔로 이동하는 것을 느끼면서, 무릎을 구부려 발이 위로 들리게 한다(E).
7) 몸을 제어하여 균형을 잡았다면, 다리를 곧게 펴기 시작한다. 양팔에 몸무게가 분배되는 상황을 계속 알아차린다. 팔꿈치에 서부터 손목을 지나 손날까지 몸무게가 고르게 분배되게 한다. 몸무게의 일부는 정수리에 실리게 하되, 과도하게 실려서는 안 된다. 팔꿈치가 들린다고 느껴지면, 다리를 조금 내려 다시 균형을 잡는다.

머리서기 들어가기
'자신감을 가지고 지지하기'

다리를 들어 올리기 전에 주변의 공간을 확인해야 한다. 머리서기를 배울 때는 벽을 이용하지 않는 것이 가장 좋다. 그보다는 발을 땅에 디딘 상태로 하는 자세 중 하나를 선택해 연습하는 편이 더 낫다. 그렇게 연습하다 보면 조만간 자신의 몸을 지탱할 수 있는 힘과 균형 감각을 얻게 될 것이다. 벽을 이용하면 몸의 정렬이 어긋날 수 있다. 양팔에 충분히 몸무게를 싣지 않고서도 벽에 대고 몸을 세울 수 있기 때문이다. 결국에는 기본부터 차근차근 쌓아 가는 편이 더 안전하고 더 큰 자신감을 갖게 해 줄 것이다. **요가를 배울 때는 자격 있는 지도자에게 직접 안내와 핸즈온**(hands-on, 지도자가 손을 이용해 돕는 방법) **도움을 받는 것이 가장 좋다.** 그럴 수 없는 경우라면 천천히, 주의 깊게 움직이면서 최선을 다해야 한다. 머리서기를 해 본 적이 없다면, 발을 바닥에 대고 하는 자세를 연습하는 것이 가장 좋다. **거꾸로 서는 자세를 하면 안 되는 신체 상태들이 있다. 조금이라도 의심이 된다면, 수련하기 전에 의사와 먼저 상의하자!**

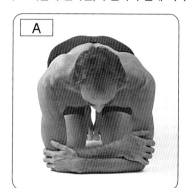
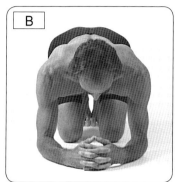
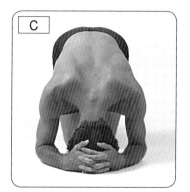

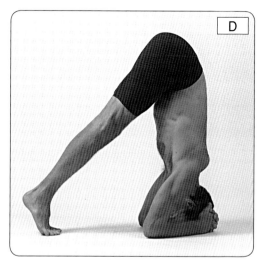
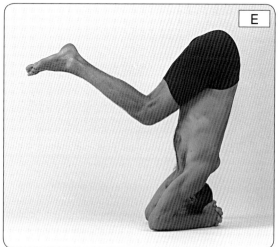

쉬르샤아사나 A

쉬르샤 = 머리

'머리서기 자세'

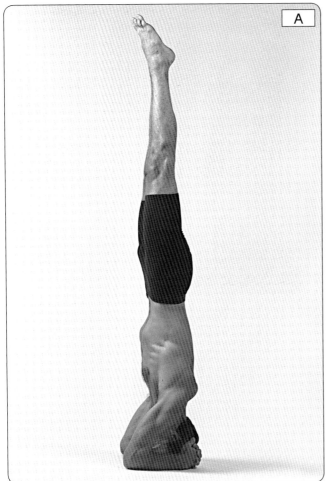

A

1) **들숨** 다운독 자세에서부터 숨을 들이쉬며, 무릎을 꿇는 자세로 들어간다.

2) **날숨** 양 팔꿈치를 바닥에 대고, 어깨 너비만큼 벌린다. 양손을 깍지 끼고, 양손의 새끼손가락 쪽을 바닥에 대며, 양팔이 삼각형 토대를 이루게 한다. 정수리를 양손 사이 바닥에 대고, 양 손바닥으로 뒤통수를 감싼다.

3) **들숨** 다리를 곧게 펴고, 두 발로 얼굴을 향해 걸어간다. 발을 바닥에서 들어 올리고, 발등을 곧게 펴서 발가락이 하늘을 향하게 한다. 팔꿈치와 아래팔, 손목, 머리로 몸 전체를 지지한다(A). 만약 발을 바닥에서 들어 올리는 동작이 무섭거나 너무 어려우면, 발을 바닥에 그대로 두거나(B) 의자 위에 올려놓아도 된다(C). 머리에 몸무게가 전혀 실리지 않기를 원하면, 발을 바닥에 두고 아래팔로 바닥을 누르되, 머리는 바닥에서 몇 센티미터쯤 떠 있게 한다(D).

자세를 유지하며 25번 깊은 호흡을 한다
(또는 불편함을 느끼지 않는 한 길게)
여기에서 다음 아사나로 들어간다

드리쉬티 ~ 코

Sirsasana A

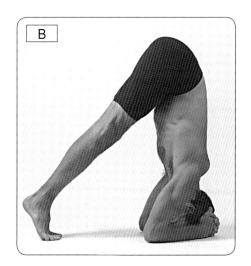

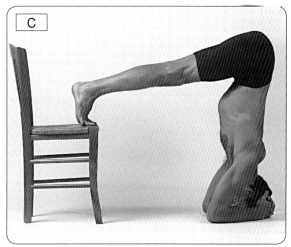

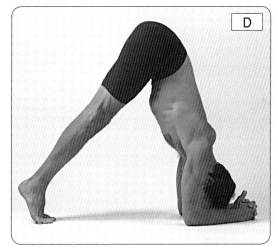

설명 – 머리서기를 수련할 때는 갈비뼈가 앞으로 밀려 나오면서 등 아랫부분이 무너지는 경향이 있다. 머리서기로 들어가기 전, 똑바로 서서 가장 좋은 자세를 만들어 보자. 즉, 갈비뼈는 안으로 당기고, 궁둥뼈(좌골)을 살짝 아래로 떨어뜨리며, 두 다리를 힘 있게 쭉 뻗어 준다. 이렇게 몸이 정렬된 느낌을 마음에 새겨 둔다. 그 뒤 머리서기를 할 때, 그 이미지를 계속 떠올리면서 자세를 만들어 간다. 정수리의 접지점을 인식한다. 그 지점이 정수리의 중앙이 되게 한다. 목을 곧게 펴서 목뼈가 고르게 층층이 쌓이게 한다. 몸무게의 대부분은 머리가 아니라 양팔에 실리게 해야 함을 명심하자. 언젠가는 머리를 바닥에서 완전히 들어 올리게 될 것이다.

쉬르샤아사나 B

쉬르샤 = 머리

'머리서기 자세'

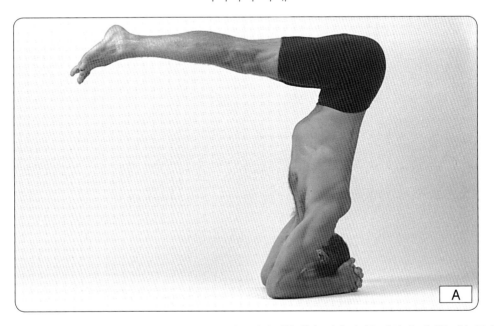

1) **날숨** 다리를 반쯤 내려 바닥과 평행이 되게 한다. 그 자세로 잠시 멈춘다(A). 만약 다리를 내릴 때 다리를 계속 곧게 펴고 있기가 너무 어려우면, 무릎을 구부려 가슴을 향해 반쯤 내린다(B). 또는 양발을 의자 위에 올린다(C). 이 아사나가 너무 힘들게 느껴지면, **쉬르샤아사나 A**를 한 뒤 빠져나와서 마지막 세 가지 앉은 자세로 들어가도 된다.

자세를 유지하며 5번 깊은 호흡을 한다

2) **들숨** 다리를 들어 올려 머리서기로 돌아간다.

3) **날숨** 그리고 발을 바닥으로 내린다.

~빈야사~

드리쉬티 ~ 코

설명 – 이 아사나로 들어갈 때, 다리가 앞으로 나오는 것을 상쇄하기 위해 엉덩이를 뒤로 밀어 주어야 한다. 앞에서 설명한 대로 몸무게의 분배를 이용해 자신의 균형점을 찾아보자. 평형추(엉덩이)를 이용하여 무게(발끝)와 균형을 이루게 하면 힘을 덜 들이면서 할 수 있다. 척추가 둥글게 말리지 않게 하려면, 반다들을 완전히 적용해 주어야 한다. 팔꿈치와 아래팔을 바닥에 단단히 받쳐서, 머리와 목에 너무 많은 몸무게가 실리지 않게 한다. 목뼈가 고르게 층층이 쌓여 있다고 느껴야 한다. 턱이 가슴 쪽으로 당겨져 있거나, 반대로 머리가 뒤로 젖혀져 있으면, 척추사이원반(추간판)에 몸무게가 고르게 분배되지 않고 한쪽으로 치우쳐 실리게 된다. 가장 중요한 것은 아래팔과 손목, 손날로 강한 토대를 만드는 것이다. **쉬르샤아사나 B**가 너무 어려우면, 지금은 이 자세를 생략하고 시간을 두고 천천히 도전해 보자.

Sirsasana B

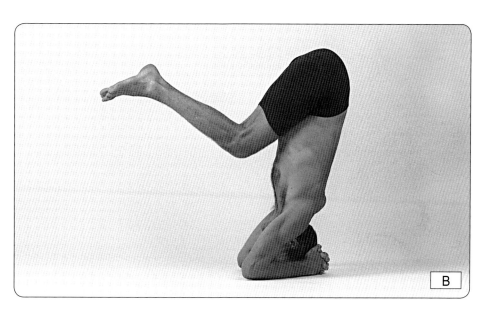

B

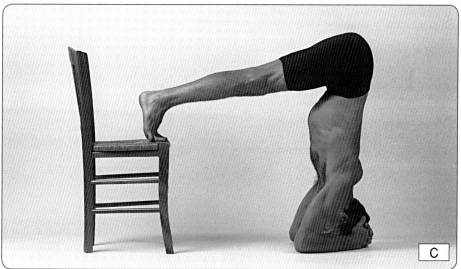

C

고요함

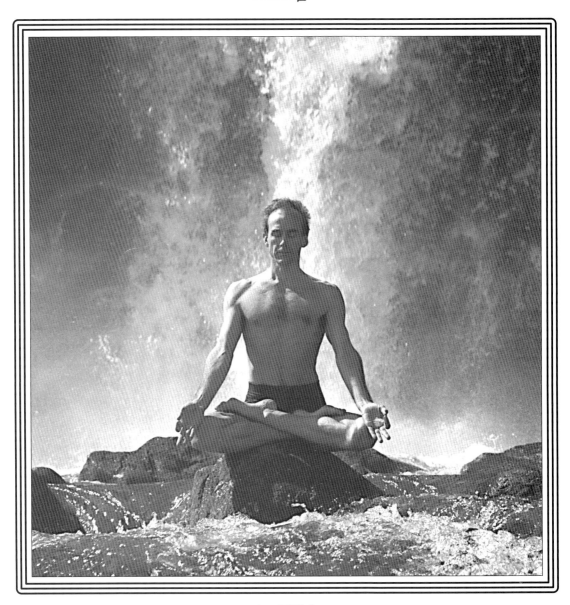

파드마아사나
마치는 자세
데이비드 스웬슨 ~ 아이슬란드

세 송이 연꽃
'화환 완성하기'

파타비 조이스는 가끔 빈야사 체계를 가리켜 '자세들의 화환'이라고 불렀다. 아사나들은 하나씩 이어지며 꽃처럼 함께 엮여 있다. 이 마지막 세 가지 아사나 뒤에는 화환을 완성하는 **사바아사나**가 나온다. 이 세 가지 아사나는 자신의 현재 능력에 따라 연꽃 자세나 반연꽃 자세, 또는 '다리만 교차하는 자세'로 수련한다. 이 아사나들은 우리를 수련의 뿌리인 호흡과 반다로 다시 데려온다.

첫 번째 연꽃은 **밧다 파드마아사나**다. 여기에서는 양팔을 등 뒤에서 교차하여 잠그고 몸통은 앞으로 끌어당겨서, 몸이 개화를 기다리는 꽃봉오리와 닮은 모습이 되게 한다.

파드마아사나에서는 그 꽃이 개화하여 활짝 핀 연꽃이 된다. 호흡의 속도는 느려진다. 가늘고 긴 공기의 실들이 콧구멍 속으로 빨려 들어와 허파를 가득 채우고, 생명을 주는 에너지를 몸 구석구석 공급한다. 모든 반다가 적용되고 척추는 들려서 프라나가 흐르는 통로가 열린다.

그 다음, **톨라아사나**는 연못의 수면보다 높이 떠 있는 연꽃처럼 위로 들린다. **톨라아사나**는 원래 **백 번의 호흡** 동안 유지되어야 한다. 호흡은 **밧다 파드마아사나**나 **파드마아사나**보다 더욱 강력하다.

이 역동적인 아사나가 왜 여기에 있느냐고 묻는 사람들이 가끔 있다. **밧다 파드마아사나**와 **파드마아사나**에서는 수련의 리듬이 느긋해진 것 같았는데, **톨라아사나**에서 갑자기 근력과 힘을 아주 많이 써야 하기 때문이다. 나는 수련 경험이 쌓이면서 **톨라아사나**의 진가를 점점 더 알아보게 되었다. 때로는 이전까지의 수련 전체는 이 마지막 역동적인 아사나를 위한 준비 과정에 불과할지도 모른다는 생각이 들기도 한다. 아쉬탕가 요가의 보이지 않는 깊이는 **톨라아사나** 안에 있다. **호흡과 반다**는 우리의 중심부에 존재하며, 겉으로 보이는 수련의 모습 너머에 숨겨져 있다. 이러한 내적 에너지들은 **톨라아사나**를 수련할 때 온전히 다루어진다. 몸을 바닥에서 들어 올리려면 **반다**들을 적용해야 한다. 일단 **반다**들이 작동하면 우리는 완전하고 강력한 **웃자이 프라나야마**를 적용할 준비가 된 셈이다. 신경계는 이전까지의 아사나 수련을 통해 청소되고 정화되고 열렸다. 우리는 강력하고 확장된 호흡의 반복을 통해 프라나의 생명력을 받아들이기 위한 최상의 환경을 조성했다. 우리의 본질적인 정체성에 대한 미묘한 자각을 얻기 위해 우리의 육체와 감각을 정화하고 연마하는 것, 이것이 바로 마지막 아사나의 정수다.

수련의 연마와 이해의 성장에는 끝이 없다. 요가는 한계나 결말이 없다. 만약 특정 분야의 대가로 여겨지는 사람들과 이야기를 나눠 보면, 그중 어느 누구도 자신이 그 분야의 마지막 단계에 이르렀다고 여겨지는 않을 것이라고 나는 확신한다. 오히려, 더 깊이 알아 갈수록 알아야 할 것들이 한없이 더 많다는 것을 더욱더 이해하게 된다. 우리의 깨달음이 성숙해짐에 따라, 우리는 요가의 마법과 아름다움을 일상생활에 적용할 수 있는 새롭고 세련된 방법들을 발견하게 될 것이다.

밧다 파드마아사나

밧다 = 묶은 파드마 = 연꽃

'묶은 연꽃 자세'

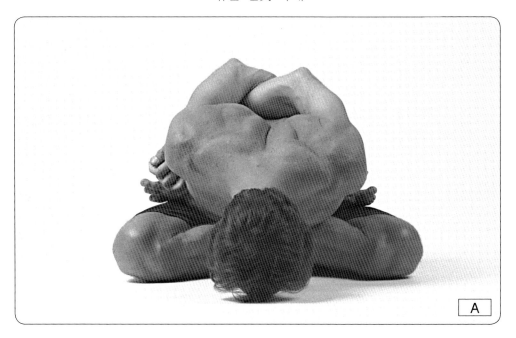

1) **날숨** 두 다리로 연꽃 자세를 취하되, 오른발을 먼저 올린다. 왼손을 등 뒤로 뻗어서 왼발을 잡는다. 다음에는 오른손을 등 뒤로 뻗어 오른발을 잡는다(A). 만약 연꽃 자세로 앉을 수는 있지만 양발을 잡을 수 없다면, 각 발에 스트랩을 두른다. 그 뒤 등 뒤에서 양손으로 스트랩을 잡는다(B). 연꽃 자세를 취하기가 너무 힘들면, 왼 넓적다리 위에 오른 다리를 올려 반연꽃 자세를 취하거나, 다리만 교차한다. 두 팔을 등 뒤로 가져가되, 발은 잡지 않는다(C).

2) **들숨** 손으로 잡는 동작을 마친 뒤 숨을 들이쉰다. 척추를 길게 늘인다.

3) **날숨** 몸을 앞으로 접어 (A)나 (B), 또는 (C) 자세로 들어간다.

자세를 유지하며 5번 깊은 호흡을 한다

4) **들숨** 윗몸을 일으켜 앉는다.

여기에서 다음 아사나로 들어간다

드리쉬티 ~ 제3의 눈

설명 – 연꽃 자세를 취하는 동안 무릎을 조심한다. 자신에게 알맞은 방식을 선택한다. 양쪽 엉덩관절(고관절)부터 열어 주어, 무릎 관절에 과도한 압력이 가해지지 않게 한다. 윗몸을 앞으로 기울일 때 호흡이 제한된다고 느껴지면, 충분히 호흡할 수 있을 때까지 자세를 완화한다.

Baddha Padmasana

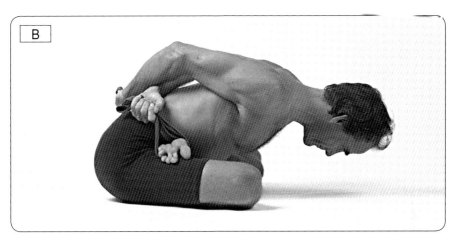

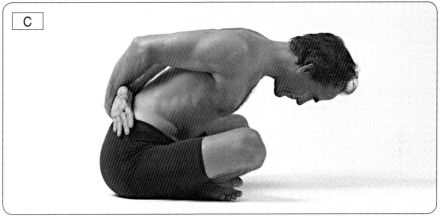

✳

"당신의 손은 열리고 닫히고 열리고 닫힌다.
손을 늘 주먹 쥐고 있거나 활짝 벌리고만 있으면, 그대는 마비되고 말리라.
그대의 가장 깊은 현존은 그 모든 작은 수축과 확장 안에,
새의 양 날개처럼 아름답게 균형과 조화를 이루는 그 둘 안에 있다."

루미

파드마아사나

파드마 = 연꽃

'연꽃 자세'

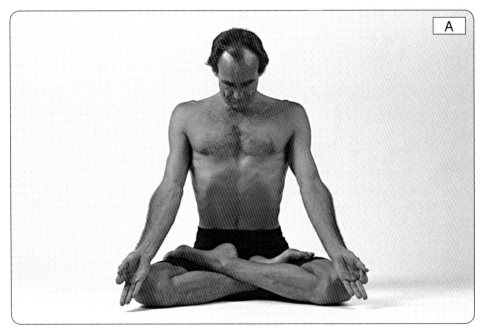

1) **날숨** 두 다리로 연꽃 자세를 취한 상태에서 양 손등을 양 무릎 위에 올려놓고 엄지손가락과 집게손가락을 붙인다(A). 만약 연꽃 자세로 앉을 수 없다면, 오른발만 왼 넓적다리 위에 올려(수련할 때마다 위로 올리는 발을 바꿔 준다) 반연꽃 자세로 앉고, 양손을 양 무릎 위에 올린다(B). 반연꽃 자세를 취하기가 너무 힘들면, 다리만 교차해 주고, 양발이 반대쪽 발목 아래에 놓이게 한다(C). 엉덩이를 바닥에 댄 채로 똑바로 앉아 있기가 너무 어려우면, 블록이나 방석을 받쳐서 엉덩이를 높여 준다(D).

이 자세를 유지하며 10번 깊은 호흡을 한다

여기에서 다음 아사나로 들어간다

드리쉬티 ~ 코

설명 – 가장 편안하게 앉을 수 있는 방식을 선택한다. 척추를 들어 올리고 어깨를 뒤로 내려 주어 허파가 확장될 수 있는 최적의 공간을 마련해 주는 것이 중요하다. 이때 척추와 어깨는 몸을 걸어 놓은 '옷걸이' 같은 역할을 한다. 등 아랫부분은 복부 잠금을 조여서 지지한다. **잘란다라 반다** 즉 턱 잠금도 여기에서 활용한다. 가늘고 긴 공기의 실들이 양쪽 콧구멍을 통해 들어가게 하여 호흡의 속도가 느려지게 한다. 생명력을 주는 프라나와 산소로 온몸을 가득 채운다. 숨 쉬는 소리에 귀를 기울여 본다. 리듬감 있고 부드럽게 호흡이 이루어지게 한다. 몸의 내부에서 움직이는 보이지 않는 힘과 고요함을 느껴 본다. 이것이 바로 요가가 자리하는 곳이다. 마음이 더는 떠돌지 않게 한다. 지금 여기에 고요히 머무르자.

Padmasana

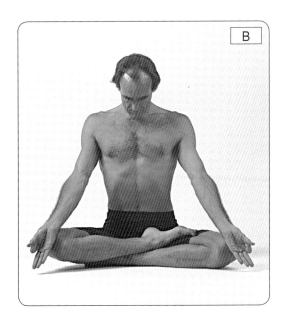

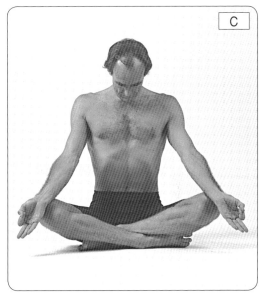

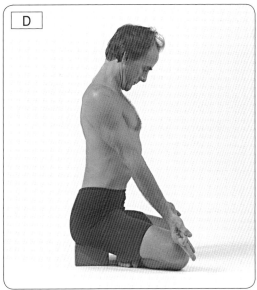

톨라아사나

톨라 = 저울

'저울 자세'

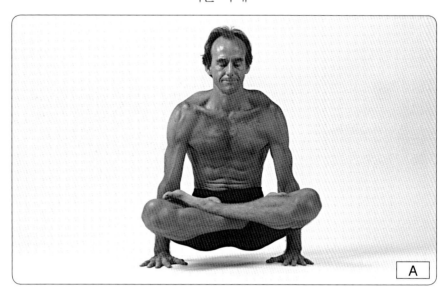

1) **날숨** 두 다리로 연꽃 자세를 취한 상태에서 양손으로 엉덩이 옆 바닥을 짚는다.

2) **들숨** 몸을 바닥에서 들어 올려 공중에 떠 있게 한다(A). 만약 연꽃 자세를 취하기가 너무 어려우면, 다리만 교차한 자세로 양발, 엉덩이와 함께 몸을 들어 올려 공중에 떠 있게 한다(B). 몸을 들어 올리려 했지만 '이륙'에 성공하지 못했다면, 그대로 앉은 자세에서 무릎을 가슴 쪽으로 끌어당긴다(C).

이 자세를 유지하며 100번 깊은 호흡을 한다 (또는 무리·없이 유지할 수 있는 한 길게)

~빈야사~

드리쉬티 ~ 코

설명 – 이 아사나에서의 호흡은 다른 모든 자세에서보다 훨씬 강력하다. 각각의 들숨과 날숨을 의식적으로 코를 통해 끌어당기고 밀어내야 하며, 이 동작은 완전하고 깊은 웃자이 호흡 소리와 함께 이루어져야 한다. 그 소리는 계속 목구멍 뒤쪽에서 만들어져 나오게 한다. 그 소리는 마치 증기기관차와 같다. 이 아사나에서는 상반되는 두 힘이 강력하게 작용하여 역동적으로 들어 올리는 동작을 만들어 낸다. 양손으로 땅을 단단히 누르면서 두 팔을 뻗어 주어야 한다. **물라 반다**와 **웃디야나 반다**를 적용하여 몸통의 길이를 짧게 만들어 줄 때 엉덩이가 들린다. 나는 여기에서 반연꽃 자세를 제안하지 않았다. 왜냐하면 위로 올라간 발이 다른 쪽 발을 바닥 쪽으로 밀어내면서 자세가 불안정해지기 때문이다. 위에서 **100번**이라는 호흡수는 인쇄 오류가 아니다. 원래 이 자세에서는 그렇게 길게 자세를 유지하도록 규정되어 있다. 그렇게 높은 수준의 지구력에 도달하려면 분명 수많은 수련이 필요할 것이다. 우선은 원하는 만큼 길게 자세를 유지하고, 지속 시간을 조금씩 늘린다. 호흡의 질에 주의를 기울인다.

Tolasana

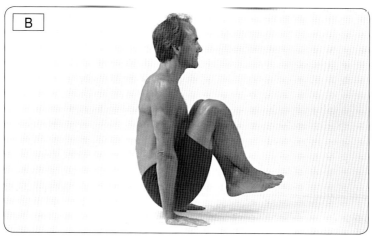

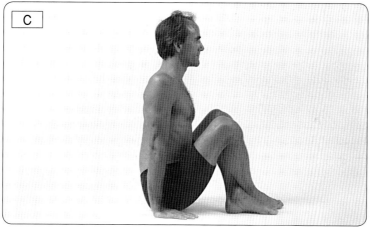

✳

"우리는 탐험을 멈추지 않으리니
마침내 우리가 출발한 곳에 도착할 때
그 모든 탐험은 끝이 나고
그때 처음 그곳을 알게 되리라."

T. S. 엘리엇

사바아사나로 들어가기
'수련의 죽음'

우리가 **수리야 나마스카라**에서 첫 호흡을 할 때, 그 한 차례의 수련이 탄생한다. 각 수련 시리즈의 생애마다 시작, 중간 그리고 끝이 있다. 직면해야 하는 장애물들도 있다. 즐겁게 하는 아사나도 있고, 힘든 도전을 해야 하는 아사나도 있다. 수련이 별 어려움 없이 흘러갈 때도 있지만, 마음은 녹초가 되고 몸이 무거워 영 말을 듣지 않을 때도 있다. 그날의 수련을 마치면, 이제는 긴장을 풀고 마침내 모든 것을 멈출 시간이다. 고요함으로 돌아갈 시간이다. 여기에서 우리는 **사바아사나**, 즉 수련의 죽음으로 들어간다. 이렇게 '**죽을**' 때, 우리는 그날의 수련을 놓아 버리고 고요하고 초연하게 머문다. 이 고요함 속에서 우리의 육체와 미묘한 몸은 프라나를 흡수하여 소화한다. 마치는 자세의 마지막 아사나인 **톨라아사나**는 반다들을 적용하고, 근육을 수축하고, 호흡을 온몸으로 보내 세포 하나하나를 생명 에너지로 가득 채우며, 그리하여 우리가 지금 이 순간을 위해 준비되게 한다.

톨라아사나에서 나올 때, 우리는 육체의 영역 너머의 깊은 고요함 속으로 쉽게 잠길 수 있다. 내면 깊이 자리한 그곳, 평온한 안식처로 들어갈 수 있다. **사바아사나**로 들어갈 때, 우리는 모든 잠금을 풀고 호흡이 자유로이 흐르도록 놓아둔다. 시간이 허락하는 한 오래 사바아사나에 머무는 것이 좋다. 적어도 심장박동이 느려지고 호흡이 자연스럽고 평온한 리듬을 찾을 때까지는 머물러야 한다. 이 고요한 자리에서 우리는 새로운 활력과 자양분을 주는 **사바아사나**의 효과를 경험할 수 있다. 그러한 에너지를 흡수하도록 자신에게 시간을 허용하자. 활력을 주는 생명 에너지 속에 푹 잠겨 그 고요함을 즐기자. 햇살을 흡수하는 꽃처럼 생명 에너지를 받아들이자.

사바아사나에서 빠져나올 때 우리는 마치 새롭게 탄생하는 것 같다. 에너지와 생명력, 영혼이 새로워진다. 몸은 정화되고 마음은 이완된다. 수련을 통해 쌓인 수많은 이로움은 남은 하루 동안 우리와 함께 할 것이다. **사바아사나**에서 주어지는 깊은 이완과 휴식을 진정으로 경험하자. 내면의 조화로 향하는 신성한 여행을 즐기자. 요가는 신성한 선물이며, 요가를 수련할 수 있는 기회는 우리에게 축복이다.

Savasana

사바 = 송장

'송장 자세'

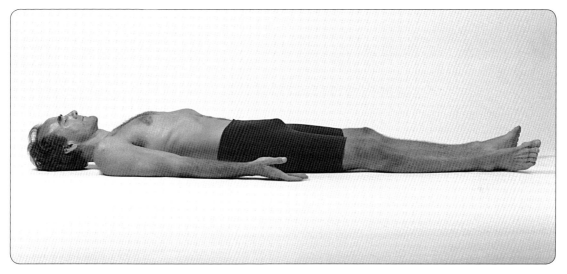

1) **날숨** 바닥에 등을 대고 눕는다. 눈을 감고 완전히 이완한다.

＊

"돌고 도는 세계의 부동점에. 모습도 모습 없음도 아닌,
어디서 나오지도 어디로 가지도 않는, 그 부동점에 춤이 있으니,
그러나 멈춤도 움직임도 아니다. 고정된 것이라 부르지 마라,
과거와 미래가 모이는 그곳을. 나오지도 가지도 않으며,
오르지도 내려가지도 않는다. 그 점, 그 부동점이 없다면
춤도 없으리라. 그리고 오직 춤만 있다."

T. S. 엘리엇

평형

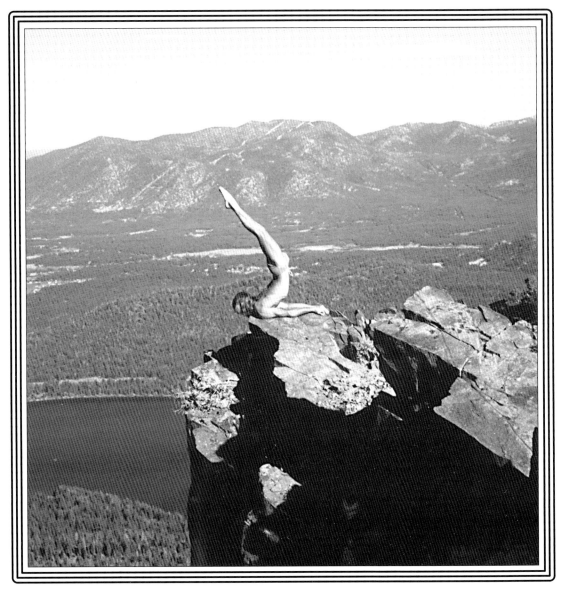

비파리타 샬라바아사나
어드밴스드 A 시리즈
더그 스웬슨 ~ 캘리포니아, 탈락 산, 타호 호수

전체 흐름
'만다라 보기'

아쉬탕가 요가는 움직이는 다채로운 태피스트리다. 그것은 움직임의 만다라다. 아쉬탕가 요가를 제대로 이해하려면, 세분해서 보지 말고 전체를 보아야 한다. 이어지는 지면에서는 프라이머리 시리즈와 인터미디어트 시리즈, 선 자세와 마치는 자세를 한 눈에 볼 수 있다. 이러한 시각 자료는 수련의 전체 흐름을 이해할 수 있도록 돕는다. 이 부분은 각 아사나의 사진으로 이루어져 있고, 사진 밑에는 산스크리트 어 이름을 표기했다. 꾸준히 수련을 하면 아쉬탕가 요가에 내재해 있는 순서 패턴에 익숙해질 것이다. 그 순서를 기억하기 위해 노력하자. 그 씨앗으로부터 개인의 수련이 성장할 것이다. 그 뒤에는 그 씨앗을 늘 지니고 다닐 수 있으며, 순서를 알기 위해 시각 자료를 참고하거나 다른 사람의 도움을 받지 않고도 언제든지 그 결실을 누릴 수 있을 것이다. 이 체계는 수련자가 외부 도움에 대한 의존을 서서히 줄여 가도록 고안된 것이다. 수련 자체가 당신의 안내자이자 스승이 된다. 규정을 따르며 꾸준히 수련하면 아사나와 익숙해지고 친해지며, 그 관계는 시간이 흐를수록 더욱 무르익어 원숙하고 감미로워질 것이다. 요가는 언제나 우리를 미소로 맞이하는 자애로운 친구다. 수련은 내면의 자기 자신을 향해 떠나는 여행이다. 아쉬탕가 요가는 지금껏 내 삶의 더없이 귀중한 도구였다. 나는 당신 역시 이 역동적이고 마법 같은 체계를 누리기를, 아쉬탕가 요가라는 나무의 달콤한 열매가 당신의 몸과 마음, 영혼을 무럭무럭 자라게 해 준다는 것을 알게 되기를 바란다.

나마스테,
데이비드 스웬슨

"누구도 결점을 찾지 못할 만큼
무언가를 잘할 수 있을 때까지 기다리기만 한다면,
결국 아무 일도 이루어지지 못할 것이다."

뉴먼 추기경

수리야 나마스카라 A

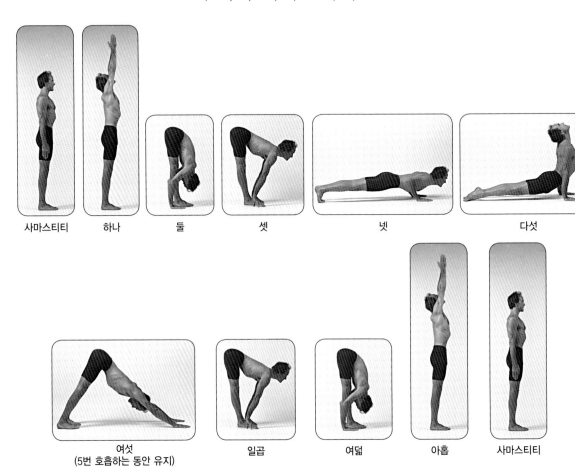

사마스티티	하나	둘	셋	넷	다섯

여섯
(5번 호흡하는 동안 유지)

일곱　　여덟　　아홉　　사마스티티

✳

비나 빈야사요게나 아사나딘 나 카라옛

vina vinyasayogena asanadin na karayet

오 요기여, 빈야사 없이는 아사나를 수련하지 마라.

바마나 리쉬

수리야 나마스카라 B

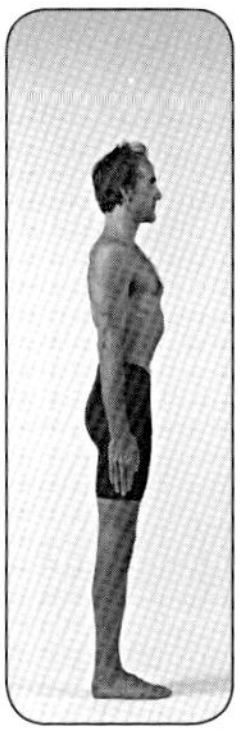

사마스티티

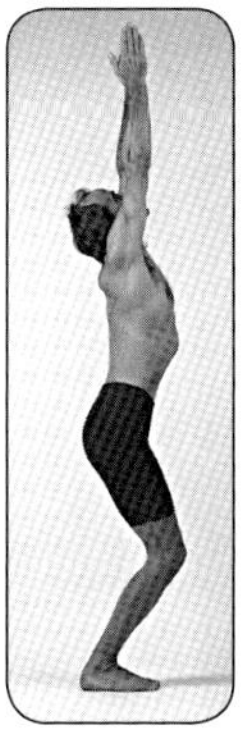

하나

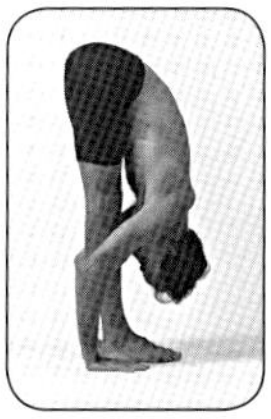

둘

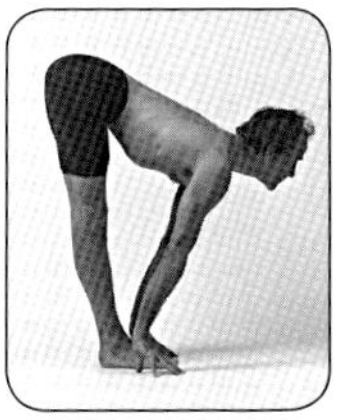

셋

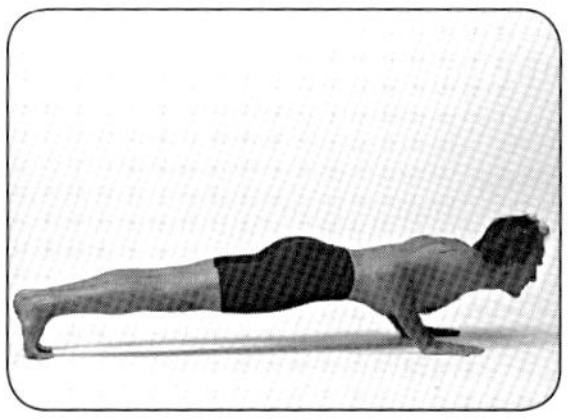

넷

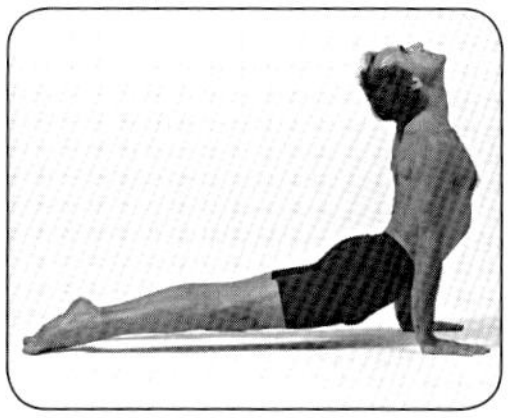

다섯

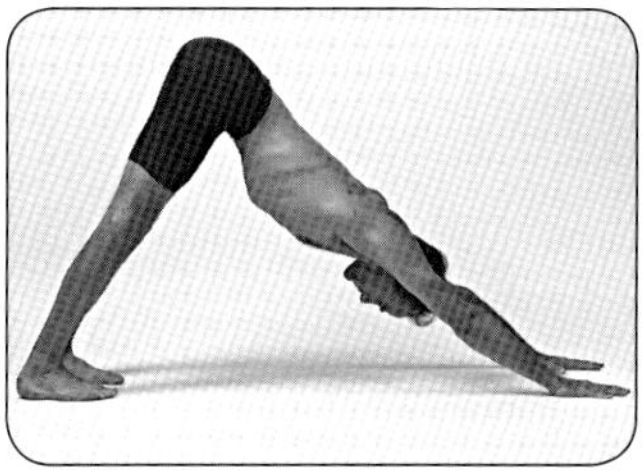

여섯

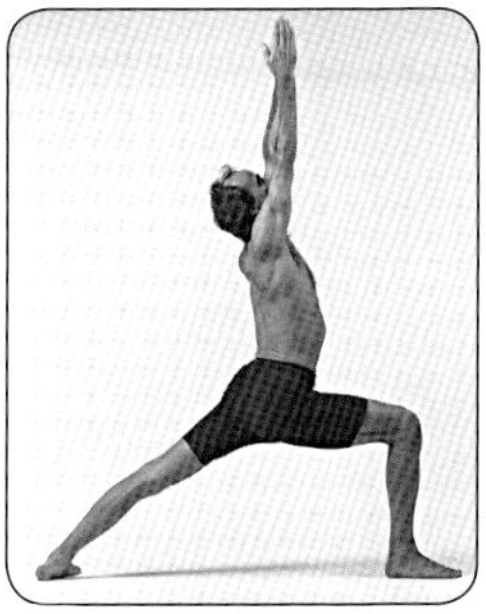

일곱

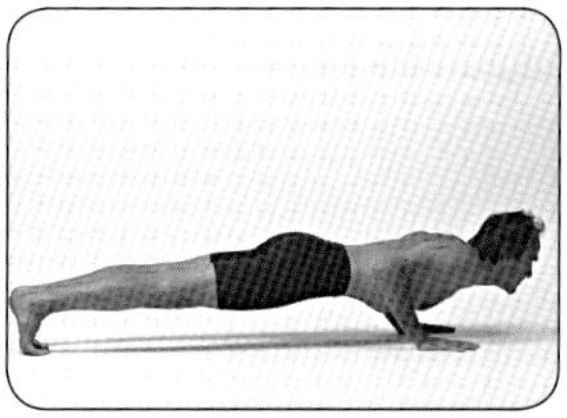

여덟

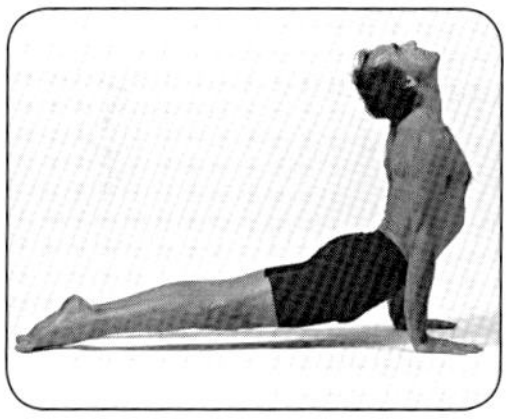

아홉

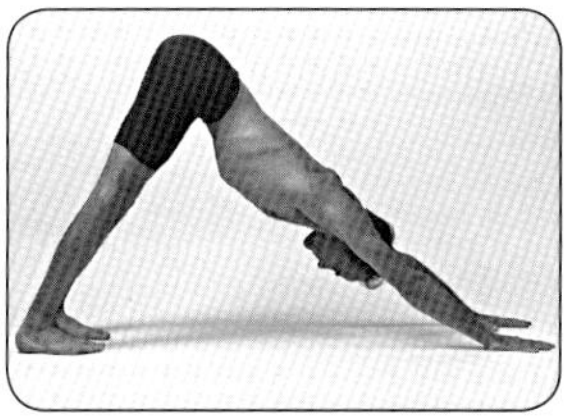

열

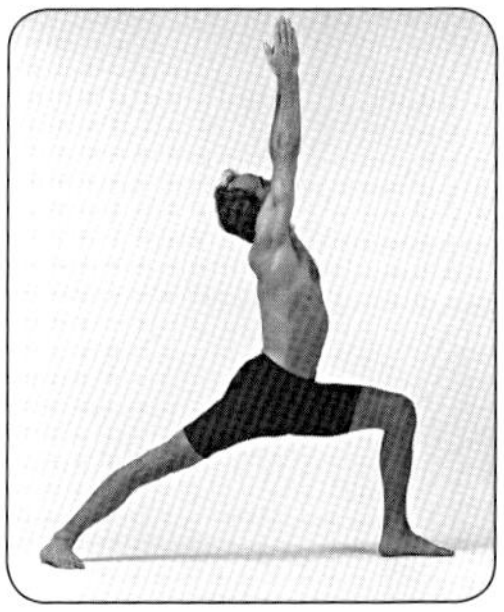

열하나

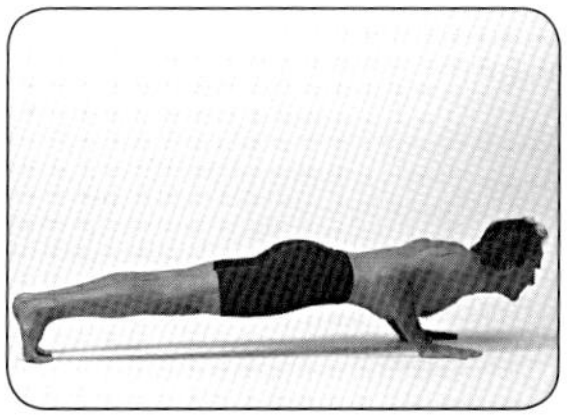

열둘

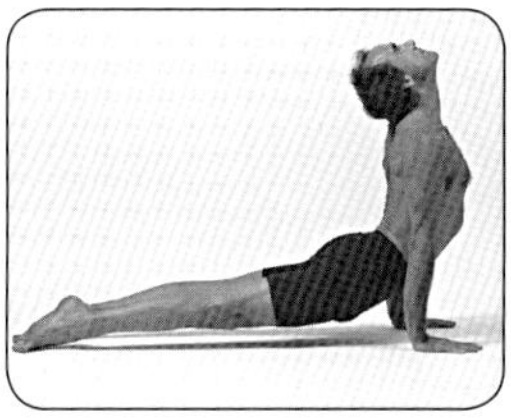

열셋

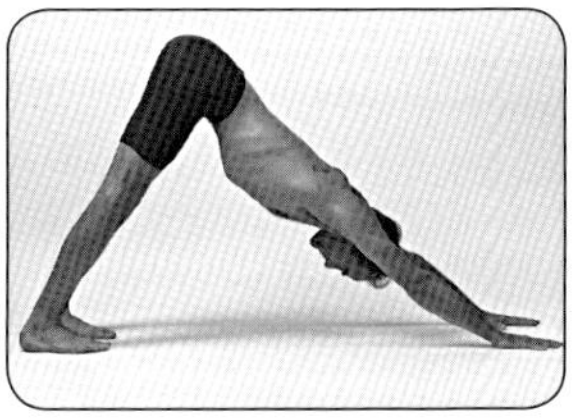

열넷
(5번 호흡하는 동안 유지)

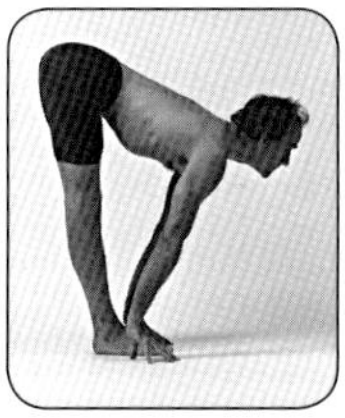

열다섯

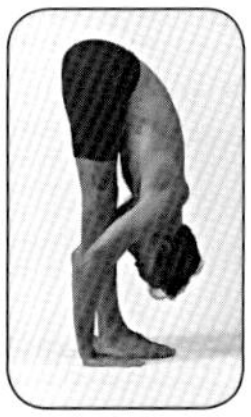

열여섯

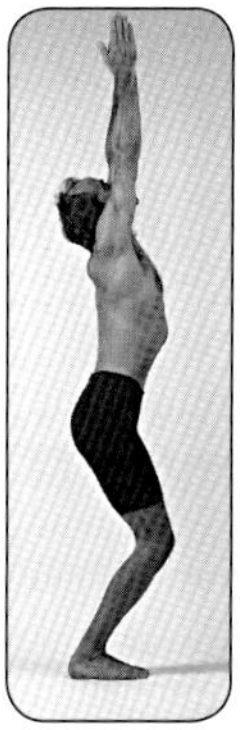

열일곱

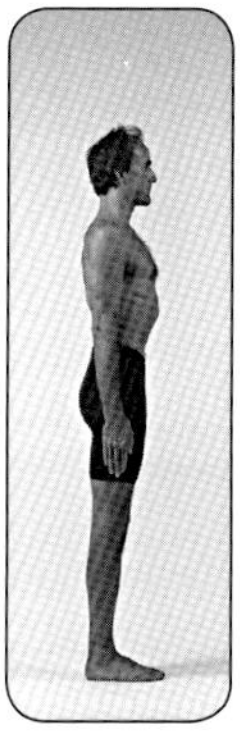

사마스티티

선 자세

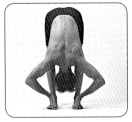

파당구쉬타아사나

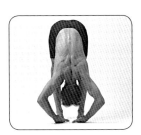

파다 하스타아사나

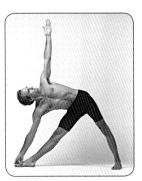

웃티타 트리코나아사나

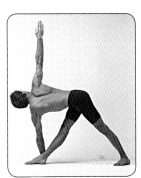

파리브리따 트리코나아사나

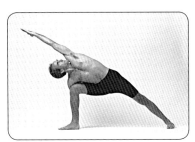

웃티타 파르쉬바코나아사나

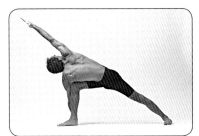

파리브리따 파르쉬바코나아사나

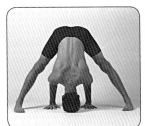

프라사리타 파도따나아사나
A

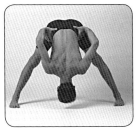

프라사리타 파도따나아사나
B

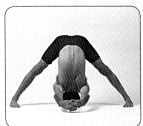

프라사리타 파도따나아사나
C

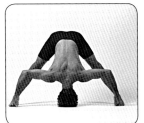

프라사리타 파도따나아사나
D

균형 = 어떤 무게나 힘, 영향의 효과를 상쇄하는 다른 무게나 힘, 영향

웹스터 사전

선 자세

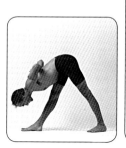

파르쉬보따나아사나

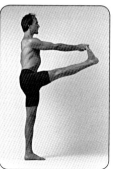

웃티타 하스타
파당구쉬타아사나
A

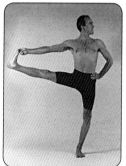

웃티타 하스타
파당구쉬타아사나
B

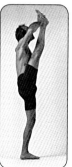

웃티타 하스타
파당구쉬타아사나
C

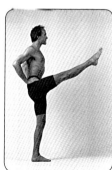

웃티타 하스타
파당구쉬타아사나
D

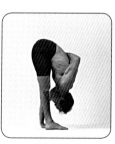

아르다 밧다
파드모따나아사나

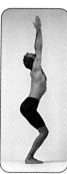

웃카타아사나

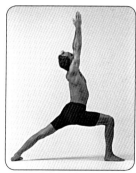

비라바드라아사나
A

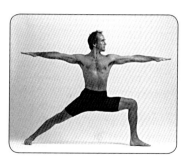

비라바드라아사나
B

✳

"유일한 여행은 내면으로의 여행이다."

라이너 마리아 릴케

프라이머리 시리즈

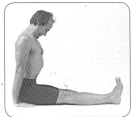

단다아사나

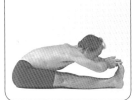

파스치모따나아사나 A

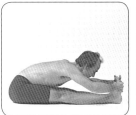

파스치모따나아사나 B

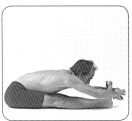

파스치모따나아사나 C

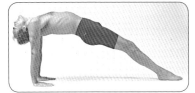

푸르보따나아사나

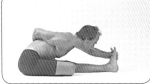

아르다 밧다 파드마
파스치모따나아사나

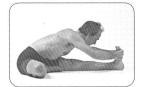

트리앙가 무카이카파다
파스치모따나아사나

자누 쉬르샤아사나 A

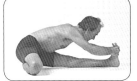

자누 쉬르샤아사나 B

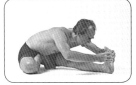

자누 쉬르샤아사나 C

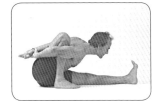

마리챠아사나 A

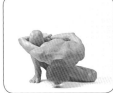

마리챠아사나B

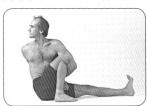

마리챠아사나 C

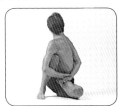

마리챠아사나 D

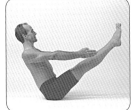

나바아사나
(5회)

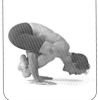

부자피다아사나

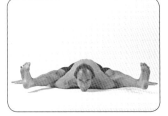

쿠르마아사나

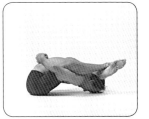

숩타 쿠르마아사나

프라이머리 시리즈

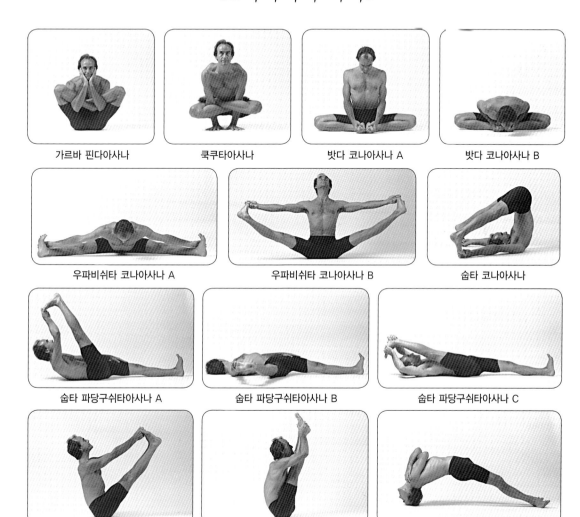

가르바 핀다아사나

쿡쿠타아사나

밧다 코나아사나 A

밧다 코나아사나 B

우파비쉬타 코나아사나 A

우파비쉬타 코나아사나 B

숩타 코나아사나

숩타 파당구쉬타아사나 A

숩타 파당구쉬타아사나 B

숩타 파당구쉬타아사나 C

우바야 파당구쉬타아사나

우르드바 무카
파스치모따나아사나

세투 반다아사나

"99%의 수련 — 1%의 이론"

파타비 조이스

인터미디어트 시리즈

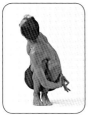
파샤아사나

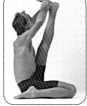
크라운차아사나

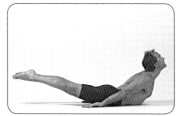
샬라바아사나 A

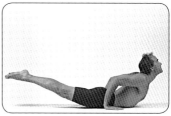
샬라바아사나 B

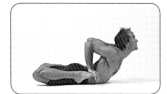
베카아사나

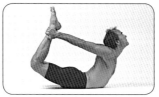
다누라아사나

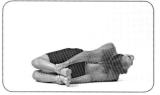
파르쉬바 다누라아사나

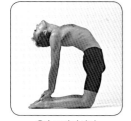
우슈트라아사나

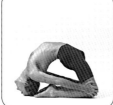
라구바즈라아사나

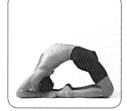
카포타아사나

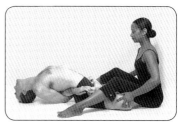
숩타 바즈라아사나

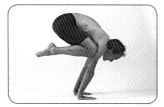
바카아사나 (2회)

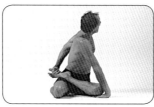
바라드바자아사나

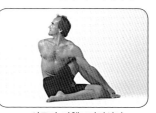
아르다 마첸드라아사나

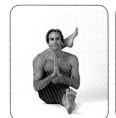
에카 파다 쉬르샤아사나 A

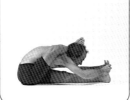
에카 파다 쉬르샤아사나 B

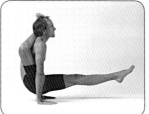
에카 파다 쉬르샤아사나 C

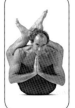
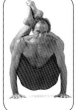
드위 파다 쉬르샤아사나 A와 B

인터미디어트 시리즈

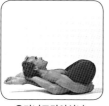
요가니드라아사나

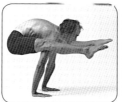
티띠바아사나 A

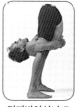
티띠바아사나 B

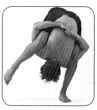
티띠바아사나 C

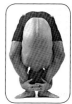
티띠바아사나 D

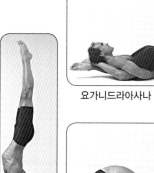
핀차
마유라아사나

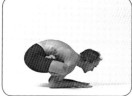
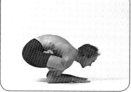
카란다바아사나

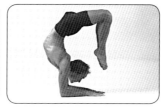
브리쉬치카아사나

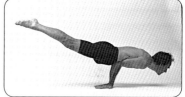
마유라아사나

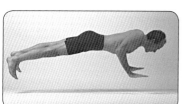
나크라아사나

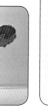
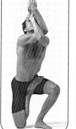
바타야나아사나

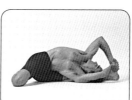
파리가아사나

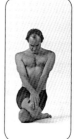
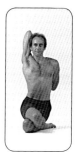
고무카아사나 A와 B

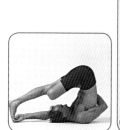
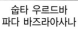
숩타 우르드바
파다 바즈라아사나

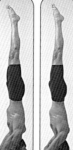
A

B

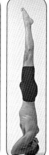
C

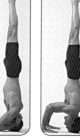
D

밧다 하스타 쉬르샤아사나

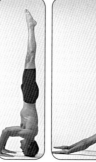
A

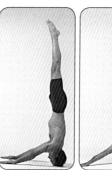
B

묵타 하스타 쉬르샤아사나

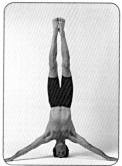
C

마치는 자세

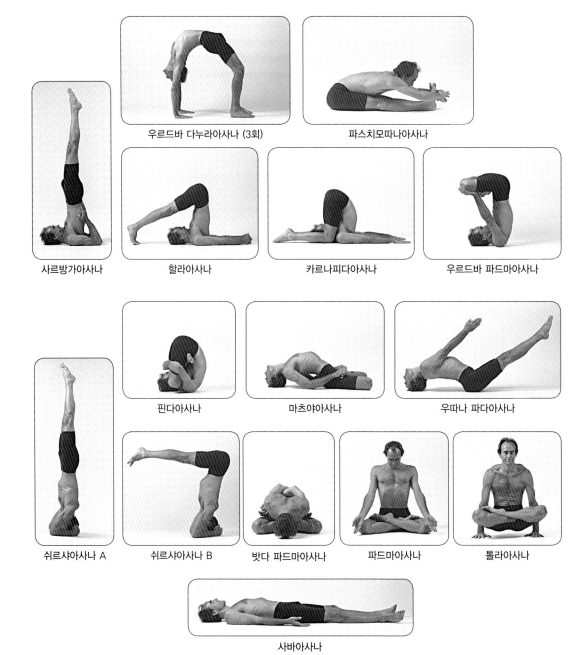

우르드바 다누라아사나 (3회)

파스치모따나아사나

사르방가아사나

할라아사나

카르나피다아사나

우르드바 파드마아사나

핀다아사나

마츠야아사나

우따나 파다아사나

쉬르샤아사나 A

쉬르샤아사나 B

밧다 파드마아사나

파드마아사나

톨라아사나

사바아사나

집중

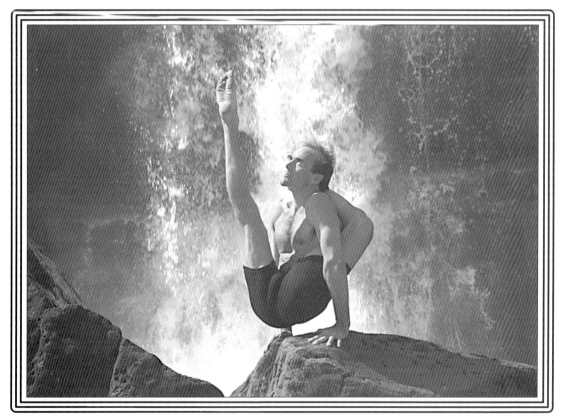

차코라아사나

어드밴스드 A 시리즈

데이비드 스웬슨 ~ 아이슬란드

✳

"어떤 위대한 목표나 비범한 과업에 고무되면, 그대의 모든 사고는
경계가 허물어진다. 마음은 한계를 넘어서고, 의식은 사방으로 뻗어 나가며,
그대는 새롭고 거대하며 경이로운 세계 안에 있게 된다. 잠자고 있던
힘과 능력과 재능이 살아나며, 자기 자신이 지금까지
꿈꾸었던 것보다 훨씬 더 위대한 사람임을 발견하게 된다."

파탄잘리

짧은 수련
'수련 시간 만들기'

그동안 전체 시리즈를 수련할 만큼 시간이 넉넉하지 않을 때는 어떻게 해야 하느냐고 묻는 사람들이 많았다. 타당한 질문이다. 우리는 패스트푸드, 빠른 차, 빠른 컴퓨터 등 빠르게 돌아가는 세상에서 살고 있다. 이렇게 빠른 속도는 우리에게 더 많은 자유 시간을 줄 것이라고 여겨졌다. 불행히도 결과는 그 반대인 것 같다. 늘 서두르며 바삐 일하지만, 우리에게는 개인적인 활동을 할 시간이 별로 없다. 그런 사람들에게 아침에 더 일찍 일어나거나 다른 활동을 줄여서 시간을 만들어야 한다고 말하는 것은 쉬운 일이다. 어떤 사람들에게는 이런 방법이 적절할 수 있겠지만, 모든 사람이 이처럼 훈련하듯 자기를 관리할 것이라고 기대할 수는 없다. 목표를 지나치게 높게 잡으면, 번번이 좌절하다가 자신감을 잃게 되어 결국 수련 자체를 포기할 수도 있다. 전혀 하지 않는 것보다는 조금씩이라도 수련을 하는 편이 훨씬 낫다.

나는 **'짧은 수련'**이라고 부르는 축약된 수련 시리즈를 만들었다. 이 시리즈들을 고안한 이유는 **'시간에 쫓기는 사람'**들이 바쁜 일정 가운데에도 수련을 할 수 있게 하기 위해서였다. 수련을 위해 90분이나 2시간을 내는 것보다는 15분이나 30분을 내는 것이 훨씬 쉬울 것이다. 이 시리즈들은 전체 시리즈를 향해 나아가는 과정의 디딤돌로 쓰기에도 좋다. 아쉬탕가 요가를 처음 접하는 초보자가 프라이머리 시리즈 전체를 보게 되면 압도당하는 느낌을 받을 수 있다. 내가 처음 프라이머리 시리즈 전체를 보았던 때가 생각난다. 처음 보았을 때 엄청난 경외심에 휩싸였는데, 그때 나는 태양경배 자세조차 멈추지 않고 해낼 수가 없었다. 이렇게 축약된 형태의 수련은 수련의 정수에 익숙해지는 훌륭한 방법이 될 것이다. 그러면 나중에 전체 시리즈를 수련할 시간이나 의향이 생겼을 때, 그 시리즈가 그리 어렵게 느껴지지는 않을 것이다. 많은 사람들은 짧은 수련만으로 충분할 것이다.

이것은 자기의 수련임을 기억하는 것이 중요하다. 자기의 생활방식에 가장 알맞은 수련 방식을 창조해 보자. 어쩌다 한 번씩 몰아서 수련하기보다는 조금씩이라도 꾸준히 수련하는 것이 중요하다. 하루는 두 시간을 수련하고 또 하루는 20분을 수련한 뒤 다음 3주일 동안 전혀 수련하지 않는 것보다는, 일주일에 사흘씩 45분 동안 수련하는 편이 훨씬 나은 것이다. 꾸준히 수련할 수 있는 자기만의 방식을 찾을 수 있다면, 산발적으로 하는 것보다 수련의 효과를 훨씬 빨리 얻게 될 것이다.

수련을 즐기자. 너무 힘들게 수련을 밀어붙이다 보면 수련이 지겨운 의무가 될 수 있다. 그러느니 즐거운 마음으로 다음 수련이 기다려질 정도로 수련을 하는 편이 좋다. 마음을 편안히 하자. 호흡을 하나하나 음미하자. 몸을 움직이고 허파를 공기로 가득 채우는 마법을 느껴 보자. **요가를 통해 얻는 보상은 개인마다 다르다!** 요가는 놀랍도록 귀중하며 다양하게 쓰일 수 있는 도구다. 나는 요가를 수련하면 내 삶의 다른 모든 것이 더욱 순조롭게 흐르는 것을 경험했다. 그리고 수련을 할 때 더 큰 인내심과 더 확고한 마음의 평정을 얻는다. 삶이 주는 스트레스를 모두 피할 수는 없다. 우리가 진정으로 통제할 수 있는 것은 오로지 자신에게 닥치는 도전의 물결에 반응하는 방식일 뿐이다.

짧은 수련 / 15분

수리야 나마스카라 A 5회

수리야 나마스카라 B 3회

각각의 앉은 자세 다음에는 빈야사를 끼워 넣는다.

좌우 방향이 있는 모든 자세는 오른쪽을 먼저 한 뒤 왼쪽을 한다.

이 아사나들의 대안 자세들은 프라이머리 시리즈에 관한 본문을 참고하라.

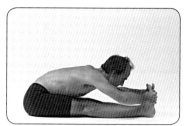

파스치모따나아사나 B

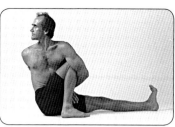

마리챠아사나 C

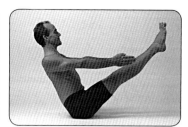

나바아사나 (2회)

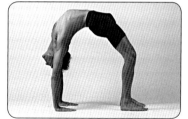

우르드바 다누라아사나

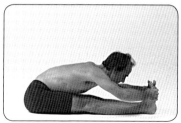

파스치모따나아사나 B

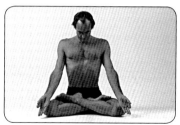

파드마아사나

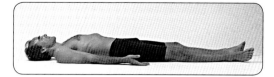

사바아사나

✳

"지금 이 순간은 늘 그렇듯이 아주 좋은 순간이다.

이 순간을 어떻게 써야 하는지만 안다면."

랄프 왈도 에머슨

짧은 수련 / 30분

수리야 나마스카라 A 3회
수리야 나마스카라 B 2회

각각의 선 자세를 마치면 매트 앞쪽으로 돌아간다. 각각의 앉은 자세 다음에는 빈야사를 끼워 넣는다.
좌우 방향이 있는 모든 자세는 오른쪽을 먼저 한 뒤 왼쪽을 한다.
이 아사나들의 대안 자세들은 프라이머리 시리즈에 관한 본문을 참고하라.

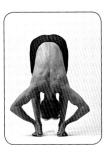

파당구쉬타아사나

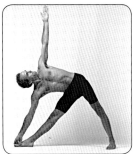

웃티타 트리코나아사나

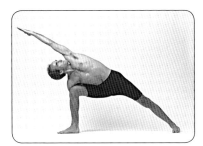

웃티타 파르쉬바코나아사나

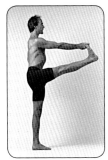

웃티타 하스타
파당구쉬타아사나 A

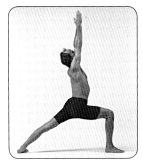

비라바드라아사나 A

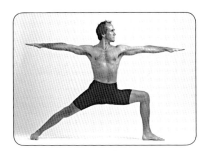

비라바드라아사나 B

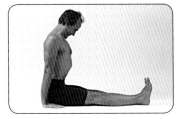

단다아사나

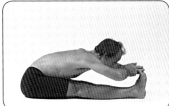

파스치모따나아사나 A

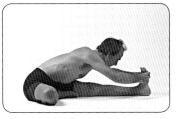

자누 쉬르샤아사나 A

짧은 수련 / 30분

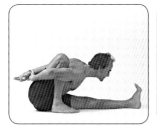

마리챠아사나 A

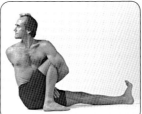

마리챠아사나 C

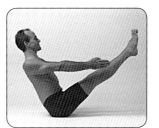

나바아사나 (2회)

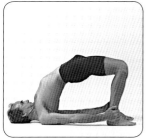

우르드바 다누라아사나
변형 자세

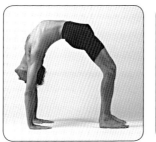

우르드바 다누라아사나

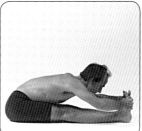

파스치모따나아사나 B

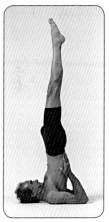

사르방가아사나

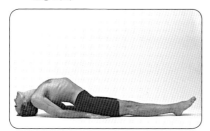

마츠야아사나
변형 자세

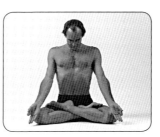

파드마아사나

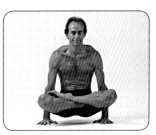

톨라아사나

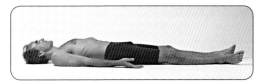

사바아사나

짧은 수련 / 45분

수리야 나마스카라 A 3회
수리야 나마스카라 B 3회

각각의 선 자세를 마치면 매트 앞쪽으로 돌아간다. 각각의 앉은 자세 다음에는 빈야사를 끼워 넣는다.
좌우 방향이 있는 모든 자세는 오른쪽을 먼저 한 뒤 왼쪽을 한다.
이 아사나들의 대안 자세들은 프라이머리 시리즈에 관한 본문을 참고하라.

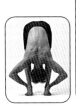
파당구쉬타아사나

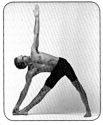
웃티타
트리코나아사나

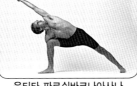
웃티타 파르쉬바코나아사나

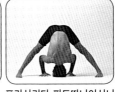
프라사리타 파도따나아사나
A

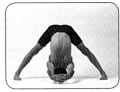
프라사리타 파도따나아사나
C

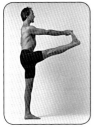
웃티타 하스타
파당구쉬타아사나 A

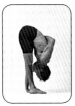
아르다 밧다
파드모따나아사나

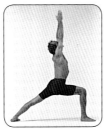
비라바드라아사나 A

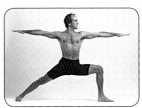
비라바드라아사나 B

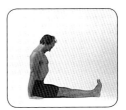
단다아사나

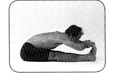
파스치모따나아사나 A

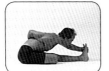
아르다 밧다 파드마
파스치모따나아사나

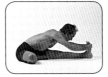
자누 쉬르샤아사나 A

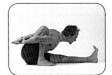
마리챠아사나 A

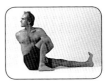
마리챠아사나 C

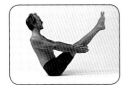
나바아사나
(3회)

밧다 코나아사나 A

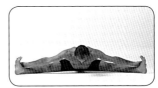
우파비쉬타 코나아사나 A

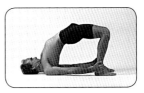
우르드바 다누라아사나
변형 자세

짧은 수련 / 45분

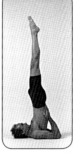

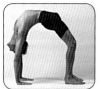
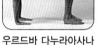

우르드바 다누라아사나

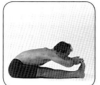

파스치모따나아사나
B

사르방가아사나

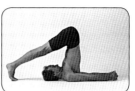

할라아사나

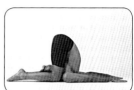

카르나피다아사나

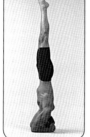

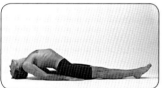

마츠야아사나
변형 자세

쉬르샤아사나

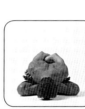

밧다 파드마아사나

파드마아사나

톨라아사나

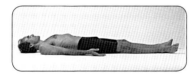

사바아사나

"깨달음을 얻기 전에 나는
장작을 패고 물을 길어 날랐다.
깨달음을 얻은 뒤에도 나는
장작을 패고 물을 길어 날랐다."

어느 선사의 말

찾아보기

찾아보기

찾아보기

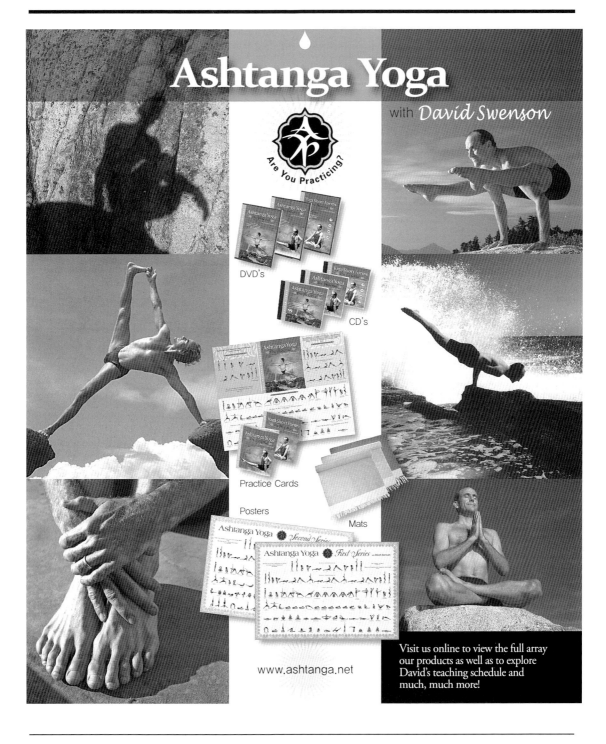

숲속에서 가장 튼튼한 나무는
가장 느리게 자랍니다!

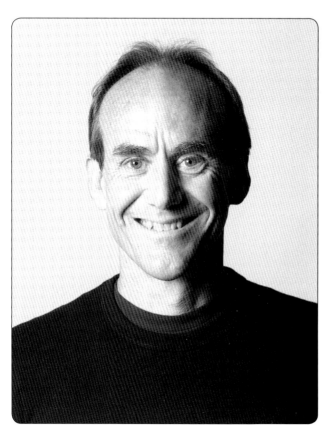

요가는 평생에 걸친 여행입니다.

우리 모두는 결과가 금세, 빨리 나오기를 바라며 그 조급함의 세계에서 길을 잃어버리는 경향이 있습니다. 하지만 요가의 진정한 깊이를 알려면 시간과 인내심이 필요합니다. 그것은 숲속에서 자라는 나무와 같습니다. 가장 튼튼한 나무가 가장 느리게 자라는 법입니다!

자기 일상생활의 틀에 알맞은 현실적인 수련을 창조해 보기 바랍니다.

**재미있게 수련하고,
그 여정을 즐겨 보세요!**

데이비드 스웬슨

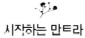

시작하는 만트라

옴
반데 구루남 짜라나라빈데 산다르시따 스와뜨마 수카바 보데
니 쉬레야세 장갈리까야마네 삼사라 할라 할라 모하샨띠에

아바후 뿌루샤까람 샨카차끄라시 다리남
사하스라 쉬라삼 슈웨땀 쁘라남아미 빠딴잘림

옴
구루의 연꽃 발밑에 절합니다.
참나의 행복을 일깨워 알게 하시고,
비할 수 없는 밀림의 치유자로서
삼사라의 독인 망상을 잠재워 평화롭게 하십니다.

어깨 아래에 인간의 모습을 하시고서
소라고둥과 원반, 검을 드시고
천 개의 빛나는 하얀 머리를 가지신
파탄잘리, 그분께 경배합니다.

마치는 만트라

옴
스와스띠쁘라자비야하 빠리빨라얀탐 니야예나 마르게나 마힘 마히샤하
고브라마네비야하 슈바마스뚜 니띠얌 로까하 사마스따하 수키노 바반투
옴 샨띠 샨띠 샨띠

옴
모든 사람이 안녕하기를,
세상의 지도자들이 올바른 길을 지켜 모든 면에서 보호하기를,
지구의 신성함을 아는 이들에게 은총이 있기를,
모든 세상이 행복하기를.

옮긴이 **이보미**

성균관대학교 대학원 운동처방과 비만클리닉학과를 졸업했다. 이 세상 모든 생명체가 평화롭게 공존하는 날이 오기를 꿈꾸며 영미권 서적을 기획하고 옮기는 일을 하고 있다. 최근에는 엄마와 잠시도 떨어지기 힘들어하는 노견 덕분에 집에서 혼자 아쉬탕가 요가를 수련하는 재미에 푹 빠져 있다. 그동안 옮긴 책으로는 《아쉬탕가 요가 : 수련 안내서》《노견 만세》《투데이 다이어트》 등이 있다.

아쉬탕가 요가 : 수련 안내서

초판 1쇄 발행일   2019년 3월 27일
   3쇄 발행일   2022년 3월 25일

지은이 데이비드 스웬슨
옮긴이 이보미

펴낸이 김윤
펴낸곳 침묵의 향기
출판등록 2000년 8월 30일. 제1-2836호
주소 10401 경기도 고양시 일산동구 무궁화로 8-28,
   삼성메르헨하우스 913호
전화 031) 905-9425
팩스 031) 629-5429
전자우편 chimmukbooks@naver.com
블로그 http://blog.naver.com/chimmukbooks

ISBN 978-89-89590-74-3 03510

*책값은 뒤표지에 있습니다.